総合病院の心理臨床

赤十字の実践

全国赤十字臨床心理技術者の会 [編]

keiso shobo

序　文

　全国赤十字臨床心理技術者の会はこの度，設立20周年を迎えました。
　災害時や大事故の際，被災者や救護関係者の苦しみに寄り添うことのできる人材の養成の重要性は，いまや当たり前のこととして受け止められています。しかし，1985年の日航機墜落事故の当時，まだこころのケアのニーズはあまり認識されていませんでした。そのため，過酷な環境の中で遺体の検索や遺族の対応にあたった日本赤十字社の救護班のメンバーの中には，その後，長く精神的な苦しみや悩みを抱える人が出ました。PTSD（心的外傷後ストレス障害）やこころのケアという言葉が広く普及するきっかけになったのは，1995年の阪神・淡路大震災の時であり，それ以前からこころのケアの問題に取り組んできた赤十字の臨床心理技術者は，この分野の先駆者であったと言えるでしょう。
　東日本大震災においても，こころのケアは重要な課題となりました。日本赤十字社はこころのケアチームを被災地に派遣し，発災から2年余りが経過した現在もなお，活動を続けているところです。
　こころのケアを必要とするのは，災害や事故の直接の被害者だけではなく，その家族，友人，同僚にも及びます。また，救護活動に当たる関係者たちが負う心の傷も，しばしばPTSDやトラウマにつながることが明らかになっています。
　ボスニア・ヘルツェゴビナ紛争の際，国際赤十字の代表達の多くは，スイスからチャーター機で現地入りしました。わずか数時間で，平和で豊かなスイスからこの世の地獄の激戦地に行くわけで，そんな現実を直視できず，平和で幸せな日々を享受していた自分自身を嫌悪し，罪悪感に苛まれる人も出ました。そこで，国際赤十字は，この紛争を契機に，苛酷な活動の現場を離れる際，全ての代表にルティーンとしてこころのケアを導入することに決めました。
　こころのケアの必要性は，災害時などに限った話ではありません。たとえば，看護師の仕事は「感情労働」と言われ，常に患者さんやその家族の気持ちに寄り添う事が求められますが，それが行き過ぎれば自分を見失って，心を病むことにもつながりかねません。それを予防するカウンセリングとは別に，ストレス発散のためにいくら泣いても喚いても壁を殴ってもいいように防音された個室を用意しているところもあるそうです。支援者自身の心の健康に注意を払うことも同様に大切なことであり，的確な取り組みが求められています。
　「こころのケア」と言うと，心の病にかかった人を専門家が治療するという印象があります。それでは病気になるまで何もしないのか，あるいはできないのかとの疑問を人々は抱くでしょう。そこで「予防に勝る治療なし」との考えから，赤十字は予防に力を注いできました。その方法は，災害の被災者や救護にあたった関係者に，できるだけ早い機会に辛かったことなどを全て吐き出してもらい，ストレスを持ち越さないようにすることです。大規模災害では専門家の手は足りないので，

序　文

訓練を受けたボランティアの力を借りて，できるだけ多くの人の話に耳を傾けるようにする，きわめて赤十字らしい活動と言えると思います。

　私が会長を務めている国際赤十字・赤新月社連盟は，デンマーク赤十字社と共同してコペンハーゲンで心理社会的支援センターを運営しており，ボランティア養成のガイドブックを作成し，指導にあたっています。2010年に起きたハイチ大地震や，内戦状態が続いているシリアなどでは，特に被災者の心理的ストレスを発散するプログラムを実施しています。

　こうした取り組みを災害時に限らず平時にも広げていけば，赤十字ボランティアが活躍できる場は，果てしなく広がるでしょう。自殺を考えるほど思い詰めている人，DVやいじめなどで悩んでいる人，孤独なお年寄りなど「こころのケア」を求めている人は，現在の日本社会に大勢いるからです。

　全国赤十字臨床心理技術者の会の会員が，今後さらなる研鑽を積み，その成果を広く赤十字ボランティアとも共有し，「苦しんでいる人々を救いたい」という赤十字の理念の実践につなげていくことを，心より期待しています。

日本赤十字社

社長　近衞忠煇

はじめに

　本書『総合病院の心理臨床――赤十字の実践』は，①心理学の専門家，②心理学を学ぶ学生，③病院で働く医師や看護師をはじめとする医療職，④医療職を目指している学生，⑤福祉関係職員，⑥福祉関係職を目指す学生，⑦赤十字関係職員，⑧赤十字や医療福祉に関心のある一般市民などを，読者層として想定している。このような本ができあがった経緯は，以下の通りである。

　本書は，「全国赤十字臨床心理技術者の会」設立20周年記念誌として出版されることになった。さらにさかのぼっていえば，10周年の記念誌として自費出版するということで企画されたものである。しかし，10周年の時には，諸々の事情で発行できなかった。その事情のひとつは，会自体の若さであったといえる。本会は，1993年に赤十字関連施設に勤務する心理職の職能団体として発足した。当時の会員は，35施設に勤務する37名（常勤20名，非常勤17名）であった。その会員のほとんどが，赤十字病院の精神科の所属であった。この小さな会は，会員の多くがひとり職場で働いており，年に一度，日本赤十字社（東京）で研修会を開くのがやっとの状態であった。したがって，企画はしたものの，とても10周年記念誌にまで取りかかる余裕はなかったのである。

　このたび，本会は20周年を迎えた。20歳になったのである。人間でいえば，日本では成人式にあたる。本会も大人になったのである。会員数も71人（常勤55人，非常勤16名）を数えるまでになり，設立当初の約二倍の大きさになった。所属機関も病院，福祉施設，大学等と幅が広がった。また，複数の心理職が勤務する施設も増えてきた。活動領域も精神科中心だったものが，心療内科，神経内科，内科，外科，脳外科，周産期・婦人科，小児科，救命救急，健診部など多岐にわたっている。活動内容も，心理検査や心理療法中心だったものが，コンサルテーション・リエゾン活動，職員のメンタルヘルス維持増進活動，地域支援活動，災害時の「こころのケア」活動など，豊富になってきている。

　また，日本赤十字社は，災害対策基本法や国民保護法で指定公共機関に定められており，災害等の場合には，救護活動を行うことになっている。その日本赤十字社傘下にある私たち心理職は，他の組織に所属する心理職にはない任務を負っていることになる。それは，災害時等の「こころのケア」である。本会発足後，災害大国である日本は，多くの災害に見舞われた。1995年の阪神淡路大震災，2000年の有珠山噴火，2005年の新潟中越地震，そして2011年の東日本大震災などである。これらの自然災害でも，本会は活動した。

　この20年間で，本会の活動は，職場的にも，仕事内容的にも，多様多岐にわたる非常にユニークなものになってきたといえる。そこで，私たちは，本会の活動をまとめるにあたり，単なる記念誌で終わらせるのではなく，本会の知見と経験を多くの方々と共有したいと考えるようになった。できれば，教科書や副読本としても通用する著作にできればという思いが強くなった。そのためには，出版社からの発行の方がよいと考えるようになった。そのとき，勁草書房が出版を引き受けてくだ

はじめに

さった。ありがたいことである。

本書の構成は，四部構成になっている。第Ⅰ部の病院における心理臨床活動の実際では，病院のさまざまな領域での活動が記されている。第Ⅱ部の赤十字関連施設・地域における活動の実際では，乳児院や肢体不自由施設といった赤十字関連の福祉施設などでの活動が記されている。また，地域活動としての活動もいくつか紹介されている。第Ⅲ部は，災害時の赤十字のこころのケア活動の実際として，国内の災害での活動事例や後方支援などが紹介されている。また，赤十字の「こころのケア（心理社会的支援）」は，国際基準に沿ったものであることも述べられている。第Ⅳ部では，本会の記念誌としての内容，つまり，本会の歴史や組織について紹介されており，私たちが行ってきた研修内容や赤十字関連施設のリストなどが付録されている。なお，事例の紹介にあたっては，プライバシー保護のため，創作または一部を改変している。

読者の皆様には，心理臨床活動の幅の広さと奥の深さとしてこれらの内容を理解していただけると思う。心理学を学ぶ学生には，幅広い心理臨床活動を学ぶ教科書や副読本として，医師や看護師などの医療職や福祉職の方々やそれらの職業を目指す学生には，チーム医療や協働する仲間としての心理職を知ってもらう教科書として，さらに，一般の方々には，心理職とは何かや赤十字の活動の一端を知っていただく資料として活用していただければと願っている。

本書に近衞忠煇日本赤十字社社長／国際赤十字・赤新月社連盟会長から寄稿文をいただくことができたのは，望外の喜びである。

最後になったが，本書の出版にあたっては，勁草書房の永田悠一さんに大変お世話になった。お名前を記して感謝申し上げたい。おかげで，全国赤十字臨床心理技術者の会の幅広い心理臨床活動をここにまとめられたことをともに喜びたいと思う。

2013年5月
全国赤十字臨床心理技術者の会
会長　齋藤和樹

略語・用語解説

ADAS　アルツハイマー病評価スケール　Alzheimer's Disease Assessment Scale
ADHD　注意欠陥／多動性障害　Attention Deficit/Hyperactivity Disorder　不注意，多動性，衝動性といった3主症状を呈する発達障害，または行動障害
ADL　日常生活動作　Activities of Daily Living
APA　アメリカ精神医学会　American Psychiatric Association
BDI　ベック抑うつ質問票　Beck Depression Inventory
CDR　臨床的認知症尺度　Clinical Dementia Rating
CT　コンピュータ断層撮影　Computed Tomography
DMAT　災害派遣医療チーム　Disaster Medical Assistant Team
DSM-IV-TR　精神疾患の診断・統計マニュアル　Diagnostic and Statistical Manual of Mental Disorders Fourth edition text revision
EPDS　エジンバラ産後うつ病自己評価票　Edinburgh Postnatal Depression Scale
EMDR　眼球運動による脱感作と再処理　Eye Movement Desensitization and Reprocessing
FAB　前頭葉機能検査　Frontal Assessment Battery
GHQ　精神健康調査票　The General Health Questionnaire
HEG　脳血流　Hemoencephalography
ICD-10　国際疾病分類第10版　International Classification of Diseases-10
ICF　国際生活機能分類　International Classification of Functioning, Disability and Health
IES-R　改訂版出来事インパクト尺度　The Impact of Event Scale-Revised
IQ　知能指数　Intelligence quotient
K-ABC　カウフマン心理・教育アセスメントバッテリー　Kaufman Assessment Battery for Children
MMSE　ミニメンタルステート検査　Mini-Mental State Examination
MRI　核磁気共鳴画像法　Magnetic Resonance Imaging
MSW　医療ソーシャルワーカー　Medical Social Worker
NICU　新生児集中治療室　Neonatal Intensive Care Unit
OT　作業療法士　Occupational Therapist
PHQ9　こころとからだの質問票　Patient Health Questionnare-9
POMS　気分プロフィール検査　Profile of Mood States
PT　理学療法士　Physical Therapist
QOL　生活の質　Quality of Life
SST　生活技能訓練　Social Skills Training
ST　言語聴覚士　Speech Therapist
TEG　東大式エゴグラム　Tokyo University Egogram
WAIS　ウェクスラー成人知能検査　Wechsler Adult Intelligence Scale
WISC　ウェクスラー子ども知能検査　Wechsler Intelligence Scale for Children
WPPSI　ウェクスラー幼児知能検査　Wechsler Preschool and Primary Scale of Intelligence
アクティングアウト　患者の心的葛藤や抵抗が行動としてあらわれること
アドヒアランス　患者が積極的に治療方針の決定に参加し，その決定に従って治療を受けること
コメディカル　医師，歯科医師以外の共同して医療に当たるスタッフの総称。検査技師，放射線技師，薬剤師，栄養士，リハビリテーションスタッフなど
コンサルテーション・リエゾン　多診療科間の連携

目 次

序　文
はじめに
略語・用語解説

第Ⅰ部　病院における心理臨床活動の実際

第1章　総論 …………………………………………………………………………… 5
　1．病院という医療現場の中で働くということ　6
　2．心理臨床活動と医療行為　7
　3．チーム医療の推進政策　8
　4．医療現場における臨床心理技術者の活動　8

第2章　内科系 ………………………………………………………………………… 9
　1．白血病・移植　10
　2．心臓リハビリテーション　12
　3．循環器　14
　4．糖尿病1　17
　5．糖尿病2　20
　6．人工透析患者ケア　23

第3章　外科系 ………………………………………………………………………… 27
　1．腎移植　28
　2．乳腺外来・患者会　30

第4章　脳神経外科・神経内科 ……………………………………………………… 33
　1．脳外傷後の高次脳機能障害　34
　2．神経変性疾患に対する神経心理学的検査　36

第5章　周産期（産科・新生児科）・婦人科 ……………………………………… 41
　1．妊娠中のケア　42
　2．NICUにおける心理臨床　44
　3．子ども虐待防止・DV対応　48
　4．セックス・カウンセリング　50

目 次

第6章　小児科 …………………………………………………………………………… 55
 1．発達相談　　56
 2．療育相談　　58
 3．小児カウンセリング　　61
 4．小児心身症1　　63
 5．小児心身症2　　65
 6．小児心身医学的アプローチ（リラクセーション）　　69
 7．長期入院児と家族支援　　71
 8．小児血液腫瘍科　　73
 9．不登校　　76
 10．院内学級　　78

第7章　心療内科 ………………………………………………………………………… 81
 1．心療内科の臨床1　　82
 2．心療内科の臨床2　　84

第8章　精神科 …………………………………………………………………………… 87
 1．物質関連障害（アルコール依存症と集団精神療法を中心に）　　88
 2．統合失調症　　90
 3．気分障害　　93
 4．不安障害　　95
 5．適応障害　　98
 6．人格障害　　100
 7．心理検査　　102
 8．バイオフィードバック　　104

第9章　救命・救急 ……………………………………………………………………… 107
 1．自殺予防　　108
 2．救命救急センター　　110

第10章　健診部 …………………………………………………………………………… 113
 1．ストレス・ドック　　114
 2．保健指導における乳幼児への援助　　116

第11章　コンサルテーション・リエゾン ……………………………………………… 119
 1．3Dサポートチーム　　120
 2．入院コンサルテーション　　122
 3．緩和ケア外来　　124
 4．緩和ケアチーム　　127

第12章　職員のメンタルヘルス……………………………………………………… 131
1．医療現場における職場のメンタルヘルスケア　132
2．予防的支援（2年目看護師）　134
3．職場復帰支援　137

第Ⅱ部　赤十字関連施設・地域における活動の実際

第1章　総論……………………………………………………………………………… 143
1．日本赤十字社の特色と心理職の業務　144
2．社会福祉施設での心理臨床　144
3．地域での心理臨床　144

第2章　社会福祉施設……………………………………………………………………… 147
1．乳児院における臨床活動1　148
2．乳児院における臨床活動2　150
3．療育センターにおける臨床活動　153
4．肢体不自由児施設における臨床活動　155

第3章　地域支援………………………………………………………………………… 159
1．学校支援　160
2．看護教育　162
3．学生相談　164
4．心理教育（患者会と学校保健授業）　166

第Ⅲ部　災害時の赤十字のこころのケア活動の実際

第1章　総論……………………………………………………………………………… 174
1．災害時のこころのケア――IASCガイドライン　174
2．多様な災害ストレス　175
3．日赤のこころのケア　176
4．こころのケア活動から得られた知見と日赤の役割　177

第2章　国内救護・活動事例…………………………………………………………… 179
1．阪神淡路大震災　180
2．有珠山噴火災害　182
3．新潟中越地震　184
4．東日本大震災　187
5．風水害　199

第3章　国内救護・後方支援　203

1. 支援者（救護者）のこころのケア──救護員研修の概要　204
2. 支援者のこころのケア（派遣時）　206

第4章　国際救護　211

1. 国境を越えてつながる赤十字の心理社会的支援──国際赤十字における心理社会的支援研修　212
2. 国際救護の実際（イラン南東部地震災害）　214
3. イタリア中部地震　218

第Ⅳ部　本会について

第1章　全国ネットワークの開設とこれから　225

1. 1人職場で38年　226
2. 1人の気楽さの裏に　226
3. 国家資格化問題がきっかけ　226
4. さまざまな職種，職場の人との交流　227
5. ネットワーク作りへ始動　227
6. 本社研修会の立ち上げ　227
7. 日赤病院での被災者「心の相談電話」の開設　228
8. 被災地での協労　228
9. 赤十字での心理職の新たな役割　229
10. ふだんの臨床の質の向上を　229

第2章　本会の組織と活動　231

1. 「全国赤十字臨床心理技術者の会」の組織　232
2. 「全国赤十字臨床心理技術者の会」の活動　232
3. 今後の課題　234

第3章　全国赤十字関連施設における臨床心理技術者の所属・臨床活動　235

1. 全国赤十字関連施設と臨床心理技術者の所属　236
2. 臨床心理技術者の臨床活動　236

付録1　全国赤十字病院リスト　237
付録2　全国赤十字臨床心理技術者の会研修リスト　240

おわりに　243
参考文献　245
索　引　255
執筆者一覧　259

総合病院の心理臨床
赤十字の実践

第Ⅰ部　病院における心理臨床活動の実際

第1章　総論

1. 病院という医療現場の中で働くということ
2. 心理臨床活動と医療行為
3. チーム医療の推進政策
4. 医療現場における臨床心理技術者の活動

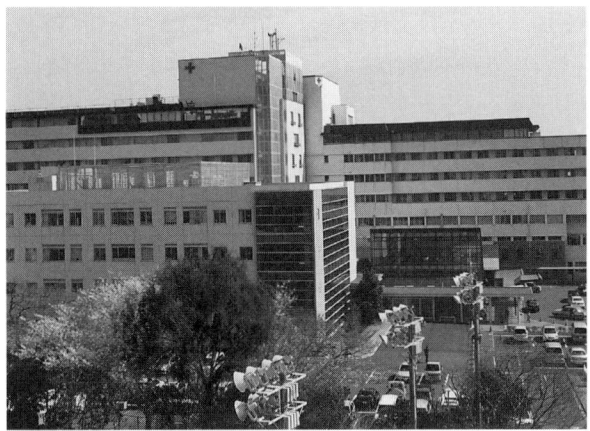

病院外観（武蔵野赤十字病院）

1. 病院という医療現場の中で働くということ

　医療の現場では，医師を中心として，さまざまなチーム医療が展開されている。協働する職種は，看護師，助産師，薬剤師，理学療法士，作業療法士，栄養士，検査技師，社会福祉士，事務職など，多岐にわたる。臨床心理技術者は，事務職を除くと，唯一，国家資格を持たない職種である。我々，臨床心理技術者は，日本赤十字社関連施設においては，心理療法士，心理判定員，臨床心理士，臨床心理技術者など，様々な職名にて登用されている。専門的な知識と技術の保持の背景となる資格としては，大多数の者は日本臨床心理士資格認定協会認定の臨床心理士資格を有するが，その他にも，国家資格である精神保健福祉士，学会認定資格である医療心理士，発達心理士，認定心理士など，さらに心理学関連の民間資格も多数存在し，多岐にわたる。本章では，臨床心理学の専門的知識と技術を持つ職能者として，当会の名称になっている「臨床心理技術者」という呼称を用いることとする。

　医療現場の中で働く臨床心理技術者に対して求められる知識としては，臨床心理学のみならず，精神医学，少なくとも関与する身体疾患，そして薬物に関するものがあげられる。さらに，治療を行う場，すなわち，病院内のルールといった治療の枠組みに相当するもの，そして，医療的支援と日常生活をつなぐものとして，精神保健福祉法をはじめとする福祉的援助に関わる関連法律までが，求められる範囲であろう。医療機関は，いうまでもなく患者の治療，すなわち医療的支援を行う場である。したがって，疾患や外傷の急性期から回復期，安定期あるいは慢性期が対象となりうる。対象となる疾患や障害は，一過性の場合もあれば，慢性の場合もある。治療に先立ち，疾患や障害の診断・評価から開始される点は変わらないが，治療のゴールは対象とする疾患や障害によって異なる。さらに，対象には，その医療機関の特性，すなわち地域の基幹病院であるのか否か，高度医療を提供する特定機能病院，地域医療支援病院であるかといった病院に求められている役割や機能の違いも反映される。当該施設が保持する医療スタッフ（人数，専門領域），病床数，および病床の種類（一般，療養，精神，結核，感染症など）によっても異なる。これらの治療環境に関する知識は，医療現場において，治療の枠組みを知った上で自ら行う支援を活かすためにも，最低限必要であろう。

　実際の病院臨床の現場において，臨床心理技術者は，どのような役割を担っているのだろうか。ICF（国際生活機能分類，WHO，2001）のモデルに基づいて整理をすると（図Ⅰ-1），医学的支援（治療）では，疾患や障害そのものの，すなわち心身機能・身体構造の改善や軽減に対するアプローチを行う。一方，心理社会的支援では，疾患や障害そのものを治療するのではなく，疾患や障害を持っている人に対してアプローチを行なう。言い換えると，心理社会的支援では，その人の持っている力や機能している部分を用いて，障害や疾患を持っていることで生じる活動や参加の制限へ対処することを促すといえる。また，支援の対象は，患者や患者の家族のみならず，治療に関わる医療スタッフ（治療環境），患者の所属する学校，職場など（社会環境），そして地域の社会資源も含まれる場合もある。したがって，より広い視点で捉えると，臨床心理技術者は，患者と患者を取り巻く環境との相互作用において生じている心理的不適応状態の改善を目指し，患者本人，あるいは環境に働きかけるという手法を用い，支援を提供する役割を担える可能性を持っている。

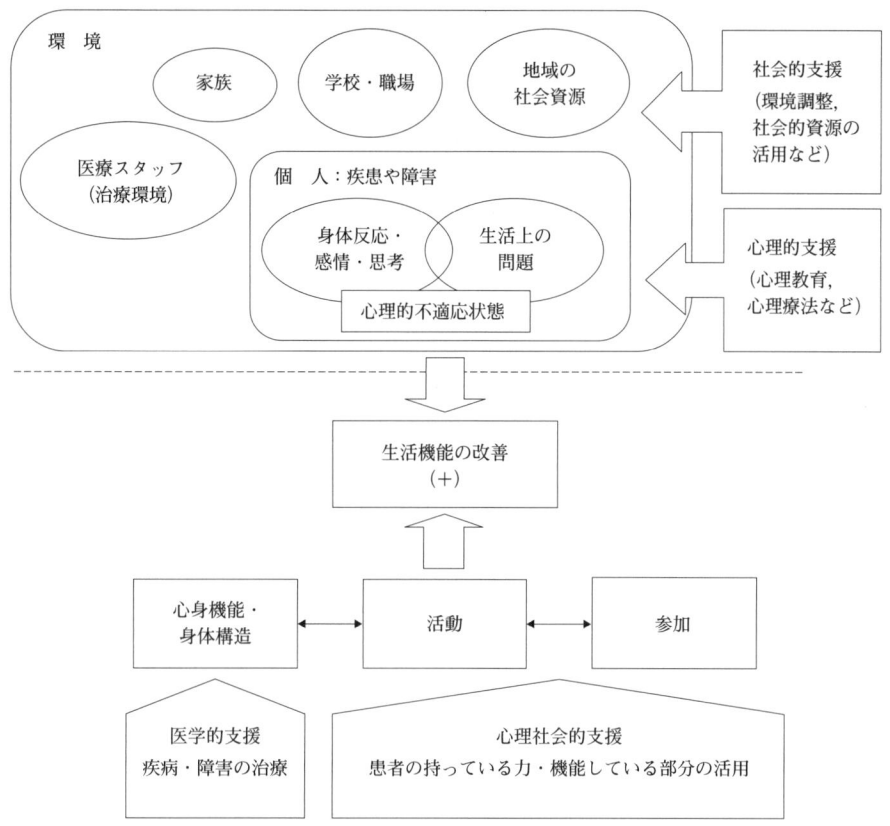

図Ⅰ-1 ICF(国際生活機能分類)モデルに基づいた心理社会的介入の位置づけ ICFモデル(WHO, 2001)をもとに執筆者が作成。

2. 心理臨床活動と医療行為

　平成24年4月の診療報酬改定(厚生労働省告知)時点では,臨床心理技術者が単独で行なう心理療法は,医療行為としては認められていない。したがって,保険診療の対象外となる。臨床心理技術者が単独で行う行為のうち,診療報酬の対象となりうる行為としては,臨床心理・神経心理検査のうち,「D283 発達及び知能検査」,「D284 人格検査」,そして「D285 認知機能検査その他の心理検査」があげられる。記載により,「D285 認知機能検査その他の心理検査」の実施については,臨床心理技術者は,医療行為として立ち会うことが認められている。しかし,臨床心理・神経心理検査については,「医師が自ら,または医師の指示により他の従事者が自施設において検査及び結果処理を行い,かつ,その結果に基づき医師が自ら結果を分析した場合にのみ算定する」と明記されており,したがって,臨床心理技術者が行なえるのは,厳密には検査の処理までと解釈される。

　一方,専門的な精神療法については,「I 005 入院集団精神療法」や「I 006 通院集団精神療法」などの精神科専門療法は,「精神科医師及び1人以上の精神保健福祉士又は臨床心理技術者等により構成される2人以上の者が行なったもの」が対象となる。一方,平成20年の診療報酬改定からうつ病に対する「認知療法・認知行動療法」が新たに精神科専門療法の算定対象となっているが,その対象は,医師が行なった場合と明記されている。今後,臨床心理技術者が単独で行なった精神療法が診療報酬の対象となるかどうかは,平成21年6月に発足した「犯罪被害者等に対する心理療法

の費用の公費負担に関する検討会」の答申にもあるように，中央社会保険医療協議会において，その有効性や安全性等が評価される必要がある。現在，臨床心理士が行った精神療法の有効性についての研究が見受けられるようになっており，これらの成果に期待したい。

3．チーム医療の推進政策

　厚生労働省が主導する今後の医療・福祉政策においては，チーム医療の推進が課題とされている。これらの流れの中で，日本臨床心理士会を含む18団体から構成されるチーム医療推進協議会は，平成24年度の診療報酬改定へ向けて，病棟，癌患者外来，生活習慣病，透析患者，救急の各医療チームにおいて，臨床心理士の配置と診療報酬の算定を求める要望書を提出した。今回（平成24年度）の診療報酬の改定では，一般病棟の入院患者に対する精神科医療のニーズの高まりから，新たに「精神科リエゾンチーム加算」が導入された。チームでは，専任の精神科医，および専門性の高い看護師，そして専従の精神保健福祉士，作業療法士，常勤薬剤師又は臨床心理技術者のいずれか１人の多職種が連携した場合が想定されており，この中に，臨床心理技術者も含まれている。導入後，間もない時期であるが，平成24年12月現在，当該の医療機関内において上記要件に見合ったスタッフの配置に困難を要することを一因として，実施に至らない施設も多いようである。

　しかしながら，これらの動向の背景には，各医療の現場において，臨床心理技術者がチーム医療のメンバーとして活動を行っている実績に負うところが大きいだろう。

4．医療現場における臨床心理技術者の活動

　以下の章では，日本赤十字社関連病院における臨床心理技術者の活動について，各施設，および各現場における臨床実践と実践上の工夫，および課題を概観する。医療行為としてみなされるか否かの問題にかかわらず，内科系，外科系，脳神経外科・神経内科，周産期・婦人科，小児科，心療内科，精神科，救命・救急など，コンサルテーション・リエゾンを含め，ほとんどすべての診療科において，チーム医療の一員として，臨床心理技術者が自らの専門的知識と技法を活かした活動が展開されている。また，健診，職員のメンタルヘルスケアなど，活動領域は，多岐にわたっている。

　いずれの活動も，現場でのニーズに応じるための様々な工夫が施されており，臨床心理技術が，どのように医療現場で用いられているかの具体例を知ることができる。本書で紹介される個々の臨床的実践は，現段階では医療の現場において，決して定型化されているとはいえないが，これらの先駆的な活動について，その開拓のプロセスを含めて，参考にしていただければ幸いである。臨床心理技術者が，チーム医療の中で，多職種とどのような治療環境を構築し，どのような役割を担っているのか，そして臨床実戦の中で抱いている今後の課題に，ぜひ注目していただきたい。

（池田美樹）

第2章　内科系

1. 白血病・移植
2. 心臓リハビリテーション
3. 循環器
4. 糖尿病1
5. 糖尿病2
6. 人工透析患者ケア

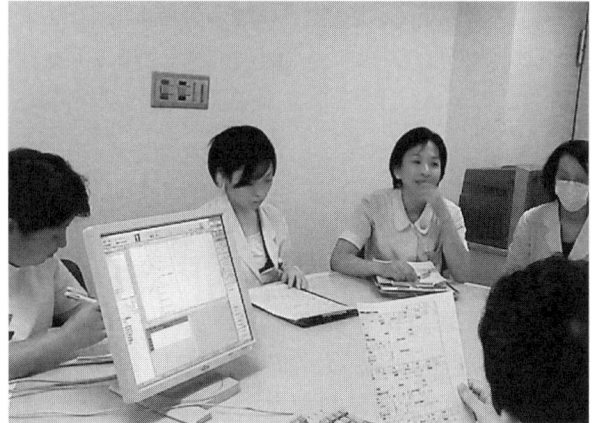

糖尿病カンファレンス（高松赤十字病院）

1. 白血病・移植

(1) 造血幹細胞移植治療における心理的サポートとは

　白血病は，いわゆる「血液のがん」であり，一昔前までは「白血病＝死に至る病」であった。抗がん剤による化学療法や造血幹細胞移植療法などの医学の進歩により治癒が期待できる病気の1つとなったが，白血病の診断は患者やその家族に大きな心理的ショックを与える。そして，多くの患者は限られた選択肢の中で，延命のための苦しい治療を受け入れざるをえない。

　白血病治療には長期の入院を要し，社会生活からの離脱を余儀なくされる。移植治療が必要な場合は，さらに3カ月程の入院が必要であり，また無菌室管理となるため，社会との隔離度合いはより一層となる。こうした治療環境による心理的影響は大きい。

　移植後は GVHD（graft versus host disease：移植片対宿主病）が大きな問題となる。これは皮疹や下痢，黄疸などの症状を引き起こすものであり，一過性の場合もあるが慢性的に続き患者を悩ませることがある。また，薬剤の副作用も同じように問題である。

　このように患者は白血病になったというショックのほか，つらく苦しい治療を選ばねばならないストレスを受け，治療法を選択した後も「それが正しかったのか？」「やってもうまくいかないのではないか？」といった不安を抱え続けることになる。そして，家族はこうした患者を前にうちひしがれ，無力感にさいなまれる。

　以上のような心理，社会，身体的にストレスフルな状況であるゆえに，患者は依存的にならざるをえない。しかし，治療が円滑に進み，退院後には再び自分の足で歩いて帰っていくためには，患者自身も治療チームの一員として，主体性をもって治療に臨む必要がある。

　移植医療は専門職が結集しチームとして行うものであり，その総合力が問われる（青墳，2009）。臨床心理士はそのときどきに患者の状況を理解し，ストレスの緩和を図るとともに，主体性を回復できるような工夫をしていく必要がある。そのためには，患者を支える家族を支えることも重要である。

(2) 成田赤十字病院の概要

　当院は千葉県唯一の赤十字病院であり，成田市に位置している。救命救急センター，がん診療連携拠点病院，災害拠点病院など，数多くの指定を受けており，近隣地域の中核病院としての役割を担っている。診療科数は22，病床数は719床（一般662，精神50，感染症7）の総合病院である。臨床心理士は常勤3名，非常勤3名が勤務しており，診療科をこえて全科対応できる体制をとっている（これら病院情報は平成25年1月1日現在）。

　当院の血液腫瘍科では，1996年より造血幹細胞移植治療を開始しており，2012年7月12日現在で291例の移植を実施している。内訳は同種211例（うち臍帯血131例），自家80例だが，移植症例数は年々増加する傾向にある。

(3) 臨床心理士としての関わり

　以前は必要のある場合に随時対応するという形をとっていたが，2008年からはチーム医療の充実を目的に臨床心理士3名が移植チームに加わり，医師からの依頼を受けて，全ての移植患者および

家族を受け持つ体制をとっている。
　こうした体制の中で，患者本人への個別的な関わりのみならず，病棟でのカンファレンスでの医師や看護師へのコンサルテーション，必要に合わせて患者家族との個別カウンセリングなども行っている。

(4) 事例紹介
　Aさん，49歳，男性。慢性骨髄性白血病急性転化への同種臍帯血移植。入院当初から病棟スタッフへの苦情や入院生活への不満が多く，入院23日目の移植日には既に病棟スタッフが疲弊，辟易していた。睡眠や精神面のチェックの名目で移植1週間前より臨床心理士である筆者が，週2回おおむね同じ時間帯に病室へ訪問する形で介入を開始した。Aさんは当初からかつての大部屋での不自由さを訴え，その後も医師の薬剤調整への不満，看護師がルーティン的に仕事をしていることへの不満，病棟事務員の対応への不満などを訴え続け，毎回不満ばかりの面接が続いた。筆者には，次のような心情が不満の背後にあるのではないかと思われた。すなわち，移植治療を選ばざるをえず，それがうまくいくかどうかの不安が強い状態にあり，命を預けるからちゃんとやってほしいという気持ちである。筆者はそれらの不満をAさんの側に立って聞くことに専念していたところ，体調の回復に伴って，看護師への感謝や労いを面接の場で話すようになっていった。そこで，筆者はAさんが直接表出しない医療者への感謝や労いの念を，病棟スタッフと共有することにも努めた。移植治療が成功し，最後の面接の場でAさんは「こんな，何でもしてくれる環境にずっといちゃいけないよ」と皮肉交じりに話し，移植後84日で退院となった。

　Bさん，34歳，女性。悪性リンパ腫への自家末梢血幹細胞移植患者の妻。Bさんの夫は入院して5カ月程化学療法を行っていたが，その最中に再発し，その後から妻のBさんが徐々に食思不振，不眠，体重減少，抑うつ症状などを呈するようになった。そこで，病棟スタッフの勧めがあり，Bさんに筆者が関わったケースである。Bさんは当初，「何とも言えない不安に襲われる。怖くて夫に会えない。夫に何もできず，一人でもいられない自分が情けない」などと話し泣き崩れた。筆者はBさん自身に精神科的治療が必要であることを説明し，精神科での加療と平行して筆者との継続的面接が行われた。Bさんの症状は夫の状態が落ち着くとともに徐々に安定していった。夫は入院10カ月後に上記移植治療をすることになり，移植後1カ月半程で退院となったが，Bさんとの面接はその後1年間継続された。夫の退院後間もなくBさんはどう看病していいか分からず，必要以上に清潔に家事をして疲れ果ててしまうこともあった。こうした問題の背景には，Bさんがそれまでの夫婦関係の中で耐え忍んで収めるという対処を繰り返し，元来無口な夫と十分に話し合う機会を持ててこなかったことがあるのではないかと面接の中で話し合われた。その後，夫との時間をつくったり，自身の気晴らしのための時間を増やしたりなどする中で，症状も落ち着き，面接場面で強い否定的感情を表現することも減っていった。

(5) 事例の考察
　患者の入院生活は長く，医療者との関係もつい深まりがちになるが，患者自身の対処能力が制限される状況では依存的になるのも当然であろう。Aさんは，そうした状況の中で必死になって主

体的にもがいていたように思う。臨床心理士は第三者的な立場から，病棟という場に巻き起こっている力動関係を認識し，より良い治療環境を提供できるよう関係調整することが求められる。

　また，移植治療は極めてストレスフルなライフイベントの１つであり，患者や支える周囲の人々，とくに家族や夫婦に大きな危機をもたらす。Bさんもそうした夫婦の危機に瀕していた。患者を支える家族をサポートするという役目も重要な仕事である。

(6) 今後の課題

　臨床心理士という直接的な治療行為に携わらない第三者という立場は有用であるが，病棟スタッフとの連携もまた重要である。症例Aさんのように，複雑な心境が表ざたになっているときはなおさらである。細かな配慮を行い，無用な心配をさせないために，病棟スタッフとさまざまな，そしてより緻密な情報の共有をすることが今後の課題の１つである。

　また，病棟スタッフは直接的に患者を支える立場にあり，良きにしろ悪しきにしろ患者からの影響を受けやすい。間接的に患者を支援するという意味でも，そうしたスタッフへの支援やケアを充実させていくことが望ましい。

　そして，残念ながら命を落とされた方の遺族への心理的支援も今後の重要な課題である。

（橘　稚佳子・小林　公・熊谷そら知）

2．心臓リハビリテーション

(1) 心臓リハビリテーションとは

　心臓リハビリテーションとは，心臓疾患で入院し，治療・手術を受けた患者を対象に，社会復帰・再発防止を目的として運動療法はもちろん，生活・栄養指導など多岐に渡り行われるリハビリテーションのことである。当院では心筋梗塞や心不全で入院された患者を対象に医師，看護師，PT，栄養士，MSW，臨床検査技師など多職種でチームを組み，4年前から行っている。

　心臓疾患の患者の再発防止に重要なことは生活習慣の改善と運動習慣だが，今まで運動をしていない患者などの生活習慣をすぐに変えることは難しく，心理的なアプローチも必要不可欠である。また循環器疾患，特に心筋梗塞後の患者の内，約45％がなんらかの抑うつ状態を有し，その15-20％が大うつ病であるとの報告もある（Circulation, 2008）。さらに抑うつ状態であると，治療計画・生活指導の遵守を低下させ，喫煙や食習慣の悪化などの不健康な行動を促進させる一方，適切な生活習慣を獲得してもそのアドヒアランス（患者自らが積極的に治療に取り組む姿勢）を低下させることが知られている。そのため，3年前に心理士として当院に筆者が就職したことを機に，チームに心理士も参加することになった。

(2) 岡山赤十字病院の概要

　当病院は岡山県岡山市にあり，規模は500床で地域の中核病院として三次救急に指定されている。そのため心臓リハビリテーションは入院中に病棟で行い，退院後は地域の運動療法施設などでリハビリテーションを行っている。

　心臓リハビリテーションは以下のような流れで行われる。

第2章　内科系

表Ⅰ-1　PHQ9の結果

分類	極軽度うつ (1-4)	軽度うつ (5-9)	中等度うつ (10-14)	中等度～重度うつ (15-19)	重度うつ (20-27)
虚血性心疾患 (n=79)	6	45	21	7	0
心不全 (n=65)	3	32	27	2	1
全体（割合）	6.3%	53.5%	33.3%	6.3%	0.7%

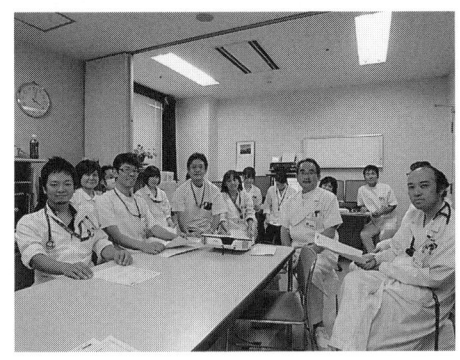

図Ⅰ-2　心臓リハビリチーム

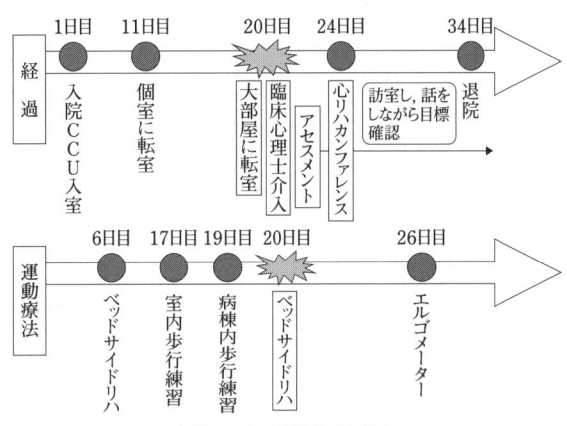

図Ⅰ-3　退院までの流れ

① 入院し，主治医から心臓リハビリテーションの依頼を受ける。
② 岡山市で心臓リハビリテーションを実施している6施設で作成されたパンフレット（食事や薬，リハビリ，心理などについて要点をまとめた冊子で連携パスとして使用予定）を用い，各専門職種が患者および家族に説明をする。
③ カンファレンスを行い，その患者への介入方法などが話し合われる。
④ 話し合われたことを元に患者にアプローチをしてゆく。

(3) 臨床心理技術者の仕事

　心理士は，前に述べたパンフレットの中の「心疾患とこころとの関係」という部分を説明しながら，うつのスクリーニングとともに患者の心理的なアセスメントを行うことが役割である。うつのスクリーニングはPHQ9（村松・上島，2009）という質問紙を用いて行う。

　その後，カンファレンスで，その患者のアセスメントを伝え，関わるうえで必要なことや，うつが疑われる場合は心療科（精神科）への紹介も必要であることを伝える。

　その他に病気や今後のことについての不安，病棟の大勢の中での生活，安静度の制限を受ける中でストレスを感じている患者に関わり，各専門職種の方との橋渡しをしたり，対応に困っている患者に対してコンサルテーションを行ったり，患者への自律訓練法，認知行動療法などを用いた心理教育も心理士の役割である。

　当病院におけるPHQ9を用いたうつの傾向は，平均点で虚血性疾患4.2点（最高11，最低0，標準偏差3.1）心不全4.4点（最高15，最低0，標準偏差2.7）であった。PHQ9は10点が正常との境界だが，10点以上は虚血性心疾患7名，心不全3名で全体（n=144名）の7.0%であった。

(4) 事例紹介

Cさん，40代，男性，未婚で母親と二人暮らしであった。父親が亡くなった際にうつ状態になったことがある。個室から大部屋に転室する際，以前入院したときに，大部屋では眠れなかったことを思い出し，不安になり，廊下にうずくまったり，運動療法を拒否するようになった。そこで筆者に連絡があり，実際にCさんと関わったところ環境順応が上手くできない傾向があり，急な変更などをストレスに感じやすいということが分かった。その後のカンファレンスで皆の共通理解と対応方法を話し合い，筆者もCさんに3日に一度会い，退院までにすることなど，具体的に話をして目標を確認していった。

その後，Cさんは運動療法もスムーズにすることができ，入院34日目には元気に退院した。

(5) 医療者や家族との関わり

医師や看護師を含む多職種のスタッフとは，カンファレンスでお互い意見を述べ合い，患者を理解し，よりよい医療サービスを行っている。それ以外でも困ったことがあれば，お互い話をする環境があり，それによって迅速に対応できていると思われる。

また家族との関わりにおいては，急な入院で不安を感じている家族の方がいた場合，看護師から連絡を受け，その家族の気持ちに寄り添いながら，必要であれば医師や看護師との橋渡しなどをしている。

(6) 今後の課題

患者の中には再発を繰り返す患者もおり，リハビリは大切であると考える。しかし現在，入院中のみの関わりになっており，退院後，継続して関われていないため，今後は心肺運動負荷試験などに来た際に様子などを聞いて，リハビリ継続するための働きかけをしてゆきたい。

（東郷和美・斎藤博則）

3. 循環器

(1) 循環器疾患に伴う精神症状

循環器疾患を持つ方のうつ（うつ状態とうつ病を含む）は，およそ20-35％とされており（尾鷲・上島，2007），予後悪化因子として考えられている。2011年には，日本循環器心身医学会が中心となって，「循環器疾患患者のうつに対する精神的支援の手引き」が作成されている。その中には，うつスクリーニングのための質問紙としてPHQ9が推奨され，重症度に応じて適切な薬物治療や，心理療法を導入するための指針が示されている。今後，臨床心理士の担う役割や責任は，ますます高まっていくことが予想される。

(2) 徳島赤十字病院の概要

徳島赤十字病院は1950年に開院し，2006年5月に新築移転した。26診療科，405床あり，小児救急医療拠点病院（2002年），地域がん医療診療連携拠点病院（2007年），高度救命救急センター（2009年），へき地医療拠点病院（2012年）の指定および地域周産期母子医療センター（2011年）の認定を

取得し，地域の中核医療機関として役割を担っている。平成23年においては１日あたり新入院患者数41.0人，平均在院日数については8.4日を維持しており，地域住民並びに県民が安心できる病院づくりを目指している。当院には精神科病床はなく，週に１回（午後），非常勤精神科医が精神症状に対応している。臨床心理士は2012年に増員され，３名（常勤）が全科対応で心理面談を実施している。

(3) 臨床心理士の仕事

心理面談は，主治医もしくは看護師から依頼できるように電子カルテ内に定型文書が作成されている。臨床心理士に依頼する場合は，病棟スタッフ内で依頼の必要性を検討し，介入する患者や家族に同意を得ることを原則としている。また，リハビリテーション科医や理学療法士を中心とした「循環器リハビリテーションカンファレンス」が毎週開催されており，臨床心理士も参加している。理学療法士が，気分の落ち込みのある患者に対してPHQ9を実施し，カンファレンスで臨床心理士に対応方法を求めることがある。うつ等の対応を臨床心理士の視点で伝えることで，医療スタッフの抱えていた悩みが解消される場合もある。

循環器患者の面談人数（入院）は，2007年から2010年の間で延べおよそ100名であった。性別は７割が男性で，全体の平均年齢は68.2歳であった。病名は，動脈・静脈疾患，虚血性心疾患，心不全の順に依頼があり，依頼内容は，手術前後の抑うつ，頻繁な発作や体内式除細動器の作動が起こる経過から生じる予期不安，循環器症状の増悪にストレス因子が関与しているなどの事例が多かった。心理面談を実施した患者のうち，半数以上が適応障害やうつ病と見立てて介入し，心理面談の平均回数は5.5回，最も長くて25回であった。退院後も，心理的援助が必要な場合は，外来受診日に合わせて心理面談を実施している。術後せん妄や不眠症といった精神症状は，心理面談より薬物治療が優先される。薬物治療は，循環器科医によって基本的な処方がなされるが，重篤化が懸念される場合は，精神科へコンサルトされる。その際，薬物治療がより円滑になされるために，患者に関する必要な情報（手術日や生活歴，認知機能など）をまとめ，病棟スタッフと精神科医の仲立ちをすることも臨床心理士の役割となっている。

(4) 事例紹介

自律訓練法を用いた事例。Ｄさん，35歳，女性。冠攣縮性狭心症発作。Ｄさんは職場に向かう途中，胸痛を訴え入院された。すぐに軽快して退院するものの，その後も頻回に発作を繰り返し，救急搬送される。主治医より，ストレスの関与を疑って臨床心理士に介入の依頼があった。初回の心理面談で，Ｄさんは「仕事上の対人トラブルがあり，それが訴訟問題になっている」と語った。悩みに伴い「常に身体に力が入っているよう」という訴えがあったことから，自律訓練法が適切と判断し開始した。入院中，毎日，臨床心理士と自律訓練法を実施した。Ｄさんは自宅でも練習され，その成果もあって訓練開始から５回目で重温感練習は習得された（練習前後の血圧も低下した）。１年前から，１日３回内服していた抗不安薬は１日１回まで減り，退院に至った。退院後もＤさんの希望により，外来で心理面談を継続した。Ｄさんは，自宅で朝昼夕に練習記録を付け，前後の血圧測定も欠かさず，心理面談では毎回それを持参された。心理面談16回目には，内服を中止しても落ち着いて生活が送れるようになった。Ｄさん自身も「自律訓練法をすれば自然と落ち着いてくる」

と話し，実施が十分に習慣化したと患者自身が判断したところで心理面談は終了した。1年後，外来にてフォローアップ面談を実施したところ，対人トラブルの訴訟は続いていたが，発作は再燃せず，自律訓練法も継続しているとのことだった。

コンサルテーションリエゾンで関わった事例。Eさん，60歳，男性。閉塞性動脈硬化症と診断され，下肢切断に至った。症状の回復や退院の目処がなかなか立たないことから，イライラが募っていると看護師から介入の依頼があった。臨床心理士の面談で，Eさんは，この病気は治らないと悲観し「このまま独りで死んでしまうような気がする」と不安な心境を語った。臨床心理士はカンファレンスの場で，Eさんのイライラの背景にある孤独感や喪失感について伝えた。その後も，多職種で定期的に話し合いの場を持つことで，Eさんのイライラに至るまでの気持ちの流れを共有できるように心がけ，Eさんも医療スタッフに心を開くようになった。Eさんは，「ありがとう」と感謝のことばを残し，病院を転院された。

デスカンファレンスを実施した事例。デスカンファレンスとは，患者が亡くなった後に医療チームで実施したケアを振り返り，今後の医療につなげるためのカンファレンスである。Fさん，70歳，男性，うっ血性心不全。Fさんは，入院1カ月で亡くなられた。看護師より「あまりに突然の死だったので，受け止めかねている。看護師同士で話し合いの場を持ちたい」との提案があり，デスカンファレンスを実施した。臨床心理士は司会進行役として，事前にFさんと看護師の実際のやりとりを1枚の用紙にまとめ，デスカンファレンスの冒頭で配布した。参加者全員でFさんとの会話を振り返り，「Fさんは普段は冗談を言って看護師を笑わそうとするけど，ふと『歩けなくなってショックだ』や『一進三退のような感じがする』などともらしていた」とFさんの心情に寄り添いながら話が進んでいった。Fさんとの会話を追っていくと，奥様がFさんに「本当に良く生きてくれました」と伝えたのに対し，Fさんは『傍に居てくれてありがとう』と感謝の気持ちを述べていた。短い入院生活の中で，Fさんの身の上に起きたこと，Fさんがどのような気持ちで家族との時間を過ごしていたかを振り返ることで，1人ひとりの看護師が断片的にしか知らなかったFさんの姿が全体として見えてきた。最後に看護師は「急性期病院だから，十分な精神的ケアが出来ないと考えていたけれど，Fさんやご家族が死を受け入れているようなケアを皆でしていたことに驚きました」「誰かに，それで十分じゃないですか，と言ってもらえるだけで，自分のやってきたことを肯定的に捉え直すことができた」と語った。日々の看護業務の合間に行った短いカンファレンスだったが，1人の患者の死を重く，そして温かく受け止め，明日からの仕事に向かう一つの節目となる支援になったと思う。

(5) まとめ

徳島赤十字病院における循環器科での臨床心理士の取り組みについて，具体的に3つの事例を紹介した。Dさんの事例では，ストレスを適切に対処できるようにセルフケアの方法の習得を目指し援助した。Eさんの事例では，イライラの背景にある孤独感や喪失感について看護師の理解を深められるよう補助した。また，デスカンファレンスでは，看護師の喪失感や無力感に対するケアを行った。このように，急性期病院では，医療スタッフから介入の依頼があった患者に対して，何を期

待されているのかを素早く把握する必要がある。患者の生活の質（QOL）を高めることはもちろんのこと，医療スタッフの悩みを解決することも，チーム医療の一員として，臨床心理士に求められる大切な役割と考える。少しでも気持ちの良い治療関係の中で医療行為が行われるように，私たちは患者や医療スタッフに寄り添っていくことが大切である。

（藤河周作）

4．糖尿病1

(1) 糖尿病とは

　糖尿病は生活習慣病の代表であり，生涯にわたって血糖コントロールを行う必要のある病気である。高血糖状態が続くと神経・眼・腎臓に合併症が生じる。それらを回避するためには，服薬やインスリン治療のみならず，食事療法や運動療法を通して患者自らが行う自己管理（セルフケア）が求められる。しかし，食事や運動といった生活習慣そのものの修正を行うことは容易ではない。時間をかけて形成され，その人の生活にしみついているのが生活習慣だからである。それゆえ，ある時期うまくコントロールできていても，何かのはずみで崩れていくことが少なくない。血糖コントロール不良に陥っている患者は「失敗」の繰り返しによって自己嫌悪を強めており，自尊感情が傷つき「どうせ自分は意思の弱いダメな人間である」と自己評価を下げていることが多い。そして，「また怒られる」と思って通院が途切れがちになったり，できなかったことで自分を責めると共に無力感を深めたりして，セルフケアへの意欲そのものを失う悪循環に陥っていることもある。

　筆者は医療社会事業部に所属し，患者の心理的サポートの依頼があれば全科対応でカウンセリング（自費）を行っているが，コントロールに難渋している糖尿病患者に対して主治医から個人カウンセリングを依頼されているうちに，患者の治療への動機づけを高めるために教育入院にも関わるようになった。

(2) 高松赤十字病院の概要

　高松赤十字病院は，高松市の中心部に位置し，病床数589床（一般581床，結核8床），24の標榜診療科を有する，地域における中核病院である。救命センターはなく病院群輪番制に対応した2次病院ではあるが，心停止患者を含めた重症・重篤患者への対応も可能な体制をとっており，地域医療支援病院，地域がん診療連携拠点病院，地域周産期母子医療センター，災害拠点病院，エイズ治療拠点病院等の機能をもつ。

　筆者の所属する医療社会事業部は，副院長を部長として，看護師2名，MSW3名，臨床心理士1名，事務9名から成り，病病連携・病診連携[1]，退院支援・在宅療養支援，医療介護福祉相談・心理相談を行っている。加えて，臨床心理士は緩和ケアチーム，造血幹細胞移植チーム，エイズ治療チームにも参加している。

　糖尿病治療に関しては，一般診療に加えて1984年に内科病棟で糖尿病教室（集団指導）が始まり，1987年から3週間の教育入院を実施している。現在では外来糖尿病教室および12日間の教育入院コ

1）地域医療等において，核となる病院と地域内の病院や診療所が行う連携のこと。必要に応じ，患者を診療所から専門医や医療設備の充実した核となる病院に紹介し，高度な検査や治療を提供する。快方に向かった患者は元の診療所で診療を継続するしくみ。

表I-2 糖尿病教育入院スケジュール

1日目	2日目	3日目	4日目
開講式 オリエンテーション 糖尿病とは 目標などについての話合い	運動療法について 血圧・脈拍測定について インスリンの仕方 服薬指導	運動療法 フットケアについて 体脂肪測定 食品交換表、油・調味料の使い方について 血糖測定の仕方	運動療法 調理実習 細小血管合併症について
5日目	6日目	7日目	8日目
運動療法 フットケアについて 薬物療法について 今までの生活についての話合い 口腔ケアについて	運動療法 日常生活の心得・外泊時の説明 試験外泊	試験外泊	運動療法 外泊中の生活についての話合い 座談会：糖尿病とのつきあい方 検査値の読み方
9日目	10日目	11日目	12日目
運動療法 糖尿病性腎症について 現代のかしこい生き方について 服薬指導	運動療法 シックディ、旅行時の注意点について 退院に向けての話合い 塩分、間食、アルコールについて	運動療法 外食実習 大血管合併症、コントロール目標の設定	運動療法 座談会：教室のふりかえり、日本糖尿病協会について 服薬指導 退院に向けての話合い 閉講式

ース（表I-2）が整備され，医師・看護師・薬剤師・管理栄養士・臨床検査技師・歯科衛生士・臨床心理士から成るチーム医療が実践されている。教育入院は月に1回の頻度で3-5名を対象に，体内環境を適正化するための食事療法や運動療法の体験，それらを学ぶための各種講義に加えて，個人あるいはグループでの面談を通して入院前の生活のふりかえりと退院後の生活に向けての準備が行われている。

(3) 臨床心理技術者の仕事

　筆者が患者と関わるスタンスは「指導」ではなく共感を基盤とした「支持」である。個人カウンセリングは独立したカウンセリング室にて1セッション50分で行っており，糖尿病に対する思いやコントロールにまつわる苦労のほかに生活上の気がかり等をきいている。

　教育入院での関わりは，プログラム全体の折り返しに当たる試験外泊後に，担当看護師をコ・ファシリテーターとして「座談会：糖尿病とのつきあい方」と銘打った90分のグループミーティングを実施している。ここでは，教育入院の感想や今の気持ち，退院後の生活についての困難感や葛藤などを話し合っている。筆者は，そこでの患者の「語り」の中からその人の思いや価値観，行動変容に向けての準備状態や課題をアセスメントして，退院後の生活に向けての準備にあたるプログラム後半の患者指導に活かせるよう，スタッフへの情報提供と指導に際してのアドバイスを行っている。

(4) エピソード

　コントロール不良の患者の話をきいていると，さまざまな苦労がしのばれる。「糖尿病とわかった当初は頑張って順調だったが，外来診察も間遠になった頃から『これくらい，まあいいか』と思

うようになり，気がつくと元に戻っていた。これはまずいと思って頑張り，なんとかコントロールを取り戻すこともできたが，そうなるとまた自分に甘くなってコントロールが崩れてしまった」という人が少なくない。セルフケアを長く続けることの難しさである。コントロールが乱れてくると，自己血糖測定を行っている人ではそれも不十分になってくる。高い数値を見るのがこわいという気持ちもあるが，「血糖測定のための穿刺の痛さに，まるで罰を与えられているような気持ちになる」と語った患者もいた。

こうした患者の語りには，頑張ろうとして頑張れないつらさや悔しさ，無力感，理不尽に対する怒りなどが含まれている。これらの感情は，いわば「弱さ」であるが，このありのままの「弱さ」と向き合うには勇気が必要である。「弱さ」を受け入れてはじめて「今の自分にできること」を考えることができるようになり，「結局，自分は強い人間ではないから，今日1日だけ」という心境で，自ら歩み始めている。

グループミーティングは試験外泊後に行うため，家での生活に戻った時の食事と運動について「なんとかやれそう」と思えたり，「想像していたより難しそう」と思ったり，さまざまな感想が語られる。「なんとかやれそう」という肯定的な感情は積極的な意欲として評価できる。ただ，「〜しないように気をつける」だけではうまくいかなくなって失敗体験がふえることにもつながるので，グループの中ではより具体的かつ現実的な「できること」探しが必要となる。

(5) 医療者や家族との関わり

個人カウンセリングやグループミーティングを通してきかれる患者の語りには，決して積極的とは言えない弱音や本音が含まれていることが多い。それらは，医療者に対して「良い格好」をしている時には見せられないものである。しかし，患者が見せないからといって「弱音」が無いわけではなく，患者はひとりで誘惑に耐える努力を払い続けているのである。こうした患者の本音を医療者が知ることは，患者がどんな思いで辛抱しているかを理解することであり，その気持ちが医療者から十分労われることが患者にとってのエンパワーメントになると思われる。セルフケアを維持する上で，患者にとって医療者に自分の気持ちが理解されていると思えることが信頼関係につながり，意欲を支持するものになる。

それゆえ，グループミーティングでの所見をスタッフに伝えることで，患者理解をスタッフ間で深め，患者自身が現状をどう受け止め理解しているか，患者のセルフケアに向けての準備状態や実践可能な目標設定についての見立てを共有している。そして「できていること」を見つけ出してほめることによる「成長促進的な関わり」の視点を医療者に提供している。

(6) 今後の課題

教育入院では，患者自身がセルフケアに積極的に取り組めるような心がまえや課題設定について話し合っているが，患者の主体性や自主性を育むのは，関わり頻度の高い医療者や家族である。患者のセルフケアへの努力が支えられるためには，周囲の理解と支援が不可欠であり，そのためのフォローや情報交換の行い方にはまだまだ工夫の余地がある。

（島津昌代）

5. 糖尿病 2

(1) 糖尿病治療における心理の位置づけ

糖尿病の治療では，合併症をおこさせないために，良好な血糖コントロールを保つ必要がある。そのための食事療法や運動療法などの治療は，患者自身にゆだねられる部分も多く，心理的にも負担が生じる。よって，その「心理的な問題をしっかりと認識し，解決していくことが糖尿病治療を効果的なものにする」（Rubin, 1999）と言われている。

(2) 秋田赤十字病院の概要

病床496床の地域の中核病院であり，秋田県の政策医療として，救急医療（2012年1月より秋田県ドクターヘリ事業も開始），周産期医療，神経病医療，がん医療，その他を担っている。臨床心理士は，精神科（心療センターと標榜）に所属し，全科からの依頼に対応している。

(3) 当院における取り組み

当院では，患者教育の一環として，患者やその家族を対象に，糖尿病教室を行っている。1回60分で，従来は講義のみを行っていた。しかし，4年前に臨床心理士が介入し，図Ⅰ-4に示したようにグループディスカッションを導入した。治療上の正しい知識を得たとしても，それを実践できるとは限らない。グループディスカッションは，得た知識を実践するためにそれぞれの患者がすでに行っている工夫を語り合うことや，同じ病気を持つ人にしか分らない辛さを共有することを目的としている。

講義は，医師・看護師・薬剤師・栄養士・運動療法士が担当している（異動などのため，糖尿病治療に関わる医療スタッフの構成は流動的）。そして，そのままグループディスカッションのコンダクター（場をコーディネイトする役割）も担っている。臨床心理士は，スタッフがコンダクターを担えるようになるためのサポートを行っている。そのため，一定期間コ・コンダクター（コンダクターと協働し，補佐する役割）としてグループに参加し，一緒に振り返る中で，グループを扱うスキルを伝達している。

(4) 医療者への関わり

グループディスカッション導入前，講義のみを行っていた時は，①参加メンバーが受け身であり，

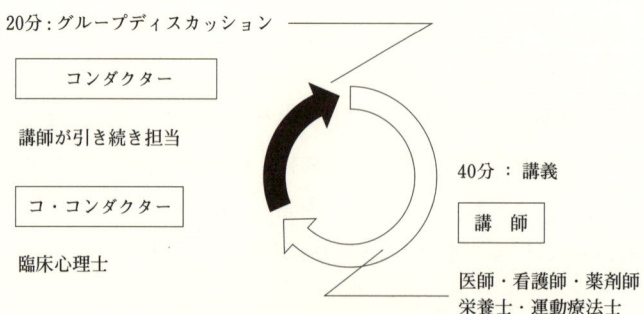

図Ⅰ-4　当院の糖尿病教室の構造

質問も少ない，②参加メンバーの気持ちを扱う場がないという状況であり，それらのことに対してスタッフは問題意識を持ち，精神科にコンサルテーションの依頼があった。

そこで，精神科からは，集団精神療法（集団メンバーの相互作用を用いた話し合い）の手法を糖尿病教室に取り入れてみることを提案した。集団精神療法の手法を用いてグループを行えば，メンバー間の相互作用を促進させることができる。相互作用が促進されれば，メンバーの気持ちも扱うことができ，主体性の向上も見込めると考えたからだ。

さらに，その時間を臨床心理士が担当するのでなく，各スタッフがそのままコンダクターを担い，臨床心理士がいなくなっても継続していける形を提案した。そのように提案したのは，臨床心理士が教えながら一緒にグループを行うことによって，スタッフの中にも心理的な物の見方や考え方を根付かせることができると考えたからだ。糖尿病教室のスタッフはそれ以外にも多くの患者と関わる機会があるため，そういう視点を持った人が増えることは，病院全体の治療の質の向上につながる。

しかし，グループを導入するという試みは，スタッフにとっては専門外のことであり，当然，不安や戸惑いの声もあった。そのため，スタッフと試行錯誤しながら，表Ⅰ-3に示したような手順を踏むこととした。

当初のグループでは，話が続かずに気まずい雰囲気になるか，講義の延長線上のように質疑応答になることが多かった。それに対してスタッフは困惑を見せたため，臨床心理士は，毎回の振り返りで具体的に困った場面を聞いて，行動レベルの助言を伝えた。それを繰り返すうちに，少しずつではあるがメンバー間の相互作用が生じるようになってきた。しかし，スタッフのコンダクターとしての振る舞いは，どこかその人自身に馴染んでいないような感じもあった。

ある時，フォローアップ段階（表Ⅰ-3の6）であったスタッフAのグループに久しぶりに参加すると，Aの振る舞いが今までと違っていた。メンバーが治療に対する考えを話すと，「えー，今，○○さんから××という意見が出ましたけど，他のご意見はありますか？」と言い，メンバーが体験談を語ると「○○さんのような体験をされたという方は，他にもいらっしゃいますか？」と話を振った。筆者は，その振る舞いを見ていて，学会シンポジウムの座長のような印象を受けた。糖尿病教室という場ではやや固い感じもしたが，A自身はいつもより自由で肩の力が抜けているようだった。Aが一人でグループを行っていた期間は，行動レベルの助言を受けなかった期間でもあり，コンダクターとしての振る舞いはより自由になったと推測できる。その結果，もともと持っていたコミュニケーションパターンで，自然に関われるようになったのではないかと考えた。

それ以降，関わり方を変え，行動レベルの助言は極力やめた。振り返りでは，グループの方針だけを共有し，スタッフの行動は方向づけすぎないように意識して関わった。また，グループの中で

表Ⅰ-3　グループ導入の手順

1. グループの導入に先駆け，スタッフに集団精神療法の研修を行う（講義と体験グループを各2回）
2. グループには10回まで臨床心理士も参加することとし，始めの3回は臨床心理士がコンダクターとなり，スタッフはコ・コンダクターをする
3. 残りの7回は，スタッフがコンダクターとなり，臨床心理士がコ・コンダクターをする
4. 毎回，終了時に振り返りを行う
5. 10回終了時点で，スタッフに卒業証書を授与する
6. 半年から1年後，フォローアップとして臨床心理士が参加する

相互作用が生じていた場面について取り上げ，その時のスタッフの振る舞いを支持し，褒めるようにした。

　スタッフBは，異動で新たに担当となったが，今までのスタッフよりも早くグループに慣れていき，自然にメンバーに話を振り，話を引き出した。メンバーが食事を制限することが難しいと話せば，「私も患者さんには『食べちゃダメですよ』とか言ってるんですけど，自分も我慢できずに，夜，お菓子食べちゃったりするんですよね」と同じ目線で語った。筆者には，その関わりが技術的に新たに身に着けたものでなく，普段，Bが人と接している関わりが自然に出てきたように感じられた。このように元々持っていたコミュニケーションパターンで関わる人が増えたことに伴い，グループの中での相互作用はさらに増えていった。

(5) まとめ

　医療スタッフに対する関わりのポイントを3つにまとめる。これらスタッフへの働きかけは，患者に対して働きかけることにもつながっている。なぜなら，グループには相互作用があり，1つの変化は必ず他にも影響を及ぼすからだ。

主体性を引き出す

　当院では，糖尿病教室にグループディスカッションを導入して，心理的な問題にスタッフ自身が対処できるようにしていった。ここで重要なのが，新しいシステムを作っていくときに，臨床心理士が主導でやってしまわないということである。出来上がったシステムを支えていくのは臨床心理士ではなくスタッフ自身である。それを考えると，取り組みに対する主体性が必要になる。ゆえに，対応としては，スタッフからの反応（ネガティブなものも含む）に応える形や，こちらから提案する場合は，相談し，協議するという形で進めることが望ましい。

相手が持っているリソース（資源）を活かす

　今回のように，新たな技術を習得することは，スタッフ自身の負担が増えるということでもある。よって，スタッフがその時点までに獲得してきた対人関係の取り方が患者との間でも活かされるように関わることで，負担は少なくなる。また，本人に馴染んだものなので継続もしていきやすい。そのようなリソースを活かすためには，スタッフの振る舞いを観察し，リソースが活かされた場面をフィードバック，コンプリメントする（支持，賛同を示す働きかけ）というアプローチが有効と思われる。

手応えを高める

　新しい取り組みを行う際に，もう一つ注目すべき点は動機付けである。Zimmerman (1995) は，様々な研究を検証し，自己効力感が高ければ，動機づけも持続性も高まると述べている。つまり，スタッフが自分の関わりによって問題状況を変えることができたという手応えを得られれば，活動に対する動機付けは高まることになる。

　しかし，グループを扱うことはスタッフにとって専門外であり，自分のどういう振る舞いによってメンバー間のやり取りが促進されるのか分からない。そのため，臨床心理士がきちんと把握し，

そこをフィードバック，コンプリメントすることが重要である。 　　　　　　　　　　（久保山武成）

6．人工透析患者ケア

(1) 人工透析とは

　人工透析は，急性および慢性の腎不全や糖尿病性腎症などが進行した患者が対象となり，腎臓の働きを代替し，体内に蓄積する老廃物や毒素を除去する治療のひとつである。人工透析には，大きく分けて血液透析と腹膜透析（CAPD）の2種類の方法がある。血液透析は人工の透析膜を利用するのに対して，CAPDは患者自身のおなかの腹膜に腎臓の濾過機能を代替させる方法である。日本では現在，約30万人の患者が治療を行っており，その9割以上が血液透析である。CAPDは対応できる施設が少ないことと自己管理の難しさが欠点となっているが，通院回数が少なく，1回あたりの時間的拘束が短いため，社会生活をより自由に送ることができるという利点がある。透析治療の急激な発展によって，患者の長期生存や社会復帰が可能となっているが，失った腎機能を完全に補うものではなく，骨や関節の障害，循環器疾患，脳血管障害などの合併症や，透析治療に付随して起こりやすい感染などに注意が必要である。

(2) 人工透析に伴う精神症状について

　自己管理を継続する上で，瀧口他（2008）の調査研究によると，CAPDを行っている44名に気分調査票であるPOMSを実施した結果，活気の低下は39％，抑うつは16％の患者に認められた。なかでも，CAPD歴では5年以上の患者に30％，年齢別では50歳代から80歳代のうち60歳代の患者に35％の抑うつが認められた。活気の低下や抑うつは，自己管理能力の低下につながりやすく，それがもとで合併症を発症したり，生活の質（QOL）の低下を招いたりする可能性がある。特に，CAPD歴5年以上の患者に抑うつがみられたのは，CAPDは平均5-6年で腹膜機能が低下し，血液透析へ移行する事例が多いという治療上の要因が反映されたと考える。

　気分や認知機能の評価は重要であるが，心理検査で抽出した患者だけを心理面談の治療対象者と捉えるのは非常に危険である。次に紹介するのは，筆者の仮想事例であるが，限りなく臨床場面に近いやりとりを記載した。POMSでは問題がみられなかったが，自己管理（食事や水分摂取）に問題があり，医療スタッフから紹介があった事例である。数回の面談ではあるが，この事例をもとに透析治療を受ける患者への心理的ケアについて検討したい。

(3) 事例紹介

　Gさん，64歳，女性。病歴は慢性腎不全（X-3年），糖尿病（X-16年）。週3回の血液透析で，2年通院。主治医からの依頼内容は，「最近表情が乏しく，水分摂取も許容量を毎回超えている」こと。主訴は「通院はできるけど，散歩していても疲れやすい」。家族は夫（65歳）と長男（35歳）と本人。心理検査はPOMSを行い，緊張－不安10，抑うつ5，敵意－怒り6，活気6，疲労6，混乱5。いずれも平均域に分布しており，気分の変調はみられなかった。

面談経過

#1 臨床心理士の自己紹介が済むと,今の生活について語り出す。「病院へ来て体重計に乗ると自分の不甲斐なさが分かります。昔から塩辛い漬け物が好きで,今もついつい手を出してしまいます。水分も多めに摂っていることは自分でもよく分かっています。家族に注意されると,ついイラッとして言い返してしまいます。最近は買い物に行くのも億劫で,知り合いに出会わないように,わざわざ家から遠いスーパーまで出かけます」その後も,満足のいかない状況を語る。

#2 「今日は体重が4kgも増えていたの……(顔を手で覆う)。自分では何で増えたのかは分かっています。主人に勧められてお酒を飲んで,土日には外食をしてしまった。看護師にもこのままだと身体を悪くすると注意を受けました。うまくコントロールしていた時は,食事を減らす習慣が出来ていたし,のどが渇いても水を口に含むだけにして工夫をしていました。今よりももっと頑張ろうという気持ちも強かったように思います」注意を受けてつらかったことや調子の良かった頃を思い返し,自分の気持ちを見つめ直す。

#3 看護師を通じて,キャンセル。

#4 「もう何十年も生きていたいとは思いません。制限がこれだけあるのなら,生きていても疲れるだけ」と言う。一方で「孫の成長をできるだけ見たい」,「今,自分がしないといけないことは,水分摂取に気を付けることだけだから頑張りたい」と語られる。

前回のキャンセルについて「心理面談は精神的におかしいから受けていると思った。楽になるから良いとも思うけど,周りの目も気になってきます」と話す。今後どうするかについて「次を最後の面談にします」と言う。

#5 「なかなか上手くいかないけれど,少ない量でも満足できるように調理の仕方を工夫しています。透析のない日は,主人と釣りに出かけるようになりました」と表情よく語る。面談は本人と相談し,終結となった。

考察

富野(1999)によると,透析患者は①治療による時間的制約,②自分の生命を機器に委ねなければいけない自己感の喪失,③食生活の制限,④収入の減少,⑤性機能や妊娠への支障など,様々な心理社会的ストレスが関与するといわれている。Gさんは,治療に伴う時間や食生活の制限,夫婦間のやりとりに強い心理的ストレスがあった。長年治療を受けていれば,これまであらゆる指導を医療スタッフから受け,それでもなかなか変えられなかったというもどかしさを味わってきていることも推察された。Gさんは,医療スタッフの一員である臨床心理士と,もどかしさや自罰感を共有したことで少し肩の荷を降ろし,調理の工夫や釣りに出かけられる心のゆとりが生まれたのではないだろうか。心理面談は5回という短い期間であったが,元来,精神的に健康な方であるなら面談の機会を設けること自体,大きな出来事として捉えるものである。心理面談が終了した後も,Gさんの自己管理に多少のムラはあったが,周囲の支えで通院できた。村瀬(1999)は「治療者の視点から見る対象化したアセスメントに加えて,クライエント自身が自分や外界をどのように捉え体験しているか,本人が望んでいる方向に留意する」と述べている。透析患者の持つ自律性を尊重し,支援することが人工透析の心理的ケアにおいては非常に重要であると感じる。

(5) **まとめ**

　人工透析で患者の生命予後は向上したが，治療に費やす時間や摂取制限などの負担は大きい。持続的な自己管理はストレスを伴い，安定した気持ちのバランスを維持することは至難の業になることがある。心理的ケアを行う場合，そうした状況を認め，必要以上に介入や調整は行わず，患者の持つ背景にじっくり耳を傾けることが大切である。

〔藤河周作〕

第3章　外科系

1. 腎移植
2. 乳腺外来・患者会

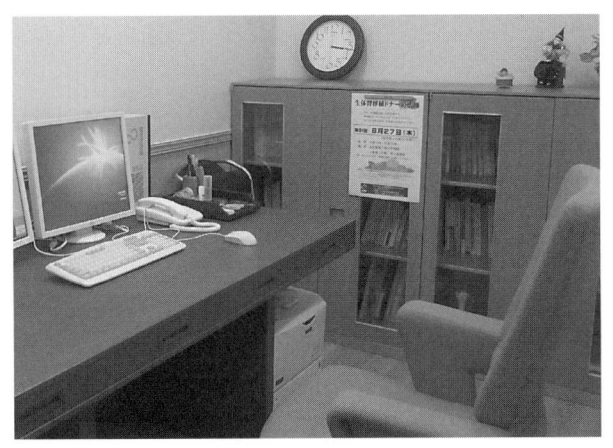

腎移植面談室（名古屋第二赤十字病院）

1. 腎移植

(1) 腎移植とは

　腎移植は，透析療法と並んで末期腎不全に対して行われる腎代替療法のひとつであるが，透析療法に比べ健常者と同等の社会復帰が望める点や，10年生存率が透析療法の約35％に対して約90％と高いなど様々なメリットがある。しかし腎提供者不足のため，透析療法を導入する患者は毎年新たに約3万7000人であるのに対し，腎移植件数は約1500件であり，移植を行えず透析療法を選択せざるをえない末期腎不全患者が大半である。

　そのような中，名古屋第二赤十字病院の移植内分泌外科（以下移植外科）では1976年から腎移植に着手し，現在年間約100件の腎移植を行っている。腎移植は腎提供者の種類によって生体腎移植と献腎移植に分けられるが，死生観等の問題より我が国では全体の約85％（当院では90％）を生体腎移植が占めている。ここで大きな問題となるのが，誰から腎提供を受けるかということになる。腎提供者の適正や意思表示の主体性，術後の健康管理，患者の精神的負担や腎提供者と患者の情緒的結びつきの強化に伴う心理社会的および倫理的問題も少なくなく，これらの問題の予測と予防への配慮は欠かせない。そこで当院では，臨床心理技術者（以下心理士）が移植外科からの依頼を受け，患者と腎提供者に個別の心理面接と心理テストを行い，これらの問題についての見立て・評価を行っている。

(2) 名古屋第二赤十字病院の概要

　名古屋第二赤十字病院は名古屋市の東部に位置し，病床数812床，診療科は26科で，1日の外来患者数は平均2010名を数え，第一種感染症指定医療機関，日本臓器移植ネットワーク関連施設，地域医療支援病院，赤十字国際医療救護拠点病院，地域がん診療連携拠点病院など多種の指定・認定を受けている地域の中核病院である。

　腎移植は移植外科が担当している。3年前より外来スタッフに看護職の移植コーディネーター（以下移植は略す）が加わり，腎移植の術前術後を通して患者と腎提供者の健康管理指導を行っている。初診直後には患者と腎提供者への個別面談で，腎提供者の意志や両者の関係性の確認，移植についての知識や情報整理も行っている。

　心理士は精神科に属し，常勤2名で精神科患者に心理面接や心理テストを行ってきた。腎移植には移植外科の依頼を受け1990年から関わっている。2006年に精神科医師の退職に伴い外来業務が休止したため，現在は入院患者を対象とした腎移植を含む他科依頼のコンサルテーションや緩和医療，職員のメンタルヘルス活動を行っている。精神科には他に非常勤の精神科医師が2名勤務し，入院患者への精神科コンサルテーションを行っている。心理士の業務に対するコスト請求は，心理テストのみである。

(3) 心理士の仕事

　患者と腎提供者への個別の心理面接・心理テストは，腎移植術前（通常1カ月前後）の検査入院期間（約1週間）に行う。場所は外来の心理相談室で，所要時間は約1時間半である。コーディネーターの情報を参照しながら，心理面接では①患者の腎不全に対する受け入れ，②透析歴と自己管

理状況，③患者と腎提供者のこれまでの関係性と患者の病気に対する腎提供者の理解，④腎提供者の決定を含めた腎移植へ至る経緯，⑤腎移植に対する知識・理解，⑥両者を取り巻く家族の考え，⑦これまでの社会適応，⑧精神科既往歴等について詳しく尋ねる。心理テストは抑うつ検査とTEGで，客観的データとして心理面接の補助的資料に利用する。

　心理面接と心理検査の結果を総合的に判断し，腎移植に至る経緯に心理社会的・倫理的さらには精神医学的問題がないか，また今後予測される問題の有無等について心理士としての見解を移植外科医師に報告する。心理士の姿勢や立場が中立的なためか，心理面接の中で「移植の話を聞きに来たつもりがとんとん拍子に進んで実は戸惑っている」といった気持ちや腎提供者と患者間にある未解決な情緒的葛藤が明るみになることもある。この場合は腎移植術の延期もしくは見直しを視野にいれた検討を提案し，病棟カンファレンスやコーディネーターの再面談へと繋いでいる。精神科既往や精神科薬の服用が認められた場合は，精神科医師への診察依頼を提案する。検査入院期間は短期間のため心理士の関与はこの面接1回であるが，腎移植後に心理的ケアが必要な場合は，適宜介入する。

(4) 事例紹介
親子間移植

　Hさん，20代。腎提供者は父50代。Hさんはx－9年慢性糸球体腎炎で治療開始。父は早くから親子間移植を勧めていた。x－5年腎移植を決意するが，父に身体疾患が見つかったため，腹膜透析を導入。前後に身内の死を経験しパニック発作で精神科を受診するが短期間で治癒。その後父の健康も回復したため，x年2月親子間移植のため当院受診。コーディネーターの面談で問題事項はなく，腎移植は6月に予定。4月に腎移植術前検査入院となり，心理士の面接を実施。Hさんは父と良好な関係。パニック発作の再発もなく腹膜透析の自己管理もきちんと行えていた。父も「親が子を思う気持ちに損得はない。不安より期待が大きい」と話すなど気持ちの準備が整っていたため，当科的な問題はないと回答。予定通り6月に腎移植が実施され，経過は順調である。

夫婦間移植

　Iさん，50代。腎提供者は夫50代。Iさんはx－6年腎機能低下で治療開始。食事療法で透析導入を遅らせる努力を続けた。透析では日常の制限が楽にならないと知った夫がx－1年に夫婦間移植を提案。Iさんは夫の負担を考えて，腎移植は夫の定年後と考えたが，夫の勧めで先行的腎移植を決意。x年7月当院受診し，コーディネーターとの面談で問題事項なく，腎移植は10月に予定。しかし腎機能低下から腎移植が1カ月繰り上がり，9月腎移植術前検査入院となり，心理士の面接を実施。Iさんは夫の態度に敏感になっており，夫に対する罪責感から夫の気持ちの再確認を希望。夫の面接によって腎提供への強い意志が確かめられたため，その旨を回答。心理面接から10日後に腎移植が実施され，現在まで夫婦関係を含め経過は順調である。

夫婦間移植

　Jさん，60代。腎提供者は妻50代。Jさんはx－17年血液透析導入し，x－14年当院で親子間移植を受けた。移植後10年目頃から移植腎機能低下し，x－4年血液透析に再導入。その後の体調不

良を心配した妻から移植の提案があり，x年5月当院受診して腎移植はx年11月予定となる。しかしx年6月妻がコーディネーターに，片腎後の健康不安を打ち明けたため，医師も妻の不安に対応。その結果，妻の腎提供の意志が再確認され7月に術前の検査入院となり，心理士の面接を実施。Jさんは妻の不安を察知しており，今一度妻の気持ちを確認したいと話した。また腎移植決定まで早かったと戸惑いを隠しきれない様子であった。妻にも同じ戸惑いと腎移植術後の健康不安が拭い去れていないことが認められた。以上より両者の気持ちや不安への対応が必要と回答した。その後コーディネーターと医師の介入を経て，腎移植まで時間的猶予をもつことになった。

(5) 医療者との関わり

生体腎移植の特殊性から，特に腎提供者の意志や患者との情緒的関係性を腎移植前の段階でしっかりと確認することはとても重要である。現在のようにコーディネーターと心理士が日時を変えて複数回関与できる意義は大きい。今後も互いの立場の違いと専門性を尊重しながら連携を深めていきたい。

(6) 今後の課題

身体的重症度が高い患者には，移植後も医療スタッフや家族の関心が集中する。しかしそうではない腎提供者は，しばしば「取り残され感」を抱いていると言われている。当院では，腎提供者の術後フォローアップも移植外科外来で定期的に行なっているが，身体管理だけでなく心理社会的側面を含めたフォローアップ体制の充実が今後の課題と思われる。

(大槻貴子)

2．乳腺外来・患者会

(1) 乳がん治療とは

乳がんは18人に1人が罹患する疾患であり，がんの中でも大腸がん，肺がん，胃がんに次いで多い疾患である。ほかの臓器疾患と異なり，治療の性質上，寛解と呼ばれるまで5年と長いのが一般的であり，再発や転移性の問題ももっている。臨床病期は0期－Ⅳ期の5段階に分類され，病期により治療法が変わるといわれている。治療は，①癌腫や腋窩リンパ節切除の外科手術，②放射線療法，③薬物療法（ホルモン療法，化学療法，分子標的療法）がある。これらを組み合わせて行う集学的治療をとることが多いことも特徴であり，患者にとっては必然的に治療の負担がかかるという現状である。

がん診療においては，2007年にがん対策基本法が制定され，「地域間格差のない医療を提供すること」「患者の意志を尊重したがん治療法の選択とがん医療提供体制の整備」が掲げられた。従来の「治療的治療→緩和的治療」と一元的であったものが，「治療初期から緩和的治療も含めた観点での治療が求められる」という多元的なものへと変化してきた。

当院においても，2006年に，がん専門看護師および認定看護師，外科医，内科医，精神科医および臨床心理士，薬剤師，医療ソーシャルワーカーからなる「がんサポートチーム」が発足，2007年にがん拠点病院の認定・がん相談センターの発足，2009年には緩和ケア外来が開設された。

(2) 大阪赤十字病院の概要

 大阪赤十字病院は，大阪市のほぼ中心にあり，大阪城からおよそ4kmのところにある。診療圏が西は兵庫県から東は三重県までと幅広いが，中心は隣接する東大阪市および堺市などである。当院は，ベッド数1021床，1日平均外来利用者数2000人強であり，日本医療機能評価機構認定病院，災害拠点病院およびがん診療連携拠点病院の認定を受けている。救命救急センターをはじめ，外科，循環器科，心臓血管外科，呼吸器内科，呼吸器外科，腎臓内科，免疫内科，脳神経外科，神経内科，小児科，精神神経科など26の診療科から成っている。

 外科においては，日本外科学会，日本消化器外科学会および日本乳がん学会認定施設となっており，地域がん診療連携拠点病院として，消化器および乳腺のがんを中心に診療を行っている。腹腔鏡および胸腔鏡をはじめ，化学放射線療法などの治療が行われている。乳腺外科外来では，乳腺外科医3名（非常勤嘱託医を含む），がん化学療法認定看護師1名（ほか看護師2名）が専属で対応する。一方，精神神経科には指定医5名，専攻医2名，臨床心理士2名が所属し，リエゾン診療やせん妄治療にも従事している。乳腺外科への対応は，指定医2名および臨床心理士1名（筆者）が中心となって行っている。

(3) 臨床心理技術者の仕事

乳腺外科との連携

 従来，抑うつや不安を訴え，精神科紹介となるケースは多く，適応障害との診断でカウンセリングが必要と判断されたときには，臨床心理士がかかわっていた。がんと不安・抑うつとの関係は深刻なものであり，がん患者のうつ病の有病率は3-10%，適応障害も含むと15-40%と高い罹患率と報告されている（明智・内富，2008）。抑うつに対しては，患者の50%が正常反応のみで回復するものの，40%弱は傾聴および心理カウンセリングを必要とし，10%強が精神科対応（薬物療法）を必要とするといわれている。

 2010年，治療初期からの精神的サポートを充実させるために，臨床心理士が中心となり，乳腺外科および精神神経科の連携による，初診時からのメンタルチェックおよびケアとして「こころとからだのチェックシート」（自記式アンケート）を作成・導入した。

 チェックリスト導入にあたっては，さまざまに議論された結果，ベック抑うつ質問票などの既存の質問紙尺度を参考に，①睡眠障害，②易疲労感，③食欲低下，④意欲の減退，⑤焦燥感といった，抑うつ症状に関する尺度を採用した。また，患者に負担が少なく，アンケートや問診票に近いイメージで回答できるように項目数を絞り，14項目0-2点の3件法とし，合計28点中14点以上であれば精神的支援が必要な可能性があるとのカットオフポイントを設定した。

 初診時に乳がんと診断された患者を対象に，チェックリストを運用している。得点が高値である患者には，乳腺外来主治医が精神神経科への紹介を行い，診察を通して，経過を見ながら，精神療法，薬物療法，カウンセリングを行う形となる。2010年分では，初発の乳がんと診断された患者119名のうち，14点以上の該当患者は30名であった。その後の精神科受診に同意した患者14名のうち，診断内訳は，不安障害36%，適応障害（急性ストレス反応）28%，うつ病20%，不眠14%であった。

カウンセリング

　カウンセリング初回には喪失感に寄り添うと同時に，術前で不安や緊張が高まる時には，呼吸法や筋弛緩法などのリラクゼーションを導入した。また，外科治療段階に応じて，治療や将来への不安を軽減するために，認知行動療法を行う場合もあった。放射線治療や化学療法の開始といった，治療の区切りに相談を希望する場合もあり，その際には経過報告をし，自らの状態を振り返り，確認することが，安心やその後の意欲の獲得につながっていく様子も見られた。

　面談は基本的には術前術後に設定し，告知や治療の受けとめが可能になり，気分状態が落ち着いてきたときにはフォローを終了とし，困ったことがあればいつでも予約を取るように伝えた。ただし，放射線治療開始などで不安が遷延し，落ち着くまでのフォローを行うこともあった。

　また，若年層の患者は，将来設計や職場復帰など，生活が大きく変わる面での不安や負担が大きく，抑うつの強さは改善しても不安はとどまり，問題の深刻さは大きいという特徴が見られた。

(4) 患者会について

　当院では，希望者を対象に月1回1時間半，乳がん患者同士の交流会を開催している。外科外来および病棟のほか，院内電子掲示板や病院ホームページで告知を行い，参加者募集を行っている。運営は患者中心で行われている。対象は当院乳腺外科にて治療中の方であれば，誰でも1回ごとに参加ができ，家族の同伴も可能である。交流会は，勉強会を中心としたプログラムとなっており，講師を院内外から招いている。院内からの講師だけでも，乳腺外科医および緩和ケア外来医，放射線科医，形成外科医，薬剤師，がん専門看護師，精神科医および臨床心理士，医療ソーシャルワーカー，管理栄養士など多岐に渡る。

　テーマの設定も患者会会員の希望をもとに毎年企画されており，ニーズの高いテーマは，①がん治療そのものや再発について，②リンパ浮腫などの副作用やホルモン抑制剤について，③再建手術について，④治療に伴うストレスや生活のストレスとの付き合い方，などである。日々発展する新しいがん治療について知る機会が，患者の心の支えとなっている。

　また，年数回は茶話会の時間を設け，自由に意見交換ができる場を設けている。日ごろ抱えている悩みなどが同じ経験をした仲間であるからこそ，安心して話される場となっている。

(5) 今後の課題

　チェックリストは，リエゾン診療体制の強化，乳がん治療早期からの全人的ケアの提供という点で，効果を発している。抑うつや不安などのつらい精神症状を見逃すことなく，的確にサポートすることで，うつ病にまで悪化することを予防，緩和することができている。カットオフポイントについては，運用する中で再検討する必要があるが，現在のところ，妥当なスクリーニング機能を果たしていると思われる。

　乳がん患者のQOLに関する意識や研究は広がっているものの，依然，精神科への抵抗感があり，サポートから抜け落ちてしまう患者には，がん相談センターや自費カウンセリングといったかかわりやすい窓口を通して対応し，つなげていくことが必要であろう。実際に外科外来から，サポートの必要な患者の情報があがることは多い。また，身体科と精神科との協働という枠組みを中心に，他の枠組みの整備も含めたメンタルサポートの形を作っていくことが理想である。

　　　　　　　　　　　　　　　　　　　　　　　　　　　　　　　　　　　　　（髙瀬みき）

第4章　脳神経外科・神経内科

1. 脳外傷後の高次脳機能障害
2. 神経変性疾患に対する神経心理学的検査

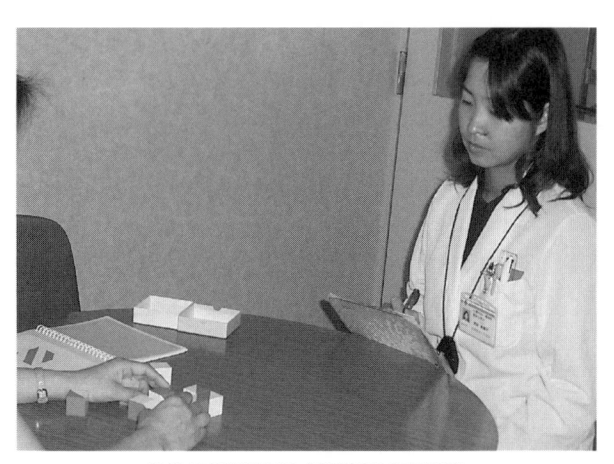

神経心理学的検査（武蔵野赤十字病院）

1. 脳外傷後の高次脳機能障害

(1) 脳外傷後の高次脳機能障害とは

　高次脳機能障害とは，脳外傷や脳血管障害など，けがや病気などによる脳神経の損傷を基盤とする心理・行動上の障害であり，欧米では神経心理学的障害（neuropsychological impairment），神経行動障害（neurobehavioural disability）に該当する（Wood, 2001）。交通事故，転落，スポーツ中の事故を契機として生じる脳外傷後の高次脳機能障害では，記憶障害，注意障害，遂行機能障害，および社会的行動障害（依存・退行，感情コントロール低下，対人技能稚拙，固執性，意欲の低下など）が生じ，その後の就労や社会生活に支障が生じる。失語，失行，失認，半側空間無視などの巣症状を呈する局在性障害は従来の医療や福祉的支援の対象に含まれるが，脳外傷後に多く認められる脳の広範な損傷に起因する高次脳機能障害は，支援対象から外れてしまうという問題を受けて，厚生労働省は2001年（平成13年度）から「高次脳機能障害者支援モデル事業」を開始した。このモデル事業によって，「行政的」な高次脳機能障害が定義され，これらに該当する者が，精神障害者の枠組みで支援が受給できるように整備された。これらは，国際疾病分類第10版（ICD-10, 1992）の診断コードでは，記憶障害が主体の場合にはF04，記憶障害や社会的行動障害が主体でない場合にはF06，社会行動障害が主体の場合にはF07が該当する（中島，2006）。

(2) 武蔵野赤十字病院の概要

　当院は，東京都の北多摩南部医療圏に属する武蔵野市に位置し，救急救命センターを含む29の診療科を有する三次救急を担う地域の基幹病院である（稼働病床数611床，病床利用率93.0%，平均在院日数11.9日；平成23年度実績）。脳外傷症例では，受傷直後（急性期）に，救命救急センターに搬送され，身体状況に応じて身体各科が関与しながら，治療が行なわれる。また，他院での初期治療の後に，より高度で専門的な診断や治療を目的として，当院を紹介される場合，あるいは，急性期以降においても，障害年金や補償の問題と絡んで，診断を目的として，受診に至る場合もある。

(3) 臨床心理技術者の仕事

　当院では，2000年以前から，当該疾患においてCTやMRIなどの画像上で問題が認められなくとも，日常生活において認知機能障害やイライラ，落ち込み，不安などの精神症状を伴う症例が多くみられることから，脳外傷後の症例に対しては脳神経外科と精神科とが協同して経過観察を行ない，リハビリテーションや福祉的援助など適切な社会的支援へとつなぐための支援を行なっている。具体的には，脳神経外科において脳外傷の診断がなされた後に精神科にコンサルテーションが依頼され，ほぼ全症例に対して，精神科医師による精神症状の評価と臨床心理士による認知機能の評価が，可能な限り受傷早期，および定期的に実施されている。神経心理学的検査によって測定される認知機能障害が，必ずしも日常生活で生じる生活障害とつながらない場合がある一方で，検査結果に問題が認められなくとも，生活場面において，認知機能障害や社会的行動障害が認められる場合が多々ある。さらに，脳外傷後には，しばしば，「障害の自己認識の低下」が認められ，当事者に生活場面における困りごとや支障をたずねても「問題ない」と回答するが，家族から話をきくと，外傷の契機となる出来事以前にはなかった行動や感情の変化が明らかとなることがある。したがっ

て，精神科における評価では，できる限り，当事者の普段の生活を知る家族等の第三者の同伴を依頼している。

　また，経過において，抑うつや不安などの精神症状を呈している場合には，精神科的治療が導入されるが，その一環として臨床心理士による心理相談が導入される場合もある。心理相談では，認知機能障害を持つ当事者が生活場面で直面している困難に対して，適切に対処していけるよう援助を行なう。具体的な症例については，拙著（池田・仲谷，2012；山野他，2010）を参照されたい。

(4) 脳外傷後の高次脳機能評価の実際

　当院で実施している神経心理学的検査バッテリー（表Ⅰ-4）は，脳外科と精神科とで検討を重ね，選定されたものである。全検査の実施には，平均3時間を要するため，通常は，被験者の疲労を考慮して2回に分けて実施をしている。

　当院における神経心理学的検査データの蓄積から，脳外傷後の認知機能の推移については，年単位で回復が生じるが，遂行機能障害は外傷の重症度にかかわらず維持される傾向があり，当事者の予後にとって，生活上の大きな問題となりうることが報告されている（富田他，2009）。

表Ⅰ-4　神経心理学的検査バッテリー

認知機能
全体的知能／WAIS-Ⅲ
言語性IQ，動作性IQ，全検査IQ
群指数：言語理解，知覚統合，作動記憶，処理速度
見当識
情報と見当識／WMS-R
注意と処理速度
数の順唱・逆唱／WAIS-Ⅲ
符号／WAIS-Ⅲ
Trail Making Test PartA
記憶と学習／WMS-R
言語性記憶指標【論理的記憶Ⅰ・言語性対連合Ⅰ】
論理的記憶Ⅰ（言語性・即時再生）
論理的記憶Ⅱ（言語性・遅延再生）
視覚性再生Ⅰ（視覚性・即時再生）
視覚性再生Ⅱ（視覚性・遅延再生）
視覚的認知，視空間認知，視覚的構成
積木模様／WAIS-Ⅲ
言語流暢性，発想力
動物名想起テスト
社会的認知
Theory of Mind (ToM) テスト
遂行機能
類似／WAIS-Ⅲ（概念形成）
Trail Making Test PartB
慶応版 Wisconsin Card Sorting Test（概念形成，課題の保持と転換）

WAIS-Ⅲ = Japanese version of Wechsler Adult Intelligence Scale-Third edition
WMS-R = Japanese version of Wechsler Memory Scale Revised
　注）本検査バッテリーは16歳以上の者を対象としている。16歳未満の者には，別の検査バッテリーを使用している。

(5) 他科や地域との連携

　当院では，平成16年より，脳神経外科の呼びかけによって，神経内科，リハビリテーション科，地域連携科，そして精神科の医師，コメディカル（理学療法士，作業療法士，言語聴覚士，社会福祉士等）が一堂に会して，2カ月に1度の頻度で，定期的に「神経疾患カンファレンス」を開催し，症例を通じて，診断とその後の治療や支援について共有する機会を重ねてきた。その後，平成20年，当院の脳神経外科部長・富田博樹氏（後に，院長）が代表世話人となり，多摩医療圏の医療機関，福祉施設，そして東京都行政をつなぐ「多摩地域高次脳機能障害研究会（支援ネットワーク）」が結成された。当院の神経疾患に関わる各科は，世話人や事務局を担っているが，当会では，「高次脳機能障害の講演会」を年に2回の頻度で開催し，啓蒙活動を継続している。講演会は，当事者とその家族を含む，高次脳機能障害に関わる医療，福祉，行政職員全てを対象としている。

(6) 今後の課題

　脳外傷後の高次脳機能障害は，社会的に認知されるようになったが，診断や検査の結果，明らかになった障害を，生活場面における支援につなげるための課題は，まだ残されている。支援制度の発展に伴い，精神保健福祉支援センターにおいても，社会復帰を目指す若年者を対象とした先駆的なデイケアプログラムも見られるようになった。しかしながら，そうした支援が提供できる場は，いまだ十分とは言い難い。一方，日常臨床の場面では，診断がなされたとしても，支援制度の活用に至らない場合もある。これらに関わる要因のひとつである当事者や家族の障害受容の過程を含め，心理社会的支援のニーズは高いと思われる。したがって，急性期の時点から，長期にわたる回復の過程で生じる問題に対して，当事者と家族が適切に対処できるような支援を提供していくことが，我々の課題である。

（池田美樹）

2．神経変性疾患に対する神経心理学的検査

(1) 変性疾患とは

　神経変性疾患とは，血管障害や感染，中毒などの誘因が明らかでないにも関わらず，特定の神経細胞が徐々に壊れていく疾患群を指す（岡庭，2011）。緩徐に進行し，根治が困難な疾患も多く，筋運動や，遂行機能，情緒等，さまざまな脳機能が徐々に障害されていく。変性の起こる脳部位によって，パーキンソン病，進行性核上性麻痺，ハンチントン病，筋萎縮性側索硬化症（ALS），変性性認知症等さまざまな病態がある。

　また，認知症とは一般的に，いったん正常に発達した記憶，学習，判断，計画といった脳の知的機能が，後天的な脳の器質的な障害によって持続的に低下し，日常・社会生活に支障を来す状態をいう（田川，2004）。認知症は，高齢者になると頻繁に出現し，現在の日本では65歳以上の6-7％に何らかの原因による認知症が認められ，平成33年には9.3％（305万人）に達すると予測されている。

　認知症の原因による分類と，各々の主症状は，表Ⅰ-5のようにまとめられる。このように，認知症と一口に言っても原因や症状はさまざまで，生活環境や病前の性格，生活史等によっても現れ方が異なる（忠井，2008）。また，認知症を含む神経変性疾患では，原因となる外傷がなく，画像所見のみでは実際の障害の現れ方と一致しないこともあるし，他の原因から起こる正常な反応との区

第4章　脳神経外科・神経内科

表 I-5　認知症の原因による分類と主症状

変性性認知症：脳実質の変性によって起こる
1)　アルツハイマー型……記憶障害，見当識障害，物盗られ妄想
2)　レビー小体型……幻視・妄想，パーキンソニズム，視空間認知障害
3)　前頭側頭型……人格変化，自発性低下，常同行動
脳血管性認知症：脳血管の障害によって起こる
他の神経変性疾患の進行に伴って生じる認知症
基礎疾患を治療することで，「治癒可能な」認知症（代謝性疾患，うつ病等）

別がつきにくいことも特徴である（原，2005）。したがって，神経内科では，問診や臨床症状，脳画像検査，理学所見，神経心理学的検査等，幅広い評価法を用いて，「何が起きているか」を明らかにしていくことが必要である。それによって，治療可能な部分を見定めたり，治癒は困難でも改善の可能性を高めることができる。当院でも，より詳しいアセスメントのため，神経内科と精神神経科が連携して神経心理学的検査を実施している。

(2)　神経内科との連携体制

　当院神経内科は，大阪市および奈良県域のセンター病院として，脳，脊椎，末梢神経，筋肉に関連する神経難病全般を対象とし，外来，入院両面での診療を行っている。

　神経心理学的検査実施の具体的な手続きとしては，神経内科主治医が神経心理学的検査を必要と判断した場合，まず，精神神経科を受診するよう院内紹介を行う（予約制）。そして，精神神経科医師の診察により，精神症状の有無や程度，精神科的疾患の鑑別を行った後，精神神経科医師から臨床心理士に対し検査依頼が出される。

　検査依頼を受けた臨床心理士は，外来の患者であればその場で直接面会し，入院中の患者であれば病棟スタッフへ連絡を取り，検査日を決める。付き添い者の都合やADLの他，福祉制度を申請する予定があるかや転院先を検討しているかなどを把握し，患者にとって良いタイミングや，場所（ベッドサイド等）を設定できるようにしている。

　検査の種類は，神経内科主治医から指定のある場合もあるが，そうでない場合には，検査目的や鑑別に挙がる病名等を参考に，臨床心理士が選択して実施している（表 I-6）。そして，予約日に検査を実施した後，結果所見を作成し神経内科主治医，精神神経科医師に報告する。検査所見は，リハビリテーションスタッフ等，関わる他職種にとってもわかりやすいように留意し記述している。

(3)　臨床心理士の役割

　神経心理学的検査の目的は，①ある脳機能を，作業成績という視点から評価し，変性疾患や認知症の有無・程度を知ること，②治療や時間経過による改善や進行状態を客観的に評価すること，の二つに分けられる。①では，全般的な知的機能，記憶，失語，視空間認知，前頭葉機能等の検査を組み合わせ，どこにどのような障害が生じているかについて評価する。例えば，パーキンソニズム（手足の振戦，筋固縮等）は，パーキンソン病以外にも，大脳基底核の変性を伴う他の疾患や，レビー小体型をはじめとする認知症でも同様に生じ，鑑別が必要となることがある。神経心理学的検査では，それぞれで起こりうる症状について，大脳皮質系（構成失行等）の障害があるかや，記憶障害があるか，全般的な認知機能低下の重症度がどのくらいか等をアセスメントし，診断の資料とす

表 I-6 代表的な神経心理学的検査

検査のカテゴリー	検査名
全般的知能	WAIS-Ⅲ／WAIS-R 簡易版／MMSE（Mini Mental State Examination）／長谷川式簡易知能評価スケール／レーブン色彩マトリックス検査／COGNISTAT
前頭葉機能	FAB（Frontal Assessment Battery）／TMT（Trail Making Test A, B）／BADS（遂行機能障害症候群の行動評価）／ウィスコンシンカード分類課題／言語流暢性テスト／仮名拾いテスト
視空間認知	Rey 複雑図形課題／BIT（行動性無視検査）／BGT（Bender Gestalt Test）
記憶	リバーミード行動記憶検査／WMS-R／ベントン視覚記銘検査／三宅式対語学習検査
失語	SLTA（標準失語症検査）
認知症症状	ADAS-cog（Alzheimer's Disease Assessment Scale）
認知症（他者評価）	CDR（Clinical dementia Rating）／NPI（Neuropsychiatric Inventory）
ADL	N-ADL（N 式老年者用日常生活動作能力評価尺度）

る。また，認知機能低下や性格変化の原因検索として，うつ状態や前頭葉機能障害の有無を把握したり，脳炎や代謝性疾患の可能性を下位検査のばらつきや低下の程度から検討したりする。

②では，当科では特にアルツハイマー型認知症について，診断の初期から定期的に ADAS, MMSE, CDR を実施し，治療の効果評価や進行度の把握に用いている。また，それ以外の疾患においても繰り返し検査を行うことがある。

その他，変性疾患ではないが，脳炎や脳症によって情緒や行動の異常を経験したり，認知機能障害を生じていた場合，患者や家族は退院に不安を感じることも多い。そうしたケースでは，退院前に回復度の評価を行い，退院後の社会生活の参考となるようにしている。

検査の際の留意点としては，特に，神経症状としてのさまざまな機能障害に配慮することが必要である。神経心理学的検査には，痛みや震え等の身体状態や，イライラや不安等の精神的な状態が影響するが，神経変性疾患ではその性質上，手指の運動や感情コントロールの障害が前提となる場合が大半であり，高齢の患者も多い。臨床心理士に求められる役割は，こうした症状で残された機能が見過ごされてしまわないよう，認知機能低下における抑うつなど心理的要因の影響を把握し，かつその状態を踏まえて検査を組み合わせるなど，心理的・行動的問題理解の専門家として，柔軟な姿勢で評価を行うことである。検査中の注意力やコミュニケーション，自発性，病識，新奇場面での対応等をよく観察すること，家族の話をうかがうことも忘れてはならない。特に高齢者の認知症では，介護者の存在が必須となるし，検査中にみえない症状が日常場面で生じていることも多く，生活背景や身近な家族からみた様子を少しでも把握しておくようにしている。必要に応じて，CDR 等の他者評価スケールを用いて客観的な指標とする場合もある。

こうして，検査の出来のみに囚われず，総合的に所見を作成することが必要である。担当医師や病棟スタッフと情報を共有し，他の検査結果も踏まえ，患者の疾患や状態について把握してから検査実施や結果理解に臨めるように心掛けている。

(4) 事例紹介

K さん，70代，男性。数年前より徐々に上下肢の筋力が低下，歩行困難となった。神経内科にて筋萎縮性側索硬化症（ALS）と診断されたが，病前から易怒性の高さや脱抑制（行動をコントロールできないこと）が見られ，脳血流 SPECT（単一光子放射断層撮影）で右前側頭葉と左側頭葉に血流

低下を認めた。そのため前頭側頭型認知症の合併が疑われ，前頭葉徴候の程度や，ALSの治療方針等についての患者の理解を把握して診療を進めることが必要であった。そこで検査入院に際し，神経心理学的評価の依頼となった。

実施検査と結果

前医にて実施されたMMSEは30点中23点，FABは18点中12点で，軽度前頭葉機能低下が認められた（誤答の下位項目は不明）。

検査時，前傾姿勢の保持や描画のような上肢の運動には負担や焦燥を伴うことがうかがわれたため，動作を要さず誤答のプレッシャーを生じにくい検査を含めてバッテリーを設定した。実施したのは前頭葉機能検査であるBADS，全般的知能を測るレーブン色彩マトリックス検査，認知症症状を見るADAS-cogであった。検査の結果，記銘力は健常者との境界域であった。単純な視空間認知では低下は目立たず，観念運動も問題ない一方，複雑な空間処理や，前頭葉機能における規則の切り替えや概念的思考，推論といった点で苦手さが認められた。

考察

種々の検査結果を総合し，前頭側頭型認知症を伴うALSと診断された。認知症を合併する病態を詳細に把握することにより，進行性の病気に関する本人の意思決定や家族のサポートについて，ニーズに即した支援や環境調整を行うことが可能であった。

(5) おわりに

神経変性疾患は進行性で，対症療法が主となることも多い領域である。しかし近年，薬物療法を含む治療法の発展に伴い，よりよい症状コントロールを目指す上での早期診断・治療の重要性は高まっている。神経心理学的検査を通して，患者の心理社会的・行動的な理解ができるよう，臨床心理士は，各脳領域の機能や，特徴的な症状，各検査で測られる内容について，知識を深めていく必要があるだろう。

（伊藤有里）

第5章　周産期（産科・新生児科）・婦人科

1. 妊娠中のケア
2. NICU における心理臨床
3. 子ども虐待防止・DV 対応
4. セックス・カウンセリング

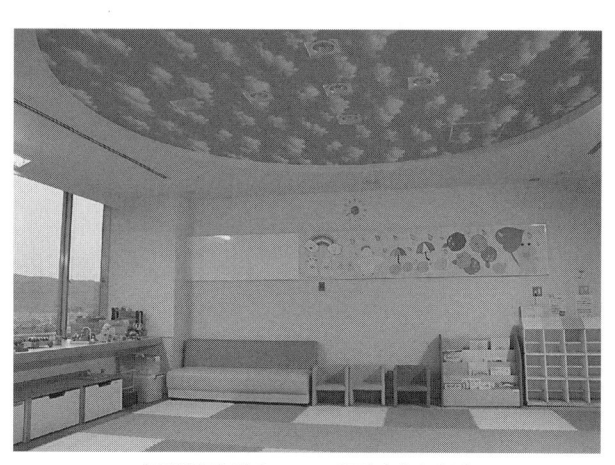

小児科病棟デイルーム（姫路赤十字病院）

1. 妊娠中のケア

(1) 周産期の心理的支援

周産期とは，厚生労働省やICD-10によると，妊娠22週から出生後7日未満と定義されている。妊娠，出産，子育ては，女性にとってこれまでの人生が凝縮して影響することである。例えば，両親との関係，社会資源を利用する力，出産後は共感力や包容力，仲間作りの力が浮き彫りになる。多くの女性は迷ったり悩んだりしながらも，家族や友人に支えられ，子どもとともに母親として成長することを楽しみ，喜んでいる（山下，2007）。しかし，母親になる過程で著しく不安定になったり，思わぬ壁にぶつかることがあり，その時に臨床心理技術者が医療チームの一員として支援することがある。

出産に伴う精神障害としては，1960年代から産後うつ病に関する研究が盛んとなり，妊娠中の精神障害は養育期よりも少ないとされてきた。しかし，近年は，妊娠中も精神障害の発生が少なくないことや，出産後の母体死因（妊娠終了後満42日以後1年未満）における精神医学的要因（産褥精神病や重症うつ病による自殺など）の割合の高さから，周産期におけるこころのケアや精神疾患の予防への関心は高まっている（岡野，2009）。周産期の精神疾患は，以下のとおり大きく3つに分類できる。

マタニティブルー

発症頻度は10-30％とも50-70％ともいわれ，妊娠初期や産後1週間（多くは3-4日）以内に生じやすく，数日間持続する。感情性（泣く，不安になる，イライラする，眠れない，気分が変わりやすいなど）が特徴で，ほとんどが自然軽快する。

産後うつ病

発症頻度は10-30％でそのうち半数は軽度である。産後1-2週から半年の間に発症し，症状は2週間以上持続するが，精神科医療機関で適切に薬物治療を行うことでほとんど改善する。症状は，不眠，食欲不振，涙もろい，自己評価の低下，意欲関心の低下，集中困難，罪悪感や不安感，焦燥感などがある。また，精神症状ではなく，頭痛，動悸，倦怠感などの身体不調や，子どもへの過剰な心配（体重が増えない，母乳が足りていないなど）として現れる場合もある。スクリーニング検査としては，エジンバラ出産後うつ病評価尺度（EPDS）などがある。母親がうつ病になった場合，子どもへの愛着が形成しにくくなることや，子どもの発達不良や多動傾向のリスクが高くなることが報告されており，早期発見，早期治療が重要である。うつ病に陥った母親は「普通に育児ができない」「薬を飲むと母乳をあげられなくなる」と自責感に苛まれやすいため，母親や家族に対して，現在できている育児を肯定的に伝えるとともに，産後うつ病と早期治療の大切さに関する情報提供などの心理教育を含めた心理的支援を行い，スムーズに精神科医療につなげることが重要である。

産褥精神病

発症頻度は0.1％で，産後3日から3週間以内に発症しやすい。症状は極度の混乱，妄想，幻覚，活動性の亢進，早口や支離滅裂な会話などである。現実検討能力が顕著に損なわれるため，自覚の

有無に関わらず赤ちゃんに危害を加えたり，自殺や母子心中に及ぶ危険があり，精神科医療機関による薬物治療や入院など治療的な危機介入が必要である。

(2) 切迫流早産の心理的支援

厚生労働省によると，1980年から2007年の間，出生総数は減少しているのに対して，早産が出生全体に占める割合は増加している。切迫流産は妊娠22週未満で，切迫早産は妊娠22週以降37週未満で，分娩にいたる可能性の高い状態になってしまうことである。症状は下腹部痛，出血，規則的な子宮収縮，子宮口の開大，子宮頸管長の短縮，頸管の展退などが認められる。原因としては，子宮内の感染症や頸管無力症，原因不明のものまで多岐にわたる。切迫流早産治療においては，安静により子宮収縮が減少するという考えから，ベッド上での安静を指示することが一般的である。また，子宮収縮抑制剤を定期的に内服したり，24時間持続で点滴投与するなどの薬物治療が併用されることが多い。薬物療法の副作用として，動悸，発熱，だるさ，発汗などが出現する。

切迫流早産入院は，症状によって安静の程度が異なるが，長期間になると相当の苦痛を伴う。患者は突然の入院による生活環境の変化や，安静のためにシャワーを浴びることができず身体を拭いてもらったり，トイレへの移動が制限されてポータブルトイレでの排泄になるなど，人間の基本的な欲求が制限されることがある。また，「終わり（退院）は必ず来る」「入院を継続できることは嬉しいこと」と頭では分かっているにも関わらず，「家に帰りたい」「赤ちゃんがいなければ（自由になれるのに）」という苦痛が繰り返し沸き起こる場合がある。更に，安静にしていても抑制しきれないお腹の張りや痛みによって自己効力感が低下しやすい。そのため，ご主人の面会や家族のサポートは，患者にとって必要不可欠である。また，環境調整のひとつとして，切迫流早産の入院患者を同室にすることで，同じストレスや思いを分かち合う仲間として，支えあって入院を乗り越える例もある。多くの患者は，赤ちゃんが無事に元気に生まれてくれることを願っている。臨床心理技術者は，その願いをはじめ，相反する葛藤や，家にいるご主人やお子さんへの思い，自身の幼少期の思い出，頑張ってきた仕事，ベッド上での時間の過ごし方の工夫など自由な語りを保証する。その過程が，患者の自己効力感や自尊心の回復，および，自律感への気づきを支援し，心の安定につながる。

(3) 事例紹介

Lさん

Lさんは第一子妊娠が判明した後，不眠とイライラ感が出現した。定期健診で「産みたくなくて夫に当たってしまう」と語ったことから，主治医が筆者を紹介し，カウンセリングとなった。Lさんは，人工妊娠中絶のことばかり考えたり，流産の可能性がある行為を意図的にとっていると話した。Lさんの妊娠への抵抗感や嫌悪感を否定せず聴いた後，その思いがどこから来るのか訊ねてみたところ，幼少期の被虐待経験や当時の辛かった思いを涙ながらに語られた。傾聴し，今日まで歩んでこられたこと，ご主人との関係が良好であることを支持した。また，心理検査を行って，現在のLさんを客観的に見直す機会をもった。カウンセリングを通して，Lさんは両親に生まれて初めて反抗するようになった。そして，自分を虐待した両親への「殺したいくらい」の怒りが，お腹の子どもに向かっていて，その結果，人工妊娠中絶したいという思いにつながっているのだと自己理

解を深めていった。「虐待されていた過去と，愛している主人と子どもという今を分けて考えられるようになって，スッキリした」と穏やかな笑顔で話され，カウンセリングは終結した。その後，無事出産し，愛情豊かに育児を楽しんでおられる。Lさんはカウンセリングを通して，虐待にまつわる怒りや悲しみを吐き出し，変えられない過去と，現在を整理し，これから新しい家族で作る未来を創造した結果，妊娠継続という意思を決定できたと思われる。

Mさん

出産後，不眠がちで，産後3日目に，助産師に激しく怒る，突然大声で叫ぶなどの興奮が出現したため，介入依頼があった。カウンセリングで，会話はまとまりに欠け，「赤ちゃんの首がない」など非現実的体験が語られた。そして，産後の不眠や疼痛にくわえて，沐浴，授乳など慣れない育児がストレスだと語り，「どうしたらいいのか分からない」と混乱をきたしていた。病識はなく，短い会話しか理解できないことから，Mさんの了承を得てご主人や実母と面談を行った。出産のお慶びとともに，Mさんの精神状態のアセスメントを伝えたところ，退院と同時に精神科医療機関を受診することになった。精神科医療機関で3カ月の入院を経て，退院後は外来通院と薬物治療を続けながら，ご主人や実父母のサポートのもと，少しずつ育児に取り組んでいる。

(4) 周産期医療と子どもの虐待予防

周産期医療と子どもの虐待予防の密接な関係は，これまで多く研究されている。厚生労働省によると，心中以外の虐待で死亡した子どものうち0歳児が占める割合は45％と最も多い（2012年）。D市における1歳半児の母親を対象とした縦断的意識調査によると，虐待傾向があると思われる不適切な養育態度に最も影響しているのは，母親自身の母親役割を否定する意識で，次いで母親へのサポートのあり方だった（高芝，2012）。また，母親が「サポートが少ない」と感じている場合，家庭の経済状態や子どもの発育状態を否定的に捉えやすいことが分かった。子どもの虐待予防の観点からも，周産期から，母親の役割意識のあり方や認知特性に着目した支援が実に重要と考えられる。

(5) まとめ

新しい命がうまれることは当たり前ではなく，たくさんの奇跡の積み重ねで，さまざまな問題も起こりうる。上述した以外にも，例えば，母親の基礎疾患合併妊娠，妊娠合併症，赤ちゃんの遺伝子異常や障害，無脳症など出生後の生命維持が困難な場合の人工妊娠中絶，死産などがある。その過程で生じた葛藤や不可逆的事態に対して，赤ちゃんとどのように出会い，関係を築き，時にはどう別れを受け入れるかはひとりひとり異なる。後から振り返って，温かい出産体験となるよう，また，後悔の少ない意思決定ができるよう，医師，助産師とともに，母親と新しい命，そして家族を支える一翼を担えたら，と願う。

（高芝朋子）

2．NICUにおける心理臨床

(1) NICUにおける心理臨床とは

NICU（新生児集中治療室）とは，小さく生まれたり，生まれながらに病気をもった赤ちゃんたち

第5章 周産期（産科・新生児科）・婦人科

が出生直後から入院し，集中治療を受ける場である。新生児医療にたずさわるスタッフは，その赤ちゃん自身がもつ生命力を精いっぱい援助するため，最新の医療技術を駆使し，治療にあたっている。その中で予期せぬ出来事を迎え，親も子も身体的にも心理的にも大きく揺さぶられる。子どもの身体的ケアのために出生直後から親子は引き離され，長ければ数カ月にわたる入院を余儀なくされる。自然な親子としての出会いやゆっくり安心してふれあうことが難しい期間として最初の数カ月間を過ごすこととなる。

NICUは治療の場であると同時に親子が育つ場としても機能していく必要があるという認識が定着し，入院中からのこころのケアに目がむけられている。2010年の厚生労働省の周産期医療体制整備指針において臨床心理士等の臨床心理技術者の配置が明記され，二十数年前に数名の臨床心理士ではじまったNICUにおける活動は以後急速に増え（丹羽，2012），2012年現在では日本全国のNICUにかかわる臨床心理士は100名を超えている。

実際にはNICUという場で赤ちゃんと面会している母親（父親）に声をかけ，面会しているそのかたわらで赤ちゃんの様子をみながら話を聴いていくことが主な活動となる。必要に応じて別室での面接に誘い，話を聴くこともあるが，多くの場合NICUのなかをうろうろし，入院している赤ちゃんやその家族に声をかけている。NICUの臨床では赤ちゃんと，赤ちゃんと共にいる親が対象であり，赤ちゃんが入院になるという予期せぬ出来事に遭遇した両親が目の前の赤ちゃんと出会い，関係を築いていくプロセスに寄り添い，支えていくことが第一の目的である。

(2) 当施設の概要と特徴

筆者の勤務する名古屋第一赤十字病院は，名古屋駅に近接した都心の852床の総合病院である。がん拠点病院，地域中核災害医療センター，救命・救急センターなど様々な機能をもち高度医療を行っている。また愛知県の総合周産期母子医療センターに指定され，極低出生体重児（1500g未満の出生児）や重症度の高い疾患をもつ赤ちゃんが多数入院している（表Ⅰ－7）。

筆者は，平成13年に入職後数カ月後に新生児科の部長よりNICU退院後のフォローアップの関与を求められ，発達検査を通じて母子の支援にかかわり始めた。筆者はその当時精神科所属であったが，小児科からの単発の依頼としてではなくNICU退院後フォローアップの一環として小児科との連携の中で発達検査を行えるよう体制を整えた。検査のみならず，育児支援や母子の関係性に目を向けてかかわっていると，検査の際に母たちはNICU入院中のときの思いを語り，涙ながらに当時医師から言われた言葉やこれからの成長発達への不安を語られることが多くあり，NICU入院中からのケアの必要性を強く感じた。そして新生児科に申し出たところ快く迎えてくださり，NICUという場そのものに入っての活動をはじめた。その後院内の体制の変化もあり，平成20年よ

表Ⅰ－7　名古屋第一赤十字病院　総合周産総母子医療センターの概要（2012年）

病棟	スタッフ	病床数（床）
産科	産科医師、助産師	44
MFICU（母体胎児集中治療室）		9
NICU（新生児集中治療室）	新生児科医、臨床遺伝専門医、助産師・看護師（新生児集中ケア認定看護師含む）、保育士、臨床心理士	15
GCU（新生児回復室）		35

り小児科所属として NICU, 小児科外来, 小児病棟と一貫して心理臨床活動を行うことが可能となり, NICU にもほぼ毎日いて, カンファレンスへも参加し, スタッフとも直接顔を合わせてコミュニケーションをとっている。

(3) NICU における臨床心理士の役割

NICU 入院中のすべての人が対象である

　NICU での臨床心理士は, 他の領域と異なり, 医療スタッフから依頼があって「問題のある」家族のみにかかわるのではなく, 依頼がなくても NICU という場の中にいてどの家族にもかかわるよう心がけている。母親は満足に産んであげられなかった罪責感, 出産をめぐる傷つき, わが子に「なにもしてあげられない」と無力感を感じ, 不安が強く, 抑うつ的な状態になることが多い。父親も父親としてしっかりしなければと重責にたえ, 過大な父親役割を求められる戸惑い, やはり「なにもしてやれない」思いをもつことが多くみられる。この思いは赤ちゃんの重症度とは関係なく, どの家族も支援を必要としているという認識をもち, 予防的な視点からも心理的支援が NICU 全体に必要と考えている。

赤ちゃんに会うことからはじめる

　家族だけにかかわるのではなく, 入院中の赤ちゃんに会うことから始める。保育器やコットのなかの赤ちゃんの表情や身体の動きなどのわずかな手がかりから伝わってくるものを受け止め, 赤ちゃんと会った家族がどう感じるだろうかと思いをはせてみる。そして家族のそばでもらされる言葉や言葉にならない非言語的なメッセージをも受け止め, 寄り添っていく。周産期という母子を切り離して考えることができないこの時期には, 赤ちゃんと会うことなく外側からやってきて, NICU の外の面接室で会うだけでは, 不十分である。また NICU に入室することができない, 祖父母や兄弟にも目を向け, こころのケアを心がけている。

医療スタッフとの協働

　また医師から赤ちゃんの状態について重大な説明が行われる場合に同席し, 続いて心理面接を行うことも大事な役割である。まず家族が医師からの説明の内容をどのように聞き, どのように理解しているかを尋ね, 医学的な説明を行ったり, 対応方法を提示するのではなく, 「どう感じているのか」を大切にし, 揺れるままの思いをそのまま聴く。混乱する家族の思いをただひたすら聴くことによって内面をみつめられるよう支援していくことも大きな意味をもつと考えている。

　また NICU は医師や看護師にとっても生と死が近接している過酷な現場であり, さまざまな感情が刺激される。悲しいことに NICU 内で赤ちゃんを看取る場合もあり, 医療チーム全体でかかわる必要がある。赤ちゃんが亡くなっていくときに, 赤ちゃんと家族を支えるとともにその場面を支えるスタッフのメンタルヘルスへの配慮も行っている。

(4) 事例紹介

　NICU での臨床心理士のかかわりを事例で提示し, 家族とどうかかわり, 医療スタッフと共に心理的援助を行っているかをお伝えしたい。

Nさんは切迫早産にて産科病棟に入院し，3日後の在胎26週に700g台にて赤ちゃんを出産された。赤ちゃんは出生直後よりNICUに入院となり，人工呼吸管理を必要とし，保育器の中で医療機器に囲まれる中での親子の出会いとなった。出生後1-2週の間，Nさんは「早産になったのは私のせいではないか」と面会のたびに看護師に繰り返し訴え，家に帰っても夜もよく眠れず，泣いてばかりいる状態であった。主治医にも何度も同じ説明を求め，不安がおさまらなかった。Nさんは面会時に臨床心理士がそばに行くといつも半泣きの表情で質問をつぎつぎとされ，もともと心配性であること，悪いことばかり起きてしまうと語り，赤ちゃんのひとつひとつの動きに気持ちが揺れ動いてた。臨床心理士は，保育器の前のNさんと一緒にすごし，あふれ出る不安をうけとめ，圧倒されずに心の中に納めていけるよう器となって聴いた。一方でNさんは赤ちゃんのわずかな動きから，「この子がんばってますよね。すごいなと思う気持ちもあるんです」と赤ちゃんの成長も読み取ることができていた。そんなNさんに対し，スタッフはどう訴えに対応したらよいのか戸惑っていた。臨床心理士は，スタッフの対応や治療について不満を感じているわけではなく，ただ赤ちゃんのことを思うと不安になること，同時に成長も感じていること，繰り返し同じ説明でよいので丁寧に対応するといいと思うと伝え，スタッフと共有した。1カ月ぐらい経つと，「生まれた時に強い子だなって思ったんです」と出産時のことを振り返り，生命力を感じていたことが語られた。しかしその3日後未熟児網膜症のための治療や感染によって再び状態が悪くなり，母は再び動揺し，涙にくれる時間が増えた。看護師，臨床心理士が一緒に時間の調整や医師からの説明に立ち会い，別室での面接を行うなど寄り添う時間を多くもった。次第に親子は落ち着き，生後2カ月ぐらいにカンガルーケアを行い，回数を重ねるにつれてゆっくりと「かわいい」という思いのほうが大きくなっていった。生後3カ月ほどで集中治療が必要ではなくなり，回復を待ち育児ケアが中心となっていくGCU（Growth Care Unit：新生児回復室）へ移動した。Nさんは育児を積極的に行い，喜びの気持ちにて100日を過ぎたあたりで退院された。外来でもNさん親子にお会いしたが，親子での時間が楽しくてたまらないと報告してくださった。

　Nさんは医療スタッフが思うよりも赤ちゃんに対する不安が大きく，訴えも多かった。NさんにとってNICUの入院はそれまで漠然と抱いていた不安が顕在化し，ネガティブな思いが膨らんでしまっていた。Nさんは赤ちゃんの状態と共に揺れ動いたが，その思いをそのまま臨床心理士をはじめ，医療スタッフに表明された。子どもへの愛情が不安という形で表現されているとも考え，NICUという場全体でNさん親子を受け止めるように心がけ，不安を無理に抑えることなく，あって当然のものとして聴き，親子のかかわりを支援することができたのではないかと考えられる。

(5) 今後の課題

　NICUにおける心理臨床においては，NICU専属の臨床心理士はまだ少数であり，非常勤であったり，院内の様々な科から依頼を受けて活動をしている場合が多い。しかし所属や勤務日数の問題はあっても，上記のようなNICUでの心理臨床を理解し，赤ちゃんからきちんと会っていくスタンスをとることが大事であると考えている。いかに親子のこころによりそって，場全体への視点をもってかかわっていけるかが今後総合病院の臨床心理士にとっての課題であると考えられる。

〔丹羽早智子〕

3．子ども虐待防止・DV対応

(1) 子ども虐待防止・DVへの対応とは

　子ども虐待とは，養育者が子どもに対して行う，身体的・心理的・性的虐待およびネグレクトのことである。厚生労働省により発表された，児童相談所に対する2010年度の児童虐待相談対応件数は5万5154件（宮城・福島県を除く）であった。わが国における虐待相談件数は平成に入ってから増加の一途をたどっている。

　また，ドメスティック・バイオレンス（domestic violence：以下DV）とは，配偶者をはじめとしたパートナー間での身体的・心理的・性的暴力のことである。内閣府によると2011年度の相談件数は8万2099件と大きな社会問題になっている。多くの場合は女性が被害者となるが，上記相談件数のうち，1000件超は男性からの相談であり，男女ともに被害者／加害者になりうる。

　子ども虐待については，児童虐待防止法に基づき児童相談所が中心となって対応し，DVについては，DV防止法（配偶者からの暴力の防止及び被害者の保護に関する法律）に基づき配偶者暴力相談支援センターが中心となって対応している。しかし，いずれも対応には警察や医療，地域など多機関による連携が必要である。医療機関は，妊婦健診や分娩の際の入院，暴力が起こった後の受診など，子ども虐待・DVの両方に関わる機会も多い。特に，虐待死については，心中以外のケースでは，2010年度の虐待死98名のうち0歳児の割合が45.1％，1歳児は17.6％，2歳児は13.7％，3歳児で7.8％と，乳幼児期に集中しており，周産期医療がその予防に果たす役割は大きい。また，DVと子ども虐待とが重複した事例が相当の割合で存在することが近年注目されてきている（McKay, 1994）。身体的な虐待のあるなしにかかわらず，DVはパートナーとの間だけの問題ではなく，子どもに対して，あるいは兄弟間の関係など家族全体に大きなダメージを与えるものである（森田, 2010）。DVが疑われれば，子どもの虐待に関しての対応も念頭におく必要があるし，虐待が疑われれば，パートナー間でのDV的関係も心に含んで対応する必要がある。

　以上より，本章では子ども虐待・DVを不可分のものとして一つの章にまとめ，医療機関の役割と，臨床心理技術者の役割について考えることとする。

(2) 子ども虐待防止・DV対応における当院の機能

　日本赤十字社医療センターは，東京都渋谷区広尾にある，一般病床708床の総合病院である。救命救急センター，がん診療連携拠点病院，母体救命対応総合周産期母子医療センター（いわゆるスーパー総合周産期センター）などの機能を有している。

　虐待に関しては，院内の虐待対応をより円滑に行うため，東京都から院内虐待対策委員会（以下，CAPS）の設置を要請されている。当院では周産母子・小児センター長を委員長とし，2010年度よりCAPSを立ち上げた。その下部組織として，虐待が疑われる事例がある度に召集され，支援のあり方や児童相談所への通告を検討する委員会（以下，子育て支援チーム）も同時に発足した。子育て支援チームは，当院の小児科医兼，附属乳児院の院長を代表とし，産婦人科・新生児科・小児科・精神科・脳外科・皮膚科など多分野の医師および，看護師・助産師・医療ソーシャルワーカー（MSW）・保育士・臨床心理士らによって構成されている。また，実際に虐待が疑われる事例ではなくとも，妊娠から産褥期にかけて行った各褥婦・家庭のアセスメントを，地域へのつなぎに活用している。

DVの対応については，現在は個々の事例を外来/病棟のスタッフが発見し，MSW・臨床心理技術者につないで対応している。臨床心理技術者はDV被害者へのカウンセリング業務や，病棟スタッフへのコンサルテーションを，MSWは地域の保健師やシェルターなど，具体的に利用できる社会資源について情報の提供を行っている。

(3) 臨床心理技術者の仕事

子ども虐待・DVに関して，臨床心理技術者の仕事は多岐にわたる。事例に即して①虐待がすでに疑われる場合，②母親が妊娠中で今後虐待のリスクが大きいと思われる場合，③DVが疑われる場合，それぞれの臨床心理技術者の仕事を述べる。

①現在，その家族に虐待があるのではないかと疑われる場合，全事例への対応が先述の子育て支援チームで検討される。臨床心理技術者は，チームの一員として情報を得て，臨床心理学的視点から，養育者/子それぞれの心理，もしくは関係性そのものに対しての意見を述べる。時には医療スタッフからの依頼により養育者や子どもと直接会い，心理相談を行うこともある。親との心理相談では，問題点が何か（親の知的問題・精神的病理・経済的困難・サポート不足など）をアセスメントし，院内外のどのサポーターと繋がると良いか交通整理をすることが大きな役割と言える。いずれの場合も，優先されるのは親子双方にとって安全に暮らしていけるあり方を考えることである。養育者との心理相談の中で共感しつつも冷静な判断力を持つこと，どのようなサポートがあるかを知っておくこと，それらと養育者を繋いでいくスキルを持つことが求められる。

②今後の虐待のリスクが大きいと思われる事例とは，妊婦に精神疾患や知的障害などがあり養育困難な事態が起こりうると思われる事例を指す。親と会い心理相談を行うこと，問題点とサポートの交通整理をすることは①と同様である。①と比較して困難なのは，虐待行為があるわけではないためグレーゾーンが大きいこと，そのため医療側のサポートから漏れてしまうケースが多いことである。一方で，①に比して虐待行為が発覚してからではなく，妊娠期から支援者との信頼関係を構築することができる点は強みである。よって，まずサポートの必要な妊婦がサポートから漏れないよう，当院では全妊婦対象のスクリーニングを2013年度からをめどに行う予定である。臨床心理技術者としては，現在は管理入院中の全妊婦にラウンドし，スクリーニングが開始してからは精神医学的/臨床心理学的支援が必要と思われる妊婦の情報を多職種間で共有し，対応していく予定である。

③DVについては救急外来/病棟，周産期の外来/病棟で見つかることが多い。スタッフが気付くか患者本人からの訴えを契機として臨床心理技術者に心理相談の依頼が来ることが多いが，精神科外来のカウンセリングにDVを主訴に来る場合もある。臨床心理技術者の仕事は，まずは相談してくれたことを労いつつ，危険度のアセスメントをし，患者の希望を聞きながらセーフティプランを考えることである。危険度が高い場合には，即日MSWと繋ぎ，社会的支援の詳細な説明を行う。加害者のもとに帰るとしても，次に暴力や暴言などの行為があった場合にどうしたら良いかという具体的なプランを話し合っている。重篤なDVでも，シェルターなどを利用し加害者から離れる決心など，多くの場合すぐにはつかないし，一度決心しても気持ちが揺らぐことの方が圧倒的に多い。また，被害者が加害者から逃げるということが唯一無二の方法というわけでもない。重要なのは，被害者自身が正しい知識を得て，どうしたいかを考えられるということである。臨床心理技術者に

は，正しい情報の提供と支持的な対応を何度でも繰り返しながら，寄り添い続ける姿勢が必要である。

以上3点に分けて述べたが，家庭内の問題はいずれも内にこもりやすく，悩んでいても相談しづらいものである。また，相談したところでどうしようもない，自分が責められるなどと考えている場合も多い。まずは医療スタッフと臨床心理技術者が連携して支援することで「相談すると良いことがある」「SOSを出せば応じてくれる人がいる」ということが実感できると良い。その実感が，他機関とのつながりやすさを育て，その方の「援助を受ける力」を育んでいくものと考える。医療機関自体は長期間に渡り援助を行えないこともあるが，援助の入り口を作る役割は大きいと考える。

(4) 医療者や地域とのかかわり

虐待もDVも当事者が孤立していることは広く知られている（宮地，2008）。子ども虐待もDVも多職種・多機関で連携し，当事者を孤立させないネットワークを構築すること，ネットワークで支援することが必要である。筆者は，他機関との各種会議に参加したり，情報の提供を行うほかに，他職種に対して①コンサルテーション・リエゾン，②勉強会・研究会での講師活動などを行っている。

コンサルテーション・リエゾンについては，病棟のカンファレンスに出席したり，関係者間の会議などで行っている。心理相談から考えたアセスメントを伝えたり，そこから考えられる対応の良かった点，注意点などを伝え，対応に役立ててもらっている。妊婦が対象の場合，院内でたてたアセスメントはサマリ送付の形で地域にも伝達される。

また，虐待やDVの勉強会・研修会の講師などを務めることで，病院全体としての対応力を上げられるように努力している。特にDVの対応については，DVに関する基本的な知識を医療者が共有していることは不可欠であるが，知識不足なのが現状である。勉強会等は医療者の疲弊を防いだり（嶋崎，2003），DV被害者へ二次被害を与えたり（友田，2012）しないことに一定の効果があると思われる。

(5) 今後の課題

DV対応については子ども虐待への対応ほど系統立っていず，個別の事例を積み上げている段階である。また，医療スタッフの知識に関しても，DVについては不十分であると感じる。病院としてどのように対応するか，多職種で考えていくことがDV対応に関する今後の課題である。

また，妊娠期からの虐待予防活動を行っていくことも課題である。たとえば，日本では山田他（2008）が中心に行っている，乳幼児揺さぶられ症候群の予防プログラムの実施や，母親学級でのマタニティブルー・産後うつに関する知識習得などが臨床心理技術者の仕事として考えられる。周産期をはじめ，各病棟と密に連携をとりながら，よりよい支援を行っていきたい。　　　　（関　真由美）

4．セックス・カウンセリング

(1) セックス・カウンセリングとは

性の分野は新しい分野であり，言葉も確定していない面が多くある。したがって，セックス・セ

ラピー（性治療），セックス・カウンセリング，の意味するところを明確に把握している人は少ない。

日本性科学会は，セックス・セラピーは性機能障害の治療をさし，セックス・カウンセリングは性に関する相談をすべて含むとしている。しかし，日本では，セックス・セラピーという言葉が，アロマ・セラピーのようにセックスを使っての治療という誤解を招きやすいので，セックス・セラピーをセックス・カウンセリングと表現することが多い。そのため，ここでは主としてセックス・セラピーのことをのべるが，表題はセックス・カウンセリングと記している。

性機能障害の原因は，器質的な場合も，心因的な場合も，その双方が入り混じっていることもある。医療では，器質的なものは泌尿器科，婦人科で対応するが，器質的なものが無ければ精神科が対応するというのが，1980年代までは一般的であり，現在でもその傾向は残っている。しかし，そうした分断した治療では，患者の問題は解決しないことが多い。性障害の症状を取ることを目的に，行動療法的訓練と，精神療法的アプローチを組み合わせた技法がセックス・セラピーである。その具体的な方法は，(3)に述べる。

(2) **日赤医療センターにおける性相談の概要**

当センターでは1976年12月からセックス・カウンセリングを始めたが，それは当時の産婦人科部長が，医療に必要だが欠けているものとして，性相談，遺伝相談，思春期相談の3つをあげ，それらを産婦人科におけるカウンセリング部門（カウンセリング・サービス）として立ち上げたのだ。遺伝相談は外部の遺伝の専門家に依頼し，思春期相談は精神科所属の臨床心理士と産婦人科所属の臨床心理士の筆者，性相談はその立ち上げた産婦人科医と筆者が担当した。泌尿器科的検査や，他の必要な検査は，総合病院の強みでそれぞれの科に依頼する形であった。

患者は週一回開いているカウンセリング・サービス専用の受付に直接申しこむ。料金は，数回の改定を経て2009年時点では，初診8000円，次回以降6000円だった。

長い間には，産科部長の退職等があり，臨床心理士の担う役割が大きくなったが，常に産婦人科医の協力を得て，セックス・カウンセリングは2009年12月まで継続し，2400人以上の性の問題を抱える患者に対応した。図Ⅰ-5に，1998年1月から2009年12月までの主訴を示す。

(3) **セックス・カウンセリングにおける臨床心理士の仕事**

セックス・カウンセリングは泌尿器科医，産婦人科医，精神科医，臨床心理士等が行うが，その専門性の違いで，得意とする性機能障害は異なるし，治療法もニュアンスが異なる。泌尿器科医は，男性の勃起障害，射精障害を得意とし，1998年に男性用機能障害治療剤が発売されて以来，薬剤による治療に長けている。産婦人科医は，女性の挿入障害（挿入を受け入れられない）や性交痛の治療を得意としており，診察を利用した訓練や，タンポン挿入等の「宿題」を課す行動療法が多い。精神科領域では，性機能障害を正面から治療対象として取り扱うことはほとんど無い状態だった。臨床心理士もまた，性の問題にはほとんど関わってこず，その状況は現在もさしたる変化はない。

しかし，筆者は30年あまりのカウンセリングの経験を経て，性機能障害の治療（以下，性治療）は臨床心理士が重要な役割を果たす分野だと確信するに至っている。性治療は，原則として行動療法から入り，マリッジカウンセリング，精神療法を組み合わせて行うが，臨床心理士こそ，これらの分野の専門家だからである。「性」は単に表面に出ている性器と性機能だけではなく，人格その

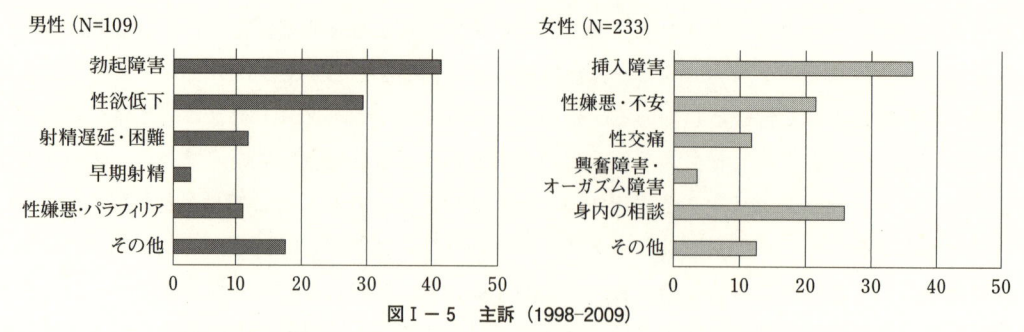

第Ⅰ部　病院における心理臨床活動の実際

男性 (N=109)

勃起障害	
性欲低下	
射精遅延・困難	
早期射精	
性嫌悪・パラフィリア	
その他	

女性 (N=233)

挿入障害	
性嫌悪・不安	
性交痛	
興奮障害・オーガズム障害	
身内の相談	
その他	

図Ⅰ-5　主訴 (1998-2009)

・訴えは一人で複数のこともある。
・筆者退職のため，2009年まで。2008-9年は，閉鎖準備のため，新規患者は若干名のみ。
・男性では，1998年ごろより，勃起障害が減り性欲低下が増加する傾向が続く。
・2000年代になり，インターネットが行き渡った頃から（セックス・カウンセリングを掲載していないため），患者は減少し，その特徴が，特に男性患者において著しい。

表Ⅰ-8　挿入障害の治療経過

①インテイク：問題の整理，みたて，科学的知識の提供，治療方針を立てる。現在起きていることの意味を説明し，治療方針を共有する。
②関係調整：カップルの関係は，治療の効率に影響するだけでなく，関係そのものが問題の原因であることも珍しくない。
③診察依頼：身体的問題の有無をチェックしておく。本人が拒否すれば無理強いはしない。
④自分自身の体を良く知る：視覚的，触覚的に，自分の体を探索する。
⑤リラックスの習得：自律訓練
⑥イメージによる脱感作：性的なものへの否定的感情を探り，それを取り，肯定的イメージを育成する。
⑦タッチング：体をゆっくり触りリラックスする。
⑧挿入練習：綿棒，指，タンポン，腟ダイレーター（治療用に開発された，数種類の太さの棒状の器具），ペニス等
⑨精神療法
⑩夢，絵画，イメージ療法，EMDR 等

ものに深く根ざしたものであり，対人関係のあり方や，男性観，女性観が色濃く反映するものである。人間を関係性の中でとらえ，身体に現れるものの意味を汲むことこそ心理士の得意とするところである。治療中に食の問題，親子関係の問題，夫婦関係のありよう等々が浮かび上がり，それらの治療・対応を優先しなければならないことも少なくない。また，浮かび上がらなくても，そうしたものを理解して，治療の流れとの関係を把握しておかねばならない。もちろん薬剤や身体的対応が必要であったり，有効であることもある。しかし，それは，医師に依頼し，互いに協力し合えば良いのである。

では臨床心理士の行う性治療とはどのようなものだろうか。筆者が行っている性治療の方法を女性の挿入障害を例にとって説明し，症例を示せばよくわかるであろう（方法の詳細については，金子，1990，2005を参照。表Ⅰ-8）

表Ⅰ-8の①-③のあと，セッションは，「宿題」を出し，次回にその結果について話し合い，次の「宿題」を決める，という形で進む。その話し合いが，きわめて行動療法的であるか，精神療法的であるかは，さまざまである。また，各項目の数字は段階というよりは側面であり，項目によっては治療期間中継続する。

さて、セックス・セラピーの基本は上記でわかるように、行動療法であるが、それだけでは行き詰ることが多い。その際には必要な程度に精神療法や心理的技法を取り入れるわけであり、それが、⑨、⑩である。それは宿題を決める話し合いの中で行われる短期的な場合も、性的問題の前に片付けるべき問題として、継続的に時間をかける場合もある。

(4) 事例紹介

Oさん、33歳。職業はパート。パートナーは夫で、38歳、会社員。結婚歴は恋愛結婚で3年6カ月。主訴は挿入を受け入れられないということであった。

来所までの経過

夫とは友人としてグループで数年付き合った後、一対一の交際を2年して結婚。交際中にセックスを望まれ、試みたが、怖くてできなかった。ペッティングはでき、セックスは、結婚したらできると思い、さほど不安はなかった。結婚後すぐに試みるも怖くて体が引ける。ペニスを当てて押そうとすると痛くて無理だった。ペッティング等はあり、それは楽しめるが、夫の射精を手伝うのは抵抗がある。それでも、最初より随分良くなった。結婚して3年たったこと、子供を期待されていることから、産婦人科を受診し、日赤医療センターの性相談を紹介された。

治療の経過（1年8カ月、31回）

第1期（4カ月）　行動療法的アプローチを行う。課題（宿題）は自律訓練、鏡を見る、タッチング、綿棒の挿入練習等。自律訓練、タッチングはまじめに取り組む。しかし、鏡、綿棒等の挿入練習は殆どしない。

第2期（4カ月）　練習が進まぬことを取り上げる。鏡を見る前の不安、見たときの嫌さの中身を探る。自己卑下、卑小感が練習を妨げていると言う。嫌な感じを点数化させる。それに伴う身体的感覚を記録させる。それらのイメージによる脱感作。その結果、綿棒、タンポンは使用できるようになるが、医療としてなら良いが、性的と思うととたんに練習する気がなくなると言う。

第3期（4カ月）　性に関する否定的イメージの起源と本人が主張する、かつて見た映画の嫌な場面をEMDRで処理し、恐怖が取れる。しかし、その後、父への反感、父母の関係、性的に固い家庭等の記憶が語られるようになる。

第4期（6カ月）　イメージ療法で性に関する肯定的なイメージの取り込みを行う。それに並行した精神療法では、父の問題から、母との問題に内省が進む。やがて、父との関係と夫との関係を分離できるようになり、父母の呪縛から解放される。その後、具体的練習が進み、問題は解決にいたる。

この症例を見ると、行動療法が主であるとの印象を与えるかもしれないが、父母との関係について掘り下げなければ、実際的練習は進まず、問題は解決しなかっただろう。

性治療は、性という切り口で問題を示されているが、実は幅広い人間全体の治療だということ、それは、心理士の仕事だということがご理解いただけたのではないだろうか。

また、この事例では、多くの技法を使って治療を進めている。しかし、これはぜひ必要というのではなく、性治療でなくても、治療者によって、自分の得意な、箱庭、絵画、夢の話、等々を相談

者および治療の段階に応じて使用するのと同様である。

(5) 今後の課題

　2009年で，性相談の部署を閉じたのは，主として，性治療ができる臨床心理士がいなかったためである。筆者は後継者の育成を強く希望し，多くの臨床心理士に働きかけたが，性に関心を示してくれても，治療者になるには躊躇する場合が多かった。また，性治療そのものだけで業務全部を占めるほどの件数はなく，筆者も，性の仕事は，全量の半分くらいであった。したがって，性治療をするとしても，それだけに専念するわけではなく，今ある仕事に加えることになり，ただでさえ多忙なのでゆとりがない，という理由も大きかった。

　しかし，世の中には，たしかに，臨床心理士の行う性治療を必要とする人がおり，行く先がなくて困っている。心理士がどの部署に所属していてもできることである。性治療は，大変奥が深く，興味深い分野である。性が人間の本質にかかわり，生と密接に結び付いているからであろう。今後性治療に携わる臨床心理士が増え，この分野が特殊なものでなくなることを期待して稿を終わる。

（金子和子）

第6章　小児科

1. 発達相談
2. 療育相談
3. 小児カウンセリング
4. 小児心身症1
5. 小児心身症2
6. 小児心身医学的アプローチ（リラクセーション）
7. 長期入院児と家族支援
8. 小児血液腫瘍科
9. 不登校
10. 院内学級

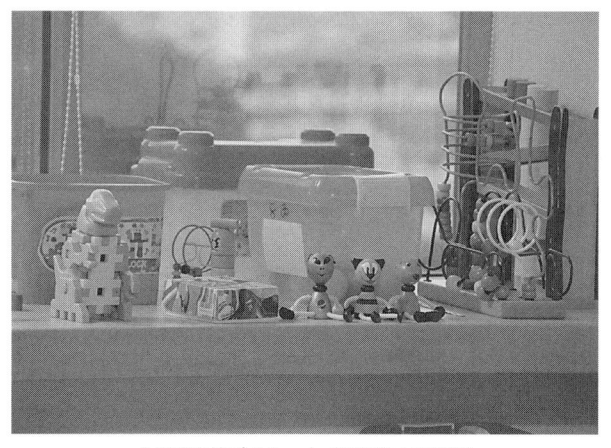

小児科病棟デイルーム（姫路赤十字病院）

1. 発達相談

(1) 発達について

　発達とは，発達心理学の中では，受精の瞬間から死に至るまでの人間の一生涯において連続して起こりうる変化のことと定義されている。ハヴィガースト（Havighurst, R.J.）やエリクソン（Erikson, E.H.）は，人間の発達をいくつかの発達期へと分化し，それぞれの発達期には必要な発達課題があることを提唱している。当時，それぞれの発達課題が達成されなかった場合，次の時期に不幸がもたらされると言われていた。しかし，今日では達成されなかった場合，次の段階で「それに応じたプログラムが準備されていることが大切である」（菊地，2010）と捉えられるようになってきていることや，青年期の長期化といった発達期の区分が議論されているように，発達課題そのものも変化し続けている。こうした発達課題を決めている要因として，菊地（2010）は「身体的成熟」「社会的期待」「自発性」の3つの要因を取り上げており，発達には個人の要因から社会的な要因まで幅広く含まれていることを提言している。

　発達課題の達成の仕方には個人差がある。また，環境の問題や質的な障害を伴っている場合，発達課題が発達年齢とは異なる場合がある。発達課題には個人で達成できるものから，他者のサポートを経て達成することができるものまで幅広い。

　発達相談という言葉は，主に乳児期から学童期の子どもをもつ保護者が，子どもの発達について相談する場として使われていることが多い。また，発達相談は福祉現場から医療現場と多岐に渡って行われている。夜泣きが激しい，離乳しない，一人歩きができない，転びやすい，言葉が出ない，指示が入りづらいなど，いずれも子どもに対し周囲が期待すべき変化がなかなか見られない時に，発達相談を受ける動機が高まることが多い。

(2) 臨床心理技術者の役割

　筆者が所属する石巻赤十字病院に心理士が配属されるようになったのは2009年4月のことである。当初は緩和医療科に臨床心理士が1名配置された。2011年1月より心理士の配属が医療技術部という病院全体に関わる部署に変わると，同時期に心理士も2名体制となり，同年2月に筆者が加わった。その直後に東日本大震災が発生し，これを境に心理士の需要も多様化し，現在は臨床心理士2名と臨床発達心理士1名の3名体制となった。当院に心理士が組み込まれるようになってから，まだ年月は浅い。したがって，業務がまだ足場固めの段階であることはご理解いただきたい。

　主な活動場所として，緩和ケアチーム，小児科発達外来，職員メンタルヘルスが挙げられる。その他にも，各科医師より患者への心理士介入の検討の相談や依頼があった場合は適宜応対している。医師以外でも，患者との接し方について多職種から相談を受けてはコンサルトしている。

(3) 小児科発達外来

　当院では2011年2月より筆者の赴任に併せて，小児科の中に発達外来が開設された。ここでは発達相談をより専門的に捉え，子どもが問題としている症状や行動の背景要因を理解しながら，子どもに合った支援の提供や環境を調整し，子どもの健やかな発達を促すことを目的としている。

　開設当初は発達障害外来と称されており，発達障害の疑いや発達障害を持つ子どもを対象に発達

アセスメントを行うことを中心に運営されていた。しかし，当外来へ医師から依頼される患者数のおよそ15％の子どもが頭痛や腹痛，微熱などといった不定愁訴を訴える子どもであり，対象の幅を広げるために2012年2月より発達外来と改名された。

発達外来の人員構成としては，小児科医師1名，心理士3名，小児科外来看護師と事務職員である。発達外来のそれぞれの役割として，医師は初診のインテークや対処療法，診断，他機関への紹介などが中心であり，心理士は保護者や子どもとの面接，子どもへの心理検査，子どもが属する機関との連携やコンサルト，小児科外来看護師は心理士や事務職員への連絡調整，事務職員は予約の受付，カルテ処理を行っている。

発達外来の受診は，特に他機関からの紹介状を必須とはしていないが，他機関より勧められて受診に至る場合はこれまでの経過を把握するためにも，文書を依頼している。初診は小児科医師が診察を行い，医師が心理士の介入が必要と判断した場合は，医師から筆者へ依頼が入り，次回の予約を決める。心理士介入以降の発達外来の流れは，心理士の面接の後に医師の診察というのが基本的な流れとなっている。

(4) 事例紹介

当院でよく出会う事例を1つご紹介する。

ADHDの疑いのある小学2年生の男児（以下，P君）のケース。

P君が所属する学校より発達外来の受診を勧められて来院する。学校で毎日のように問題を起こしており，学校からの連絡が絶えないと保護者は追いつめられている。学校からの連絡を受けては，子どもを叱ってしまっているという。家庭では学校で聞かれるような行動はなく，妹の面倒も見てくれる優しい子だという。

学校での問題というのは，授業中に教室内を立ち歩く，周囲にちょっかいを出す，突然キレる，休み時間は遊びのルールが守れず友だちとトラブルを起こすといった内容であった。担任の先生や保護者が何度注意をしても，同じことを繰り返しているという。

医師から見ても，愛嬌がありおとなしく普通の子といった印象であったが，保護者の追いつめられた様子や学校や家庭での子どもへの関わりが悪循環に陥っていると判断し，筆者への依頼があった。

筆者が依頼を受けてからは，表Ⅰ-9のような流れで介入した。

P君の知能指数は正常域であった。しかし，行動にはいくつかの特徴があり，じっと椅子に座っていることが難しい，ゲームでは勝ちにこだわる，ゲームの従来設けられたルールを自分が優位になるように作り替える，ゲームの順番を無視する，相手の話を聞かず自分の話を話したい時にするなどといった行動が顕著であった。

こうした行動特性を踏まえ，筆者はP君の発達課題には今何が必要かを考え，「ゲームの概念形成」「周囲への意識を高める」「待つ」の3つの視点を持って構造化面接を繰り返した。面接と同時進行で学校や保護者へのP君の特性と関わり方について理解を促し，環境調整を行った。

こうした経過を経て，P君の問題とされていた行動は1年程で落ち着きが見られるようになった。もちろん，P君の発達特性からきているところもあるため，問題は消えたわけではないが，周囲が

表Ⅰ-9　P君への心理士介入

①母子合同面接	母子合同で遊びを取り入れながら、P君の行動観察を行い主訴を確認する。	
②母のみ面接	母子手帳を持参していただき、生育歴の聞き取りを行う。	
③心理検査	WISC-Ⅲを実施する。	
④P君のみ面接	ゲーム（カードゲーム）を取り入れ衝動性について行動観察を行う。	
⑤フィードバック	心理検査や面接での行動観察、保護者の聞き取りを踏まえ、現段階で把握できる行動特性について、医師と共に保護者へ伝える。	
⑥P君の学校訪問	保護者及び学校の了解の下、学校に訪問し、クラス内の観察1時間程度とその後、担任教諭、教頭、特別支援コーディネーターと情報交換及びコンサルテーションを行い、対応の仕方や教室の環境調整を検討する。	
⑦フィードバック	学校訪問を踏まえた評価を加え、P君のアセスメントを保護者へ伝え、今後の方針を決定する。	
⑧P君のみ面接	P君に必要な発達課題を面接の中に取り入れていく。	

適切な対応を取ることによりP君なりの発達が期待できるようになった。

(5) 今後の課題

　子どもの発達をよりよい方向に促していくためには、子どもの症状の背景要因を理解し、子どもに合った方法を見つけていくことが重要とされる。ここで欠くことができない重要なことは、Bronfenbrenner（1979）が生態学的モデルで提唱しているように、人間は社会との双方向的な関係の中で発達すると仮定しており、子どもを取り巻く環境を調整することも重要とされる。発達外来の業務内容を充実させていくと同時に、当院と発達外来の地域交流の充実を定着させていき、顔の見える関係性を整えていきたいと考えている。

（佐々木暁子）

2．療育相談

(1) 療育相談とは

　日本赤十字社医療センター（以下医療センター）では心理相談の中で療育相談を行っている。療育相談とは「精神的あるいは身体障害のある児童にたいして、医学、心理学、教育学の科学的知見に基づいて行われる教育的働きかけのことであり、特別支援教育の一領域である。障害自体の改善よりも、精神発達の促進、適応行動の獲得、障害から派生する2次的な問題の予防に重きが置かれる」（谷田貝・原、2011）。以上のような目的のもとに療育を行っている。療育を開始する前には発達の相談、発達の評価を経て具体的な療育へと進んでいく。

　医療センターの小児の心理相談は第二小児科（以下小児保健部）に属し、設立以来第一小児科（以下小児科）から独立した立場で活動することが許されている。相談は完全予約制で行っている。

　小児科医からは発達障害を中心にさまざまな発達の遅れが疑われるケースについて、発達の評価、その後のフォロー、ご両親のカウンセリングなどの依頼がある。また入院中の急性期脳症などのケースもその時点での知的能力を測ってほしいという依頼が昨今増えてきている。

(2) 療育相談を含む心理相談の構造

　療育相談を含む心理相談は小児保健部独自の活動と小児科・新生児未熟児科（第三小児科）から

の依頼による場合と主にこの２つの活動が中心である。小児保健部で対応する対象年齢は０歳から16歳未満となっているが，継続するケースはそれ以上でも受け入れている。

小児保健部では乳児幼児の健康診断や予防注射を実施しており，問診をとる看護師や助産師から心配なケースを紹介される場合もある。特にすくすくオプションという簡易発達検査は臨床心理技術者の空いている時間にその場で出来るもので１歳から３歳まで半年刻みで発達を検査できる。すくすくオプションは看護職が保護者に勧めてもらうことにより実施につながるので連携は非常に重要である。

診療報酬については独自の体系となっている。なぜなら小児保健部は自費診療の領域であるため，心理相談，療育相談の診療報酬は一部を除き自費診療となっている。従って小児科からの依頼でも各種検査以外は自費料金をお支払いしていただいている。自費初診（8400円，自費の初回），自費再診（5250円，自費の２回目以降），保険初診（2100円，保険による各種検査の初回），保険再診（2100円，保険による各種検査の２回目以降），すくすくオプション（2100円，簡易発達検査）がある。

担当臨床心理技術者は常勤１名，非常勤３名（1.5日１名，0.5日２名）であり，１回の相談時間は１時間，相談の頻度は月に1-2回が一般的である。

(3) 臨床心理技術者の仕事

療育相談の目的は医療センターを受診する小児とその家族が抱える問題や症状を聞き，具体的な援助並びに提言をし，患者の発達を促すと共に，家族を取り巻く環境に適応しやすいようあらゆる支援を試みることにある。対象は言葉の遅れ，発達の遅れ，発達障害，情緒障害，集団不適応，学習障害，親子関係，などである。

初回面接は保護者のみ来室していただき家族関係，生育歴，問題となっている状況などの情報収集を行い，２回目以降に患者と一緒に来室してもらう場合と初回面接時に患者と一緒に来室してもらう場合がある。特に小児科医から「発達検査」という依頼の場合は，初回面接で発達検査を実施し，その後結果をすぐに小児科医に送ることを優先している。そして改めて保護者に結果の説明をしている。

発達検査は新版Ｋ式発達検査2001，WPPSI知能診断検査，WISC-Ⅳ，田中ビネー知能検査Ⅴ，K-ABC，フロスティッグ視知覚発達検査などを必要に応じ組み合わせて行っている。

発達・知能検査並びに行動観察の結果と保護者の要望に合わせ，今後の方針を決定していく。地域の療育をお勧めし同時に当院でもフォローを開始する場合もあれば，しばらくは当院のみで経過を診ていく場合もある。自宅が遠方の場合や，経済的理由などがあり地域で療育をしっかり行ってもらう方が保護者の希望に合っている場合など，状況に応じて今後の枠組みを決定していく。

地域の療育施設を把握するために，臨床心理技術者は現職に就いたら速やかに隣接する地域の療育施設を訪問し，担当の職員と会い，パンフレットを預かり連携を取りやすくしていくことをお勧めする。地域の連絡会も出席し，各施設（子育て支援センター，保育園，幼稚園，役所の福祉部門など）の担当者と顔なじみになっておくことで，その後の連絡がスムーズになる。

患者にたいして行っている療育内容は「言葉の発達促進」を目的にしたものは　国リハ式〈S-S〉法に基づく指導，絵カード，プラステン（５色の弁別チップ），はめいたなどを用いた練習である。「ビジョントレーニング」として，フロスティッグ視知覚学習ブック，視知覚トレーニングなどを取り

入れている。「学習指導」は，線の練習，数字・ひらがなの練習，数の概念，算数指導（小学生対象）などである。さらに「ゲーム」として　パズルゲーム，トランプ，カルタ，ペアーマッチ，ことば遊びカードなどルールを守り楽しく関わることを目標としている。そして必ず取り入れているのが絵本である。『ばあ！』『でんしゃにのって』『くっついた』『やさいだいすき』など低年齢でも楽しめる絵本を読み聞かせしている。

　一方保護者には同室してもらい，一緒にみていてもらうことを前提にしている。しかし場合によっては母子分離をしてプレールームで遊戯療法を行う場合もある。また，母親のカウンセリングだけを行う場合もある。

(4) 事例紹介──発達障害がある小学1年生の男児（Q君）

　ある日のプログラムをご紹介すると，目的は学校での学習で困難な課題を取り出し，部分的に練習することで全体のレベルアップをねらうことにある。その為，今学習しているところを練習することにしている。例えば音読がスムースに出来ないと言うことであるなら教科書の一部を復唱1回，一緒に1回，Q君一人で1回と3回音読する。また漢字練習はセッションのはじめとおわりに熟語で覚えるように書くが，一度にたくさん書くことはしない。繰り上がりのある足し算はQ君ができる，上に足していくやり方でいいとし，指を使うことも認める。10の仲間は覚えておくと便利に使えるので紙に書いて覚える。トランプでゲームのようにして瞬時に10の仲間を思い出せる練習をする。そして10の仲間を使った足し算と引き算を練習する。最後にアスレチックランドというゲームを楽しむ。

プログラムの構成を考えるときのポイントは以下のようなことである。
・課題は8割らくにできるものを，2割少し難しいものを入れる。
・1つのことを学習してもらうのにいろいろな方法で試みる。
・ゲームはルールを守ったり，楽しく遊べたりするのでQ君に合わせた展開にする。
・学習に関しては学年が上がっても同じ方法でできるやり方を最初に導入する。
・始めてのことを教える際は抵抗がないような易しい方法を考える。
・目で見て考えるやり方を常に心がける。
・先生役と生徒役を交代してできる内容はQ君が理解している証拠と考える。
・ここでの療育で学習できたものが，家庭や集団場面で拡大展開されることを目指す。

(5) 医療者や家族との関わり

　医療センターで心理相談を希望される多くの方は当院で出産された場合が多い。出産後定期健診を小児保健部で行い，引き続き医療的な問題をまずは当院で診てもらいたいと来院される場合が多く，それだけ信頼を寄せ安心感を持って受診していただいている。その期待に応えるためにもできる限り要望に添った対応をし，療育に関しても運動に関しての療育は小児科医を通じリハビリ科の作業療法士に依頼し全体的なフォローをおすすめしている。

　また，必要な場合は患児の学校や幼稚園に出向き，患児についての説明や学校での問題を聞かせていただくような場合もある。1度お会いすることで学校側の取り組みが大きく変わったケースもあり，連携の重要性は大きい。

(6) 今後の課題
第6章小児科4節小児心身症1を参照。

(比留間敦子)

3.小児カウンセリング

(1) 小児カウンセリングとは

　小児カウンセリングとは小児を対象としたカウンセリングである。この章では筆者が勤める病院の小児科対象年齢である0歳から高校生を小児とし、カウンセリングという言葉は、言葉のやり取りを中心としたカウンセリングに限定したものではなく、遊戯療法や箱庭療法など心理療法全般と同じ意味で用いることとする。筆者は大人、小児の両方のカウンセリング経験があるが、小児カウンセリングには大人と違う特徴がいくつかあり、それらをまとめると以下のようになる。

①発達段階途中

　年々体は大きくなり、認知面や運動面も向上と、心身ともに常に変化が起きる期間である。そのため成長も視野にいれた見立てが必要となる。また小学校高学年ごろから第二次性徴、性的成熟が現れる。第二次性徴が子どものこころに与える影響は大きく、自分の中で起きている変化を自分の中にどのように統合していくかが、自我同一性の確立の重要な一歩となる。

②言語性能力の未熟さ

　まだ自分の状態や感情を上手く表現できないため、言葉を中心とするカウンセリングは成り立たないことが多い。年齢が低いほどおもちゃを使ったり、一緒に体を動かすなど遊びを通じたカウンセリングが用いられやすい。中学生前後ぐらいから言葉が意思疎通や内省の手段として可能になってくる。

③養育・庇護されている

　子どもは未熟なので大人に養育され成長していく。そのため、親の価値観や考え方、経済状況にとても影響される。暴力を受けて育てば、暴力を一つの解決手段と考える子どもが育ち、家庭が貧困であれば高校中退や修学旅行の欠席など、学ぶ機会を失ったりする。そのため患者のカウンセリングだけでは不十分なことが多く、家族に理解や協力を求めることが必要となる。場合によっては家族のみがカウンセリングに来ることで問題の改善につながることもある。

④動機づけが乏しい

　自分のこころの問題を認識できるにはある程度の認知能力の発達が必要である。そのため、学習の遅れや友人関係が上手くいかないなどは患者なりに違和感を持っているが、それを上手く表現できずどうしていいか分からずにいる。この状況の改善にカウンセリングが有効か、その理解や判断も難しい。患者が伸び伸びとでき、それをそのまま受け入れてくれるという安心感や充実感を得られるような場、時間をカウンセリングで提供できないとカウンセリングは続かなくなる。

(2) 旭川赤十字病院の概要

　北海道のほぼ中央である旭川市にあり，三次救急医療機関として，またドクターヘリの基地病院として道北エリア一帯の急性期医療を担う26科560床病院である。ドクターヘリのエリアは離島を含み，日本で一番広いエリアになっている。

(3) 臨床心理技術者の仕事

　当院ではカウンセリングを患者が筆者に直接申し込むシステムにはなっておらず，小児科を受診し，患者の問題にカウンセリングが有効な方法と考えられた場合，医師より筆者に受理面接や心理検査のオーダーが入るというシステムになっている。オーダーのある患者の受診理由を見ると身体的症状の持続，不登校など社会的不適応，発達障害疑いなどが中心である。

　オーダーを受けるとまずアセスメントを行う。患者の発達状態や能力，パーソナリティーの特徴といった情報を得るために心理検査を実施し，成育歴，患者の現状の捉え方，普段の様子を知るため患者や家族から聞き取りを行う。心理検査は発達検査，知能検査，性格検査の組合せが多いが，年齢や能力を考慮しての検査の選択，実施となる。幼稚園児などは1時間集中することが難しいので2回に分けて実施したり，母子分離不安が強い場合は母親を同席とすることもある。その後各情報をまとめた資料を作成し，それをもとに患者，親，医師が今後の治療方針を相談する。今患者が抱えている問題や生きにくさにカウンセリングは1つの有用な方法であり，患者も希望する場合医師より筆者にカウンセリングの指示が入る。中には検査の結果をもとに学校で支援体制が組まれ問題が解決し，カウンセリングにいたらない場合もある。

　カウンセリングは患者に合わせてさまざまな方法が用いられる。たとえば，心理室でカウンセリングを受けるという初めての経験に強い緊張が見られる場合，遊戯療法はこころや体をほぐすのに有効である。遊びは言葉を使わなくても時間を共有ができる点で言語性能力が未熟な患者にも用いやすく，遊び自体に緊張や感情を解放させるカタルシスという効果がある。またゲームは患者のやる気を引き出し日常生活の賦活へつながり，ルールを守る，負けを受け入れるなどソーシャルスキル・トレーニングにもなる。芸術療法や箱庭療法は絵，工作，箱庭を通して自分の気持ちの表出を促すと同時に，患者の内的世界が投影されやすいので，患者の深い気持ちを理解するのに役に立ったりする。言葉のやり取りを中心としたカウンセリングは中学生前後から選択肢として考えられるようになる。

　頻度は状態に応じて違い，不登校，引きこもりなどで病院が唯一の社会とのつながりとなっている場合は1-2週に1回ペース，学校や部活に通えている患者は月1回ペース，カウンセリングの場が確保されていることが安心につながっている患者には長期休みのみ来てもらうなどとなる。多くの患者は親と来院するため，カウンセリングに来ることで親を独り占めでき，自分が最優先される時間をもてることになる。この視点はとても大事であり，それを踏まえての頻度の判断となる。主訴がなくなったり，自分なりに問題に対応ができるようになると終結となる。

(4) 医療者や家族との関わり

　患者は大人に養育されているので養育者へのカウンセリングも重要である。患者の状態や見通し

を伝え，養育者の不安を傾聴し，関わり方をアドバイスする。親子面接は養育者担当と子ども担当に分けるのが望ましいが，病院の体制によっては難しい場合もある。筆者の病院では心理士が1名しかいないため1人で親子を担当している。患者が小学生以下の場合同席面接が多く，そうすると普段の親子関係が見えてくる。中学生ぐらいになると養育者には秘密にしたい話題もあり，別々に時間を設けるようになる。

また患者の環境調整も大事な仕事である。小児と呼ばれる期間は幼稚園や学校と在籍先がある。特に小学生以降は学校が生活の中心の場であり，そこでの人間関係の在り方や経験，獲得した知識，スキルが患者の人格を作っていく。学校で低い評価を受けたり，いじめを受けると自己肯定感が低くなり，自分は価値のない存在という自己イメージを作りあげてしまう。学校の先生には患者の状態や特徴を理解してもらい，患者を支える協力関係を築けることが望ましい。この他必要に応じ児童相談所や発達支援センターなどにも連絡をとり，日常生活の支援体制を整えていく。

院内においては医師や看護師にこまめに患者の最近の様子や配慮してほしい点を伝えておくことは大切である。なかなか話す時間が取れない場合，カルテを毎回読んでもらうようにお願いしておくのも1つの手である。そうすると受診時に親に安心感を持てるような声かけをしてくれたり，親の前では話しにくいだろうと親が同席しない受診を設定してくれる。そのような関係ができていると，待合室や受診時に気になった患者や家族の発言や様子などを教えてくれ，そこには心理士にない視点があり患者の理解にとても役に立つ。また病院に来ていることを周囲に隠している患者もおり，看護師や受け付け担当に患者の学校や学年を伝えておくと，同じ学校の生徒と来院時間が重ならないような配慮をしてくれる。

(5) 今後の課題

ここにあげたのは小児科受診の患者であるが，外科をはじめとする他科にも小児の患者がいる。そしてどの患者にも支援のニーズはある。この患者たちについてスタッフ，家族誰もが心理士に相談ができるようなリエゾン体制の確立はまだ不十分であり，今後それをどのように確立していくかが1つの課題であると思われる。

(高谷桃子)

4. 小児心身症1

(1) 小児心身症とは

心身症とは日本心身医学会によると「身体疾患の中でその発症や経過に心理社会的な因子が密接に関与し，器質的ないし機能的障害が認められる病態をいう。ただし，神経症やうつ病など他の神経障害に伴う身体症状は除外する」（谷田貝・原，2011）というものである。小児に頻繁にみられるのはチック，不定愁訴，吃音，腹痛，頭痛，小児喘息，不登校，摂食の問題，不安などである。

多くの場合患者は小児科を受診しその後，小児科の医師が保護者に心理相談をすすめ受診につながる。中には入院治療中に依頼がある場合もあり，先の療育相談や発達相談と違い小児科全般の医師から依頼される。入院中であれば小児病棟の看護師や保育士と情報を共有する場合もあり，病棟を訪れる機会も増える。

(2) 小児心身症に関わる活動の構造

　心身症の相談件数は療育・発達相談に比べ決して多くはない。平成23年度の新患割合で15パーセント位である。年齢は未就学児の方が少なく就学児が多い。特に入院が必要な患者で心身症の疑いがあるケースは小学生に目立つ。入院中の患者の場合小児病棟から小児保健部の心理相談室並びにプレールームに移動してもらい，場所を変えることで対応している。入院中の場合には診療報酬は入院費に包括され，退院し外来診療になった場合は自費診療料金（再診料金5250円）となる。

　臨床心理技術者が小児科のカンファレンスに参加する体制になっていないため，電子カルテ，あるいは電子メール，電話で主治医と連絡を取ることになる。

(3) 臨床心理技術者の仕事

　問題となっている身体症状の発生機序の見立て並びに症状の軽減，環境調整や保護者への働きかけが中心課題である。

　心身症の多くの場合はその問題行動を直接患児に尋ねることはない。特にチック，吃音，緘黙，自慰行為などは患児の方から質問された場合をのぞきこちらから触れることはせず，遊戯療法を中心に丁寧に患児と関わることで信頼関係を築いていく。幸いプレールームは新病院になる際，強く存続を希望した結果，窓に面した明るい一室を確保できた。人気のおもちゃは自動販売機，ミニカー，おままごと，黒ひげ危機一発（剣を交互にさしていき，突然海賊が飛び出す）などである。小学生の男児の中には将棋を指したがる患者がいる。こちらは指し方が全くわからず，患児に教えてもらいながら対戦するが全く勝負にならずいつも完敗である。そして駒の動かし方をたびたび尋ねる著者に優越したかのような面持ちで教えてくれる。遊戯療法を取り入れた場合1時間の枠の45分位を遊戯療法に使い，15分を保護者との時間に使っている。

　不登校を始め学校不適応の場合はことばによるカウンセリングを行っている。来院のきっかけは体調不良の場合が多く，それらは比較的早い段階で落ち着いてくるが登校につながるには長期にわたりカウンセリングが必要になることもあり，患者や保護者にとっては出口が見えない思いとなる。スクールカウンセラーにも相談をするよう促したり連携を取り合ったりすることはあるが，なかなかそれで早期に解決というケースは少ない。

　保護者にたいしてはコンサルテーションと母親自身へのカウンセリングを中心に行っている。心身症の症状を患児に意識させたくない場合もあるので患者がいない場で問題行動の発生経過を聞いている。そしてその後も母親へのコンサルテーションを中心に相談を継続することもある。両親と患者との関係や兄弟，祖父母などの家族関係あるいは夫婦関係などは年齢が大きくなるにつれ子どもへ影響してくるように思われる。

　生活の仕方をのんびりゆっくりし，患児の年齢に添った対応をすることで問題が減少するものもある。3歳前後に頻発する吃音は生活面の見直しとその年齢にあった言葉を使うことを基本にすることで解消が望める。

　また医療センターは渋谷区広尾という特殊な地域にあり，幼児教室や英語教育など早期教育を始める保護者や，幼稚園や小学校の受験を考えている教育熱心な保護者も少なくない。それに伴い子どもにさまざまな身体症状が表出することがある。臨床心理技術者は子どもへの負担が少なくなるよう保護者とその方途を模索する。

(4) 事例紹介

　起立性調節障害と診断された小学校5年生の女児（Rさん）。小学校3年生の時父親の赴任先タイから帰国し，区立の小学校に転入する。4年生の秋に胃の痛みがあり近医を受診，「胃が固くなっているが心理的なものでしょう。環境が変わったからでしょう」と言われた。その翌年の初夏の暑い日，体育館で倒れた。倦怠感，吐き気，頭痛症状があり当院小児科を受診し，その後心理相談に紹介されてきた。

　当初登校したがらず，母親はRさんを自転車に乗せ1時間目に間に合うように学校に送って行っていた。学校では転校生ということで友人が少なく，自宅では1人遊びが好きでお人形を並べて遊んでいたようである。

　患者と母親に別々にカウンセリングを開始した。小児科医からの処方薬がRさんにあい，吐き気などの症状は消失していった。そして登校を続けることで友人と遊ぶチャンスが生まれ，帰宅後に集会所で遊ぶことができた。朝も集団登校ができるようになり，低学年の児童の世話を積極的にするようになり日本の学校生活に順応できるようになっていった。4年生から通っている塾でも友達を作り，無事中学受験ができた。

　中学入学後は友人関係でトラブルをたびたび起こしながらも体調不良はなく登校できており「ここに来るのもいいけどそろそろ自分で考えなきゃと思うから次の予約は夏休みとか，そうしてもらおうかな」と言う発言を尊重し終結とした。

(5) 医療者や家族との関わり

　電子カルテの導入により，医療者からの依頼やその返信も簡便でわかりやすくなった。特別な事例に関しては電子媒体でのやりとりに加え，電話や直接お会いする機会を持つよう心がけている。隔月ごとの勉強会は疑問や情報の確認ができ，症例についての考察を深める上で貴重な時間となっている。また病棟の保育士や看護士とは頻繁に連絡が取りやすく患者への理解に役立つ。

(6) 今後の課題

　医療機関で働く臨床心理技術者はそのモデルがなく独自に開拓していくしか方法がない。他の医療機関を参考にしようと思ってもまったく同じというところはなく，求められる活動を独自に探していく努力が必要であろう。学んできた技術や経験してきた活動を十分生かしながら，さらなる分野に一歩を踏み出す必要を感じる。

（比留間敦子）

5．小児心身症2

(1) 当院の概要

　当院は，診療科数18科，病床数555床の病院で，姫路市を中心とする兵庫県中・西播磨地域の基幹病院である。小児科は，小児救急などの急性疾患をはじめ，慢性疾患，ハイリスク新生児など幅広く小児疾患の患児を受け入れている。小児救急は，二次救急として当院が365日機能している。入院部門は，小児病棟58床と，兵庫県地域周産期母子医療センターに指定された周産期母子医療セ

ンターでは，NICU12床を含む36床で，新生児専用救急車も有している。

小児科は，小児科医師20人で構成されている。臨床心理技術者（以下，心理士）は小児科に所属しており，常勤1名，非常勤1名である。

(2) 臨床心理技術者の仕事

筆者は主に心身症と診断された小児科外来・入院患児とその家族への心理相談を担当している。患児の主訴は，チック，頭痛，腹痛，不登校，摂食の問題など様々であり，心因性の難聴や視力障害など，他科から小児科へ紹介されるケースもある。当院は，精神科・心療内科がないため，小児科医が患児の心身両面から治療にあたっている。また，子どもにとって保護者との関係も治療に影響を与えるため，保護者への心理負担や親子関係を支える関わりも必要である。筆者は心理相談を通して，心理面だけでなく学校との環境調整なども担当している。心理相談は1回60分で，予約制である。

外来の場合，まず初診時に問診と共に必要な検査が行われる。しかし，それだけでは症状が基礎疾患によるのか，心因性の影響が隠れているのかが判断されにくいこともある。このような場合，主治医から患児，家族に心理相談を紹介し，希望があれば心理相談へとつながる。

初回は，患児と保護者が同席し，心理相談を受けることになった経緯を改めて聴く（親子の同席面接）。患児が子どもの場合，自発的な来室というよりも保護者の判断によることが多い。そのため，家庭でどのようなやりとりを経てここに来たのか，患児と保護者双方に思いのズレはないか，などを確認することにしている。

次に，「今，困っていること」を尋ねる。例えば，頭痛のため学校に行けないという患児が来室したとする。患児は「頭が痛くてしんどい」と訴えるが，何か具体的に「○○が困る」と言うことはほとんどない。経緯より，患児の環境への過剰適応が推測されることもあるが，その自覚がある患児はあまりみられない。患児の内面に少しずつ鬱積したストレスが，「頭痛」といった身体症状として表現されている可能性も考え，話を進めていく。

患児が相談場面に慣れてくると，筆者が個別に面接を行う（並行面接）。個々に面接をすることで，お互いが相手に気遣うことなく話す場を保証すること，また，患児にとって自分の悩みを自分で取り扱う力の成長を促すことになると考えている。時間は親子で60分を配分する。

子どもは発達的に，自分の気持ちや思いを言葉で表現する力が未熟である。そのため，言葉によるやり取りだけでなく，患児が興味のある遊びや絵（描画テストを含む）を用いて患児の内面，発達面を観察する。また，心理検査（発達検査，知能検査）も行い，患児の問題の見立て，評価につなげている。

一方，保護者からは，患児の生育歴を中心に，家庭内や学校での友達関係，学習面など，幅広くそれらの情報収集を行う。これらを元に，患児と保護者の問題を見立てる。その後，患児との関係性を深め，心の成長を支えると共に，保護者との間で患児の現状を共有し，今後の関わり方について一緒に検討する。保護者の中には，患児の問題に対する不安や関わり方への戸惑い，心配ゆえの苛立ちなど，様々な気持ちを抱えている。それゆえ，保護者の気持ちを受け止め，ねぎらうこと，一緒に歩む姿勢を大切にしている。

昨今，発達面での問題が日常生活の中でヒズミを生み，そのストレスを身体を通して訴える患児

も増えている。このような場合は，患児から生活の中での「戸惑い感」「困り感」を話題とし，患児の話せる範囲で様子を伺う。次に，患児の年齢に合った心理検査（年齢に応じ，発達検査，知能検査など）を行う。検査結果だけでなく，検査時の様子や保護者からの情報をもとに，患児の問題を見立て，今後の方向性について検討する。患児には，今までの頑張りをねぎらうと共に，個々の問題に合った対応を心理相談にて行う。子どもの成長発達はめざましく，見立てと方向性は随時，「今」の状態に合わせて検討していく必要がある。保護者に対しては，患児に対する保護者の「気づき」や「困り感」も取り上げる。兄弟との違い，近所や学校など同学年の児との違いなど，保護者の患児に対する戸惑いは，患児のクセを見つける手がかりになる。また，保護者の中には，「自分の子育ての仕方が悪かったのでは……」と自責の念にかられる場合もある。そのため，保護者が患児の問題を自分のせいだと断定してしまわぬように，心理検査など客観的指標を用いて，患児の現状を多面的に捉え，状況整理を行うことは欠かせない。また，患児の力に合った関わり方を一緒に検討する過程を通して，患児とその家庭に合った方法を見つけることにつながると考えている。

　患児は一日の大半を学校で過ごすが，集団生活への適応に戸惑う場合も多い。筆者は保護者の了承の下，学校との情報交換を行い，関わり方の方向性を調えていくようにしている。必要時には，専門機関（児童精神科や療育機関，教育総合センターなど）に紹介し，そこに至るまでの橋渡し的役割をも心理士が担っている。

　子どもが入院している場合には，精密検査にて心因性の要因が強まった時や，入院期間が長引く時の心理的ストレスを軽減するために，心理相談を紹介されることが多い。最近では，摂食の問題を抱える子ども達の紹介も増えている。入院時は，一人の患児に対し，様々な職種のスタッフがチームとなって取り組んでいる。

(3) **事例紹介**

　次に，事例を挙げ，病棟内での心理士の取り組みとスタッフとの関わりを紹介する。
　S子，中学生，女児。主訴は太ることが怖くてご飯が食べられない。家族は両親，本人，妹の4人家族。

現病歴

　S子は運動部に所属しており，部活も勉強も熱心に取り組んでいた。S子は成績優秀で，周囲に気配りをしながらクラスをまとめる役をもこなしていた。友達関係では，S子は人の話を聴く側になることが多く，自分の思いを話すことはほとんどなかった。体育大会の練習中にS子が倒れ，保健室に運ばれた。そこで養護教諭がS子の体が極端に痩せていることに気づき，担任から保護者に連絡し，S子をかかりつけ医に受診させるように勧めた。保護者もS子が痩せていることには気づいていたが，「しんどくない。大丈夫」と言って学校に行くため，なかなか病院に連れて行くタイミングを見つけきれずにいた。親子でかかりつけ医を受診したところ，加療目的にて当院へ紹介された。後日，当院小児科を受診され，即日入院となった。

　入院後，S子の摂食量に応じて主治医が行動制限を設定し，治療が開始した。ほどなく主治医より心理相談が紹介され，筆者との面接も開始した。

S子への支援

　S子との面接は週1回60分，心理相談室にて行った。入院前や入院生活における思い，特に行動目標に対する不満や体重増加への不安など，S子の様々な思いを傾聴し，受容するよう心がけた。また，S子の身体状態に合わせ，心理検査（描画テスト，知能検査など）も行い，それらを元にS子の抱える問題を見立てた。

保護者への支援

　S子とは別枠で保護者との心理相談も行った。病気に対する保護者の不安や思いを受け止め，保護者の疲労感をねぎらいつつ，S子に行われている行動制限の必要性や，S子への関わり方を一緒に考えた。

スタッフとの連携

　主治医，担当看護師，管理栄養士，心理士で構成する拒食症チームのカンファレンスを定期的に開いた。そこでは，S子の心身の状態と現在の行動制限，S子とその家族の様子などを確認した。様々な職種からの情報により，自分たちの気付いていない側面を知ることで偏った見方を防げること，またS子のしんどさや頑張り，成長している姿を共有できる機会となった。また，S子が食事をゴミ箱に捨てる，といった問題行動を起こした時は，S子の心情を共有しながら，スタッフ全員で対応を統一するように確認した。筆者からは，S子の見立てを元に，S子の行動の意味などをスタッフがくみ取れるよう，心理的に理解ができるよう説明した。また，スタッフがS子と関わる中で感じる戸惑い，不全感だけでなく，S子が少しずつ元気になる喜びも共有した。

結果

　約3カ月間の入院加療を経て，S子は目標体重を達成し，S子の退院をスタッフ皆で喜んだ。退院後も，外来診察にて摂食，身体面のフォロー，管理栄養士による栄養相談，心理相談では，家庭，学校生活の中で，S子が感じる思いを受け止め，S子が様々な状況への対処ができるように支援した。その後，S子は精神的に安心して悩みを相談できる友達関係を築けるようになり，日常生活での問題対処が少しずつ自分でできるようになるまで成長した。面接頻度はS子の状況に合わせて調整し，今は学校の長期休暇に合わせて面接を継続している。

(4) まとめ

　小児科の心身症は，子どもの発達段階によって症状が異なる。それぞれの子どもが，自分のペースで成長していく過程や，親子間での成長を受け入れ，見守る器としての役割が小児科では求められる。その中で，心理士の担う役割は，親子の心の懸け橋になれるよう，それぞれの思いを大切に丁寧に紡ぐこと，さらには地域全体で子どもと家族の成長を促すため，関係機関との連携を図ることではないかと考えている。

　　　　　　　　　　　　　　　　　　　　　　　　　　　　　　　　　　　　　（古好佳代）

6. 小児心身医学的アプローチ（リラクセーション）

(1) 心身症と心身医学的アプローチ

　心身症は，「身体疾患のなかで，その発症や経過に心理社会的因子が密接に関与し，器質的ないし機能的障害が認められる病態」と定義されている。子どもは心理的ストレスを身体症状として現しやすく，小児科外来を受診する小中学生の8.2％に心理的問題が存在すると報告されている（沖他，2001）。心身症治療における最も重要なキーワードが心身相関である。これは心と身体の相互作用を意味している。心身症の諸症状を一般の医学的アプローチだけでコントロールするのは困難である。治療に際しては，心身相関への気付きを促し，心理的因子が身体症状に及ぼす影響を理解させるという心身医学的アプローチが必要である。本稿では，リラクセーション，バイオフィードバック，心理教育を取り上げる。多くの心理療法が心の側から症状改善を図るのに対して，リラクセーションやBFは身体の側から問題解決を図るという特徴がある。子どもは成人に比べて内面を言語化するのが難しいため，心身医学的アプローチの適応が高いと考えられる。

(2) 福井赤十字病院の概要

　当施設は福井県福井市の中央部に位置し，病床数600であり，第二次救急医療待機病院，地域がん診療連携拠点病院に指定されている。臨床心理士１名が，精神科，小児科，がん相談員，緩和ケアチームを兼務している。

(3) 臨床心理技術者の業務

リラクセーション

　子どもに対して，呼吸法や漸進的筋弛緩法などのリラクセーションを指導している。呼吸法は，導入が容易で確かな効果が期待できる技法である。呼吸法には，不安，怒り，焦燥感を減弱する心理的な効果と，身体的なストレス反応を抑える生理的効果がある。呼吸法のポイントを整理すると，①呼吸数の減少，②換気量の減少，③腹式優位のパターン，④これらを一定時間継続することに集約できる。なかでも重要なのが，呼吸を緩やかなリズムに維持することである。毎分６回の呼吸リズムは，生理心理学的なリラクセーションを高め，また呼吸法の副作用である過呼吸の誘発を防ぐからである（梅沢・寺井，2006）。呼気と吸気に対応するガイド音を聞かせ，それに呼吸を合わせると容易にコントロール可能である。呼吸パターンを腹式優位にするためには，下腹部に片手を当て，腹部の動きに注意させている。吸気時に下腹部が膨らみ，呼気時にしぼむことを確かめさせる。呼吸法を習得するには，毎日１回15分程度の自宅練習が必要である。その際，時計（秒針のあるもの）を呼吸リズムの手掛かりとして使用すると良い。秒針の動きに注意して，５秒間息を吸い，５秒間息を吐き出すと，毎分６回のリズムにコントロールできる。

　漸進的筋弛緩法は，身体の筋緊張を和らげることでリラクセーションの獲得を目指す技法である。当施設では，五十嵐（2001）を参考にした簡易訓練を実施している。具体的には，全身の筋肉を，９つのグループ（手，頭，顔，頸，肩，胸と背中，腹，臀部，脚）に分けて，緊張状態（５秒間）と弛緩状態（15秒間）を繰り返す。緊張状態では，過度の緊張を避け，60-70％程度の力にとどめるように指導する。このとき，緊張状態と，弛緩状態の感覚の違いを，子どもに識別させることがポイ

ントである。1回のセッションにつきコントロール感覚のチェックを3回ずつ行うと、およそ30分程度の時間を要する。毎日最低1回の自宅練習を求めている。

バイオフィードバック

　バイオフィードバック（以下 BF と略記）は、行動療法の1つであり、通常は知覚できない身体情報を知覚可能な情報に変換して患者に提供し、そのセルフコントロールを目指す技法である。たとえば、体の緊張が強い子どもの治療では、当該部位の緊張を筋電図により測定し、音や光などの信号に変換してフィードバックする。フィードバックを手掛かりに筋電図を落とす訓練を続けると、次第に随意的な弛緩が可能となる。これまで、筋電図、皮膚温、脳波、呼吸、血圧、心拍変動の BF について治療効果が報告されている。これらの中で、心拍変動 BF は、装置が安価であり身体的な侵襲性が低いことから、子どもの治療に最適である。BF を用いて心拍変動を強めると、動脈圧受容体反射が活性化し（及川、2008）、のぼせ、動悸、めまい（起立性調節障害）などの症状が改善すると考えられている。当施設では、エムウェーブ（米国 HeartMath 社製）を用いて心拍変動 BF を実施している。ノート型 PC に接続された脈拍センサーを子どもの手指に装着する。心臓の拍動ごとの心拍変動が、PC 画面上にリアルタイムで表示される仕組みである。フィードバック画面は子どもの動機づけを高めるための工夫がこらされている。子どもに対して、PC 画面を手掛かりにして、心拍変動を増大させるように教示している。

心理教育

　心身相関に気付かせるためには、リラクセーションに加えて、ストレスが体に及ぼす影響をわかりやすく説明する必要がある。具体的には、家庭や学校における生活行動と、その時に生じていた身体症状の強さを併せて記録させる。両者を照らし合わせることで、生活ストレスと身体症状との関連性に気付かせていく。また、練習したリラクセーションを行うことで、身体症状が軽減することを実感させる。これが、将来的に、症状をセルフコントロールするセルフケア行動の獲得につながる。

(4) 事例紹介

　中学1年生男子。主訴は、頭痛、めまい、不登校。小児科医からは、心身症を基礎とした偏頭痛ならびに起立性調節障害と診断されていた。薬物療法と並行して心身医学的アプローチを導入し、毎月1回の心理面談を開始した。初回面談では、朝から昼過ぎにかけて吐き気とめまい感を伴う頭痛が生じること、症状が生じるのは平日に限られていること、頭痛が原因で登校できないことが明らかにされた。客観的には学校生活に関連したストレスの関与が強く疑われたが、患者はストレスの存在をまったく自認していなかった。そこで、心理教育の一環として、学校生活の出来事を取り上げ、その時に生じた気分ならびに身体状態との関連性を整理した。さらに心拍変動 BF の訓練を導入し、リラクセーションの自宅学習を求めた。患者はゲーム感覚で BF 訓練に臨み、初回から良好なコントロール成績を示した。リラクセーションや BF を実践しているときは、頭痛が軽減するという内省が得られた。面談を続けるなかで、周囲に大勢生徒がいる場面では強い緊張を感じ、それにともない頭痛が現れるという気付きが生じた。また、特別な学校行事の前夜から予期不安が強

まり，当日朝から体調が悪化することを自覚できるようになった。その後は，学校ストレスへの対処方法に焦点付けした面談を開始し，次第に身体症状が改善した。

(5) まとめ

　以上，当施設において実施している小児心身医学的アプローチをまとめた。心身医学的アプローチは心身相関を基盤とした心理的介入であり，身体症状と心理状態の関連性に気付かせ，セルフコントロールを習得させていく点が特徴である。心身医学的アプローチの長所は，ストレスに関連した幅広い症状に適用可能であること，副作用が少ないことである。その一方で，心と身体を1つの物と捉えるという東洋的な医学観が，他の医療職から理解を得にくいという短所がある。今後の課題は，心身医学的アプローチについて医師や看護師へ理解を求め，いま以上に他職種と連携して治療に臨むことである。

(寺井堅祐)

7．長期入院児と家族支援

(1) 長期入院児と家族

　病気になるまでは元気に遊び，幼稚園・保育園・学校に通い，家族と過ごしていた子どもたちにとって突然の入院，それに伴う行動制限，治療，それが長期になると身体的苦痛はもちろん，精神的苦痛も大きくなる。また，現在は約7-8割は治ると言われているが，小児がんと告げられた親は先の見えない不安を抱え，きょうだい児も突然環境が変わり不安定になるなど家族もさまざまな思いを抱えながら過ごすことになる。治療を順調に進め，家族が協力して乗り越えていくためにも，患児・家族の精神的安定はとても重要であり，そのための支援は不可欠である。

　当院小児科病棟は半数以上が白血病をはじめとする血液疾患児であり長期入院となるため，患児はもちろん家族も精神的負担が多い。当院には元々臨床心理士はおらず，筆者が初めての介入となる。患児・家族が入院生活を一日でも多く笑顔で過ごせるようにすること，じっくり関わることで信頼関係を築きながらさまざまな思いに耳を傾けること，そしてチームの一員として心理的支援をすることを目的として始められた。

(2) 広島赤十字・原爆病院

　当院は病床数598床，診療科数は25科あり，地域支援病院，地域がん診療連携拠点病院に指定されている。緩和ケア病棟は無いが，医師や看護師，薬剤師，管理栄養士，作業療法士，ソーシャルワーカー，臨床心理士など20名程で編成された緩和ケアチームがある。当院の臨床心理士は小児科部所属の筆者一人のため，週1回の緩和ケアチームのラウンドやカンファレンスに参加をすることもある。

　筆者が主に活動をしている小児科病棟には，0歳から高校生くらいまでの血液疾患児が10名程度無菌室や準無菌室に入院をしている。患児は治療や感染予防のためにも行動制限があり，白血球，その中でも好中球の数値で行動可能な範囲が決まっている。好中球が0-100の時はきれいな空気が出ているカーテン内のベッドで過ごすことが厳守，100-500の時はクリーンエリア内，好中球500以上の時は特に制限は無い。日々，好中球の数値，患児の体調，その他の血液データも考慮しながら

院内学級への登校，入浴，外出・外泊などが可能かどうか，医師により決定される。
　また，多くの場合母親が付き添い，家庭の事情によっては父親が付き添うことや，一時的に祖父母が付き添うこともあり，家族と関わることも多い。そのため，血液疾患児と家族には入院当初から主治医より臨床心理士の紹介があり，その後介入を開始する。その他感染症などの短期入院もあるが，医師や看護師長の依頼により，ネフローゼ症候群や糖尿病，また整形外科，消化器内科など他科に長期入院をしている患児・家族への心理的支援をすることもある。

(3) 臨床心理技術者の仕事

　前述したように，主に小児科病棟ですべての血液疾患児と家族の心理的支援を行っている。入院当初，主治医から患児・家族に遊び相手・話し相手であり，何でも話してよいということ，チームの一員として支援をしていくということが伝えられる。患児はベッド上で過ごすことが大半のため，毎日病室を訪問し顔を合わせ，声をかけ，患児の体調にもよるが1人につき30分から1時間，要望に合わせて時間を共有する。
　心理的支援を行うためにはまず，患児や家族の臨床像をしっかりと把握することが重要である。また，医師や看護師とのカンファレンスに参加し治療の状況も理解しながら，現在の心理状態が環境によるものなのか，性格によるものなのか，発達の問題なのか，判断をする必要がある。
　患児との関わりでは，第一に楽しい時間を一緒に過ごし気分転換をする。その中で，患児が抱える不安などさまざまな気持ちを聴いたり，共感したり，頑張っていることをしっかり誉め自信を無くさないように支援をする。そして，話し方や遊び方で今の心理状態を判断する。たとえば，機嫌が悪い時は荒い遊びになったり，口調が強くなったり，特に幼児はぬいぐるみや人形を自分と同じ立場に置いたごっこ遊びをすることで，気持ちを整理していることもある。どんな感情も受け止め，支援をしていくのが臨床心理士の役目である。
　付き添いの親への支援としては，筆者が訪室している時間は患児と一緒に遊びに参加してもらい楽しい時間を過ごす，患児から離れて自分の時間を過ごし気分転換をするなど自由に過ごしてもらう。また，患児のことはもちろん，親自身のこと，家族のことなど，その都度揺れ動く不安や心配などさまざまな気持ちをしっかりと聴き，受け止める。
　このような日々の関わりの中で，信頼関係を築くことが何よりも重要であり，そのためには患児・家族と一緒に過ごせる時間を大切にし，それぞれに合わせた心理的支援を行うことが大切である。そして，患児・家族と関わる時間が多いからこそ，医療者と患児・家族の橋渡しになり，チームの一員として支援をしていくことが求められる。

(4) エピソード

　この領域の仕事は，臨床心理士の介入が明らかに効果をもたらした，あるいは意味のあるものであったという判断は難しい。しかし，「辛くていっぱいいっぱいの時もあったけど，毎日来てくれて，親子の支援をしてくれて本当に助かりました」，「毎日変わらない親子二人の入院生活の中で，一緒に会話できたこと，遊べたことで楽しい時間を過ごせた」，「入院生活を笑顔で過ごせた」などの一言で分かることもある。患児・家族の不安や辛い思いを聴くことはもちろん，少しでも楽しく笑顔で過ごすこと，いかに自分らしく過ごせるかということが入院生活を乗り越える活力や，退院後の

第6章　小児科

日常生活へ戻る勇気にも繋がるのではないかと考える。

(5) 医療者や家族との関わり

　患児・家族への支援はチームで行うということが前提となる。医師や看護師も患児・家族に寄り添い，心理的支援も行っている。その中で，臨床心理士だからこそできることをチームの一員として行うことが重要である。入院当初は患児・親共に気持ちの整理ができていないこと，環境に慣れないことなどから表情も暗く，口数も少ない。しかし，患児にとって一緒に折り紙や工作をするなど楽しいことからの関わりは積極的であり，次第に口数や笑顔も増え，本来の自分を出せる。そして，それを見た親も少しずつ心を開き始めることが多いため，より早く臨床像を把握することで医療者に伝えることができる。

　週2日，医師や看護師，臨床心理士，薬剤師，管理栄養士，作業療法士，理学療法士，院内学級教師などが参加をする小児血液カンファレンスでは，患児の治療の進行を把握し，気になることがあれば質問をし，患児・家族が今どのような心理的状態なのかを伝える。また，カンファレンス以外でも，主治医や担当看護師と患児・家族について気になることがあればその都度話をするようにしている。

　付き添いの親への支援については(3)で述べたが，頑張っているのは患児・付き添いの親だけではない。入院生活を乗り切るためには，付き添い以外の親，きょうだい児，そして祖父母の協力も不可欠であるが，そのために家族それぞれの生活が変化しており精神的にも負担がかかっている。筆者と会う機会は少ないが，付き添いの親から情報を得，家族が見舞いに来た時，付き添いを交代している時などは声をかけ直接話を聴くなどして，それぞれの気持ちを理解しできる限りの支援を行っている。

(6) 今後の課題

　長期入院生活における心理的支援はもちろん，退院後も患児が成長していく過程において悩んだり不安を感じたりした時にはいつでも話を聴くことができるよう，継続的な支援もより充実をさせていく必要があるだろう。

(向井啓子)

8．小児血液腫瘍科

(1) 小児血液腫瘍における心理的問題

　小児がんの中で白血病の占める割合は最も高いが，この45年間で白血病死亡率は男女ともに大幅に減少しており（財団法人がん研究振興財団，2012），医学の進歩により治癒が期待できる病気の1つとなっている。

　国立がんセンターがん対策情報センターが発行している冊子『小児がんシリーズ　小児の白血病』によると，小児白血病の約70％を占める急性リンパ性白血病の場合，入院治療として7カ月から1年程を要することになる。患児は長期間にわたって，さまざまな制限のある無菌病棟で生活を送らねばならず，身体的苦痛を伴う治療に否応なしに向き合っていかねばならない。そうして長い入院生活にようやく慣れ，余裕をもって病棟や治療の仕組みなどを理解できるようになった頃に退院と

なり，また元の環境に再適応していかねばならない。

　また，家族は子どもが命にかかわる病気になったことを告知され，すぐに入院生活を支える体制をとらねばならない。そのような中で，急な入院とその後に続く苦痛を伴う治療をわが子にどう説明していいのかも難しい。言語的なやりとりが難しい年少児であればなおさらである。親として精一杯な状態になればなるほど，余裕のない感じ方，考え方になるのも目に見える。

　さらに，血液疾患の治療成績が向上したがゆえに起こりうる後期合併症（late effect）の問題やその不安を，患児や家族は抱えていかねばならない。後期合併症には成長障害，中枢神経障害，内分泌障害などがあり，いずれも大きなストレスを生む要因である。治療の主目的は病気の治癒であるが，将来に残される障害をどう受け入れていくかも重要な課題となる。

(2) 成田赤十字病院の概要

　成田赤十字病院の概要については，第Ⅰ部第2章1節を参照。

　当院では小児血液腫瘍科として17床（無菌病床9床）の病棟を有しており，無菌室管理の必要な患児を受け入れている。完全看護ではないため，病棟内には常に家族（主に母親）が付き添っている。就学児の場合は，院内学級に通う，ないし病室に訪問してもらい，学習機会がつくられている。

　臨床心理士はこの病棟に1998年から関わっている。患児の個別カウンセリングのみならず，患児家族へのカウンセリングのほか，病棟におけるグループ・プレイセラピーや，さまざまな行事の企画・運営にも携わってきた。

(3) 臨床心理士としての関わり

　定期的な関わりとしての週1回のグループ・プレイセラピーはクリーンエリア内のプレイスペースで開催され，おおむね1時間程度，対象となる患児やその家族が集まって，折り紙やビーズ，お絵かきなどの創作活動をメインの内容として行っている。参加者は年少児から大人（家族）と幅広いため，対象年齢の広い小麦粘土が人気である。粘土に好きな絵の具を好きなだけ加え，手を絵の具だらけにして無心に練り込む姿は年少児にしばしば見られる。高い清潔度を求められるクリーンエリアの中でのそうした遊びはカタルシスとなるであろうし，創造される作品は象徴的である。また，子どもが熱中している間，家族も作品作りに没頭できることがしばしの休憩時間になりうるし，あるいはグループ・プレイセラピーという守られた枠組みの中で，他患の家族と交流を深める井戸端となるかもしれない。子どもが治療を忘れ熱中している姿を見ることそのものが家族の安心へとつながる場合もあろう。そうしたことを念頭に毎週グループが開催されている。

　すべての患者が対象ではないが，個別カウンセリングも行っている。長期入院が必要な病気であることを知った患児やその家族のショックは大きく，上述のように入院当初の混乱は大きい。筆者らは病名告知の場に，主治医や看護師とともに陪席する場合がある。そこから始まり，患児についてのみならず，自宅に残してきたきょうだいをどうフォローしていったらいいかなどの相談を家族から受けることは多い。場合によっては，親自身の精神的ダメージが大きく，サポート体制を構築しなくてはならなかったり，精神科との連携を図ったりすることもある。

　また，病棟生活をより豊かなものにするために，行事の企画・運営を担うこともあり，毎月の誕生会，スイカわりやクリスマス会などを病棟スタッフとともに開催している。患児を中心に見据え

第6章　小児科

た活動は重要であるが，そこに臨床心理士が関わりサポートしていく意義も大きい。また，普段ならば家族が何気なく子どものためにしていることが，入院中はできないことが多い。患児に秘密でケーキを作ったり，クッキーを作ったりなどの家族向けの行事は，途絶えていた当たり前のことができる機会となりうる。

　退院後は家族会の開催や，相談用のEメールでのやりとりを利用してフォロー体制をとっている。入院中は同じような病気をもつ他患の家族が身近にいたが，そうした家族とのやりとりができなくなることは，家族や患児本人の不安を大きくする。退院後もつねにつきまとう再発への不安や後期合併症，その後の社会適応などの問題を想定してのフォロー体制は重要である。

(4) 事例紹介

　T君，11才，男児。急性リンパ性白血病。入院当初，T君はとてもおとなしく，主治医からの病名告知も受け，スムーズに治療のレールに乗れたかに見えた。しかし，入院して数週間が過ぎ，倦怠感や嘔吐などが抗がん剤の副作用であると身にしみて分かってくると，T君は投薬を拒絶するようになった。病院食は当初から拒絶していたが，病院食を運ぶ台車の音や他患の食事の音さえも嫌がるようになり，イライラ感が募っていった。母親や主治医，看護師らは対応に困り，臨床心理士である筆者との母親面接が開始された。母親の話からすると，どうやら頑なさや融通のきかなさといった心理的な特徴は幼少期からのようだったが，母親が丁寧に配慮していたために目立たずにこれたようだった。おそらくT君は，自分の身に降りかかっている想定外の出来事に困惑し，病気や入院生活を受け入れられず，あらゆるものを拒否すべく防衛しているように筆者には思われた。そこで，筆者と病棟スタッフは病棟での対応として，発達上の偏りの可能性があること，予定されていることをなるべく事前に伝えること，息抜きをすることなどを話し合い，さらに母親へもそういった対応を伝えていった。母親面接を数回すると，母親自身が焦って普段通りの対応ができなくなっていることを自覚し始め，またクリーンエリア内のママ友らにも支えられて，徐々に以前の母親を取り戻し，それに呼応するかのようにT君のイライラは落ち着いていった。

　病気に立ち向かう患児本人のみならず，患児を支える家族，そして患児やその家族を支える病棟スタッフを支えることの大切さを再確認した事例であった。

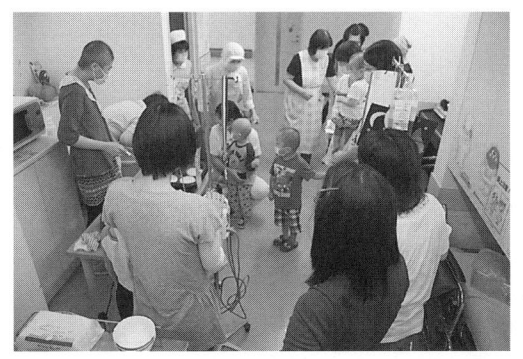

図Ⅰ-6　クリーンエリアでのホットケーキ作りの様子

(5) 今後の課題

　小児血液腫瘍科における臨床心理士の活動は多岐にわたる。面接室での業務はむしろ珍しく、いかに病棟スタッフとの連携を図るかに尽きるといっても過言ではない。いかに柔軟に、フットワークを軽くしておくかが重要なポイントの1つである。

　また、退院後のフォローアップは今後の課題としてあげられる。上述のように退院後に予想される心理的問題は数多く、継続的定期的なフォローが必要である。入院前に在籍していた「原籍校」への再適応の問題や後期合併症など、病院を出てしまうとどうしても手薄になってしまう部分である。

　そして、患児が入院している間、自宅に残されたきょうだいへのケアを充実させることも重要である。患児にエネルギーが注がれやすいのは致し方ないが、そのしわ寄せを負っている家族がいることを忘れてはならない。

（橘　稚佳子・小林　公・熊谷そら知）

9. 不登校

(1) 不登校と小児科

　文部科学省は、不登校を「年間30日以上欠席した児童生徒のうち、病気や経済的な理由を除き、何らかの心理的、情緒的、身体的、あるいは社会的要因・背景により、児童生徒が登校しないあるいはしたくともできない状況にある者」と定義している。文部科学省の「児童生徒の問題行動等生徒指導上の諸問題に関する調査」によると、平成23年度における全国の小・中学校における不登校児童生徒数は約11万7000人、不登校児童生徒の割合は1.12％である。「不登校」は状態（像）であるが病気ではない。しかし不登校の初期には、身体の不調を訴えることが多いため、小児科を受診することもまれではない。小児科は不登校の子どもの問題を多く扱う部署でもある。

(2) 北見赤十字病院の概要

　当院は北海道の東部・オホーツク医療圏域の中核病院として、急速に進歩し続ける医療に対応すべく病院の新築構想を掲げ、オホーツク圏域の医療機関等との連携を軸に地域完結型医療の構築を行っている。現在診療科は20科目、病床数は680床である。当院には心療内科、神経精神科も併設しているが、不登校の初診科としては若干敷居が高いようである。専門である児童精神科医に会うためには北見から150kmの移動を必要とする。どこを受診するにしても都会とは違って選択肢は非常に少ない。したがって不登校の子ども達が当院の小児科を最初に訪れるケースはきわめて多いといえる。

(3) 臨床心理技術者の仕事

　当院には現在臨床心理士2名が常勤として勤務している。医療社会事業部に所属し、診療科を問わず幅広い対応を行っている。中でも小児科の占める割合は大きい。

　不登校に関しては、まず小児科を受診することが多い。小児科医は身体を診るが、それだけで不登校の原因や問題を探し出すことは困難である。そこで臨床心理士が介入し、アセスメント、心理療法を行うこととなる。アセスメントでは知能検査、人格検査などを行う他、行動観察も含めた面

接を行うこともある。不登校の背後にある問題は多種多様である。思春期の問題から知的障害，発達障害，神経症，精神病など見極めが必要である。アセスメントの結果を医療スタッフと共有し，また必要に応じて他科，他機関と連携し，問題解決に向けて協働していくこととなる。アセスメントの後，心理療法を用いるのは臨床心理士の大きな役割である。心理療法は本人の希望や，適用かどうかという医師の判断のもと取り入れられる。当院では各種カウンセリング，プレイセラピー，箱庭療法などさまざまな技法を子どもに合わせて取り入れている。

(4) 不登校の事例の実際

不登校といっても背後に抱える問題はさまざまである。たとえば学校の担任や友人とのトラブル，いじめなどによって登校できなくなる子どももいれば，家庭環境が複雑で常に不安を抱えている子どももいる。知的な遅れがあり学業についていけない子どももいれば，人の目が気になり自信がない，ストレス耐性も弱く体調を崩しやすい子どももいる。優等生で頑張りすぎた結果燃え尽きる子どももいれば，ちょっとのつまずきから何となく学校に行かなくなる子どももいる。「不登校」は本当に多種多様である。この「不登校」について悩み，葛藤している子どももいる一方で，行かないことを決めてのんびり明るく過ごしている子どもも存在する。不登校は問題視されるが，学校に行くことがすなわちゴールというわけではない。子ども達に本当に必要なことが何なのか，慎重に見極める必要がある。

そのうえで臨床心理士は関わりを持っていくこととなる。本人は身体の不調を感じているが，それを嘘や怠けと捉えられ傷ついているものも多い。また自分自身でもその理由がわからず，自分を責めていることも多い。それらをむやみに否定するのではなく受け止め，問題解決へと向かう手助けを行う必要がある。しかしそれを学校や家族が根気強く待つこと，受け入れることは容易ではない。現在本人が置かれている状況や見通しを伝え，お互いに理解し，足並みを調整するのも臨床心理士の大きな役割ではないかと考える。

(5) 医療者や他機関，家族との関わり

「不登校」の問題で来院しなくても，例えば肥満や場面緘黙，難聴などが認められ，それらと不登校がつながっていることも実は多い。その際すみやかに外来や病棟から情報が流れてくるかは，日頃の業務連携による所も大きい。また連携は院内にとどまらない。特に不登校では学校との連携も重要である。一見問題ないようでも，集団に入れない，学業についていけないということも大いにある。学校での様子も大きな指標となる。その際家族に了解を取り，情報共有させていただくことも多い。もちろん家族との関わりも欠かせない。子どもにとって家庭は大切な場所であり，家族の不安が子どもの不安に繋がる。家族のフォローも重要であり，不登校の親の会でお話をさせていただくこともある。また当院の小児科部長を代表とした「オホーツク児童思春期研究会」という医療・教育・福祉の専門家を中心とした研究会も立ち上げており，スムーズな地域連携に役立っている。

(6) 今後の課題

不登校の子ども達と面接をする中で，臨床心理士の限界を感じることもある。いきなり学校に復

帰するのはハードルが高い。病院と学校の中間の居場所がないのである。ちょっと元気が出てきて外に出たいと思っても、不登校の子どもの行き場所、居場所がない。「なぜ平日の昼に学校にも行かずにうろうろしているのか」という視線が気になり外出できない。地方ではなおさらである。また学校という大きな集団に戻る前に、小集団で慣らしたいという場合もある。そこで児童思春期デイケアなどがあればと感じることがある。SST（生活技能訓練）などでコミュニケーションスキルも習得でき自信がつく、また同じ悩みを持っている人がいる、自分の居場所があるという安心感は、彼らの支えになるのではないだろうか。社会復帰への道筋も、不登校を考えるうえでは今後の課題ではないかと考える。

　いずれにせよ臨床心理士が不登校に関わるうえで、自分の専門性を生かしつつ連携していくことは必須であろう。そのためにはお互いの専門性を理解し、相談しやすいネットワーク作りを考えていきたいと思う。

(澤田和美)

10. 院内学級

(1) 院内学級とは

　院内学級は、学校教育法（昭和22年3月法律第26号）第81条の規定に基づいて定められた児童・生徒のための学級として設置された特別支援（病弱・身体虚弱）学級として位置づけられる。学齢期の子どもにとって、日常生活の大部分は、学校生活が占めているといっても過言ではない。病気やけがのために入院し、余儀なく教育を受ける機会に欠けた状態、すなわち学校へ登校することのできない児童・生徒に対し、一人一人に応じた特別な教育支援を行うことを目的とした学級である。

(2) 武蔵野赤十字病院における院内学級「いとすぎ学級」の概要

　武蔵野赤十字病院の概要については、第Ⅰ部第4章1節を参照されたい。当院における院内学級は、「いとすぎ学級」という名称を持ち、昭和48年に開設され、約20年の歴史を持つ。学級は当院の2階部分に位置し、小学校、中学校の2教室で授業が行われている。教職員は、常勤の教員は小学校2名、中学校1名であるが、その他、非常勤教員、講師、学習指導員が教育活動を行っている（平成24年度現在）。設置母体は、武蔵野市の公立小学校（武蔵野市立境南小学校）、および公立中学校（武蔵野市立第六中学校）である。当院にて入院加療中の児童・生徒が、利用を希望し、担当医師の許可がある場合に支援対象となる。利用にあたっては、学務上、原籍校（元来、通学している小中学

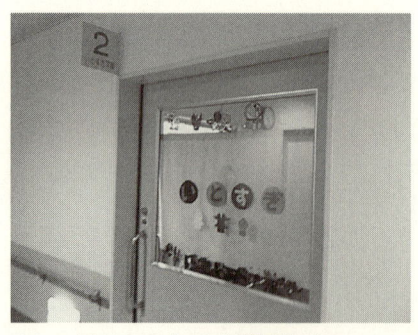

図Ⅰ-7　「いとすぎ学級」入口　　　　　図Ⅰ-8　「いとすぎ学級」教室

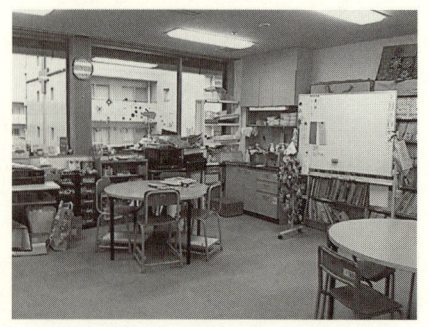

校）から設置母体の小中学校へ，一時的に学籍を移動することが定められている。しかしながら，当院が急性期病院であるという特性をもつため，近年の入院在日日数の縮小化（平成23年度実績で平均入院日数11.9日）に伴い，短期間の入院において学籍を移す手続きを行うことが困難となってきている。こうした経緯の中，現在では，入院中に教育的支援を望む患者に対して，たとえ1日でも支援を提供できるよう，学籍を移していない状態にある児童・生徒への支援行為を「教育相談的対応」と位置付け，関わりを持っていただいている。

「いとすぎ学級」では，教育的視点からの支援を行なっているが，その活動内容は，非常に多岐にわたり，教室内での教科学習，工作，理科の実験，家庭科の調理，そして院内の敷地にある学級園では，植物や作物の栽培も行なっている。また，安静度に応じて，教室までの移動が不可能な状態の子どもに対しては，ベッドサイドでの支援が行われている。年に1度，医療スタッフを同行しての遠足も実施されている。これらの活動が，入院中の子どもやその保護者にとって，非常に印象深い体験となっていることは，いとすぎ学級が毎年作成している文集からも，その様子がうかがわれる。

(3) 臨床心理技術者の仕事

院内学級との関わりとして，臨床心理技術者は，臨床心理士として，病状連絡会議，および病弱・身体虚弱学級（いとすぎ学級）運営会議に定例的に参加している。病状連絡会議は，院内学級の教員が主催する会議であるが，月に1度開催され，通常，院内学級教員，小児科医師（部長），小児科病棟看護師（師長），病棟保育士，そして臨床心理士で構成されている。検討する事項によって診療科の主治医，医療ソーシャルワーカー，在籍児の学校関係者，地域の福祉職員などが加わることもある。病状連絡会議では，入院中の学齢期の患者のうち，院内学級の教員が教育的支援を行なっている児童生徒に対する支援活動，およびその中で気づいたこと，そして身体的・心理的に配慮を要する点について，教育―医療スタッフ間で情報交換を行なう場となっている。臨床心理士は，患者である児童・生徒に直接的に関わっている院内学級の教員，および病棟の医療スタッフからみた児童・生徒の心理的状態・行動について気がかりな問題，あるいは教員や医療スタッフの関わり方について，臨床心理学的な視点からの意見や助言を求められることがある。すなわち，患者に直接的に接しているスタッフへのコンサルテーション的な役割を担っているといえる。臨床心理士が，直接的に入院中，および退院後の患者に関わることもあるが，それらは，主治医が必要であると判断した場合，あるいは患者やその家族から希望があれば，医療の枠組みの中で診療の一環として，心理アセスメント，あるいは心理相談を行うこととなる。

一方，学級運営会議は，市の病弱教育の推進，ならびに院内学級の適切な運営を図ることを目的とし，市の教育委員会（教育支援課長，指導主事，教育支援課事務局職員），学級設置校の管理職，担任等，および当院のスタッフ（小児科部長，小児科病棟看護師長，および保育士，医療社会事業課長，臨床心理士）を構成員として，年に2度開催されている。当会議では，通級児童生徒の活動報告，および学級運営の基本的方針案などが検討されている。

(4) 事例またはエピソード

先に述べたように，最近の傾向としては，病気や怪我のために入院期間が短縮化している一方で，

入院中に，普段の生活の中で見えづらかった問題が表面化するケースが認められる。たとえば，入院中に「いとすぎ学級」の教員が学習指導を行なっている中で，子どもが，普段の日常生活で感じていることを，ふと話すことがある。「早く退院したい」という気持ちよりも，「できるだけ長く病院にいたい」という訴えに沿って，よく話をきいてみると，発達や児童虐待の問題が疑われるケースに何度か遭遇した。同様に，院内学級の教員が，退院後の速やかな適応を促すための支援として，児童生徒が在籍していた学校の教員と環境調整を行なう過程で，入院前から登校しぶりや授業に参加できない，等の問題があったことが発見される場合がある。さらに，医療スタッフには言えないが，「いとすぎ学級」の教員へは話すことできることで，入院中および退院後の生活に対する悩みや不安の軽減が得られていることは，子どもだけでなく子どもの保護者にも多く見受けられ，両者の心理的サポートとなっている。これは，子どもの病気や怪我に伴って，保護者が悩みや不安を持ったとしても，そのために精神科医師や臨床心理士が所属する心療内科・精神科を受診することは心理的障壁が高いが，一方，教育的立場にある院内学級の教員は，普段の生活の中に存在している「学校の先生」という親しみやすさがあり，話がしやすいということがあると思われる。

(5) まとめと今後の課題

当院では，院内学級があることで，入院生活の中で特別支援教育を提供できる仕組みがある。患者である児童生徒に対して，医学的治療だけではなく，長期的な視点を持ち，退院後の日常生活への再適応を図る上での課題や支援方針について，教育，医療，そして必要に応じて福祉的な側面から検討を行い，包括的な支援を実践することができている。一方，原則として，支援対象となる児童生徒は，小中学生に限られること，退院後の自宅療養期間中については支援の枠組みに適切なものが見当たらないなど，支援体制の組織的基盤作りが課題としてあげられる。全国的に児童生徒の入院数は減っている一方で，平成22年障害者白書によると，小中学校，および高等学校におけるぜんそく，心臓疾患の割合，および20歳未満の未成年における精神および行動の障害が増えており，こころのケアが必要な子どもの数が増えている。こうした問題に，特別支援教育と協働しながら，臨床心理士も積極的に関与していくことが望まれる。

（池田美樹）

第7章　心療内科

1．心療内科の臨床1
2．心療内科の臨床2

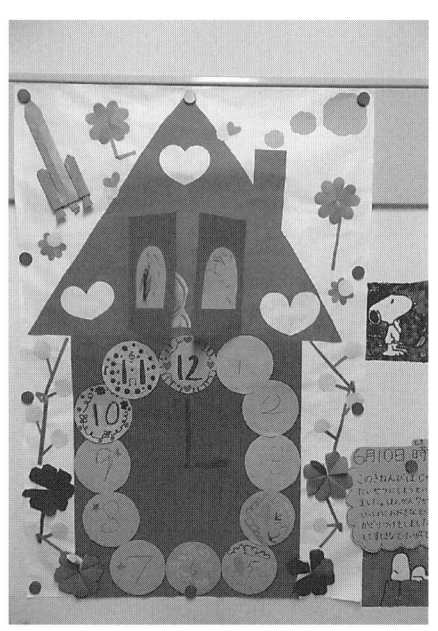

患児と病棟スタッフの共同作品（広島赤十字・原爆病院）

1．心療内科の臨床 1

(1) 心療内科とは

　心療内科は，1996年に標榜科として，厚生省（現在の厚生労働省）より認可された。ストレスや悩みなどの心理的問題によっておこる身体の病気（症状）を診る科，つまり，身体に現れた症状を，身体だけでなく心理社会的な面も含め，その人が経験するあらゆることを考慮し，心身両面から治療していくのが心療内科である。心身両面から統合的に病状を理解し，病気よりも病人を中心とした全人的な医療を実践する場である。

　心療内科では，「心身症」を中心として扱う。心身症とは，「身体疾患の中でその発症や経過に心理社会的因子が密接に関与し，器質的ないし機能的障害が認められる病態をいう。ただし，神経症やうつ病など他の精神障害に伴う身体症状は除外する」（日本心身医学会，1991）とされている。ストレスなどが原因で引き起こされる，身体面，心理面，社会面における多因子的，相互作用的な関わり合いの中で出現する病態である。そのため，病気が心身症とそうでないものに厳密に分けられるものではなく，ひとつの病気のなかでも心身症傾向の強いものから弱いものまで連続的にある。その傾向が弱い場合は，身体に対する治療により軽快し，その傾向が強い場合は，心理社会面も考慮した治療が必要となる。

(2) 神戸赤十字病院心療内科の特徴

　神戸赤十字病院は，総病床310床，24の診療科から成る。その中で，心療内科は，阪神・淡路大震災を契機に，1996年1月に開設された。災害におけるこころのケアを軸としながら，外来を主に，他科および併設される兵庫県災害医療センター入院患者のコンサルテーション・リエゾンなどを中心に行っている。当科における主な症例は，過敏性腸症候群や機能性胃腸症，緊張型頭痛など機能性疾患の心身症，慢性疼痛，身体症状を主とする軽症うつ病，パニック障害，自律神経失調症などである。また，先に述べたように，「赤十字病院」として災害医療に貢献する役割を担っていることから，被災者へのこころのケア，遺族へのサポートにも力を入れている。

　医師，臨床心理士，看護師や他のメディカルスタッフと協力しながら，患者，患者家族，職員などの心理的サポートにおいて，大きな役割を担っている科である。

(3) 臨床心理士の仕事と役割

　主な仕事内容として，カウンセリング，心理査定，自律訓練法やリラクゼーション，職員のメンタルケア，メンタルヘルス講習，糖尿病教室，コンサルテーション・リエゾン，災害時のこころのケア，救護活動後方支援，などがあげられる。また，週に1回心療内科医と，外来患者，他科入院患者，職員のメンタルケアについてのカンファレンスを行っている。

　現在進行している心療内科外来に受診する患者のカウンセリングの症例数は，30ケースを越える。男女の比率は約8割が女性，約2割が男性となっている。年齢は，30代と40代が多い傾向にある。主な相談内容は，心身の症状について（不安感，抑うつ感，不眠，頭痛や腹痛，嘔吐等の身体不調など），人間関係（親子関係，夫婦関係，家族関係，学校職場の人間関係など），自分自身について（自分の性格や生き方，過去のトラウマ，将来や未来のこと，進路など），喪失体験について（家族，ペット，仕事など）

などがあげられる。

　主たる仕事としてあげられるのがカウンセリングと心理査定である。心理査定は，病態水準の把握，医療者の見立てと治療方針が客観的に妥当性を持っているかという評価を目的として施行する。心理査定を行う上で，主治医と患者にとって何が治療上有益であるかという視点に重点をおいている。そのため，多面的に情報を得られるよう，症状の程度や年齢など，個人に合わせてテストバッテリーを組む。また，カルテやカンファレンスでの情報，主治医からの情報などをふまえ，総合的に所見を作成する。そのことによって，より患者の特徴が表れやすくなり，主治医と患者に役立つ情報を提供することができると考えている。その上で，特に多方面からの援助が必要と感じる患者においてはカウンセリング導入に至る。

　カウンセリングにおいては，主治医と綿密に情報交換をすることで，心身両面の評価ができ，患者像の把握をすることができる。すなわち，全人的な治療アプローチが可能となる。それによって，治療場面でも柔軟に対応できるため，患者のみならず，患者を取り巻く家族や上司などがカウンセリングに同席することも可能であり，場合によっては主治医と心理士が同時に面談することもある。

(4) 事例紹介——患者家族，医療者との関わりを通して

　主治医から「異常所見はないが嘔吐を繰り返す人がいるのでカウンセリングを導入したい」と依頼があった。患者は30代女性（Uさん）。夫，子どもと3人暮らし。本人はストレスの自覚症状はほとんどなく，身体的問題だと感じていた。心療内科受診に至ったのも，かかりつけ内科からの勧めであった。数年前から，吐き気や嘔吐がたまに起こることがあったが，受診1カ月前より嘔吐が頻回になった。仕事をしながら家事や育児を行っており，身体は疲れていると話していた。面接を進める中で，最近夫の仕事が忙しく家事に協力的でないなど，夫に対する不満が語られるようになった。Uさんは，今まで夫に対する不満をずっと抑え込んできたという。しかし，元々協力的であったエピソードなども語られたため，夫に治療チームの一員として関わってもらえるだろうという仮説の下，夫をカウンセリングの場に呼ぶこととなった。夫がUさんと一緒に来院した際には，夫が今までUさんにサポーティブに関わってきた側面を労い，現在のUさんの状態についての説明を行った。その中で，夫は「妻のことは心配ではあったが，自分がどうしてあげればよいのか分からなかった」，Uさんは「夫に心配をかけてはいけないと思い，辛さを話せなかった」と，お互いに思い合っているエピソードがいくつか語られた。面接の中で，1日3分間，お互いの思いを素直に語る時間を設定するということが夫婦によって提案された。その後，夫の関わりがよりサポーティブになり，Uさん自身も自分の思いを夫に伝える機会が増えたことで，いつの間にか嘔吐の頻度が減少し消失した。主治医との連携においても，随時カウンセリングでの経過について情報交換しながら，診察場面でも，Uさんと夫のやりとりが増加していることについてポジティブフィードバックを行ってもらうように依頼した。このように主治医にも，家族システムがよりスムーズに変化するよう配慮してもらうことで効果を上げたと思われる。

　家族療法やシステムズ・アプローチの視点において，患者家族を含めた家族システム，また医療システムなどを考慮し関わっていくことが必要であるといわれている。早川他（2006）は，援助する能力があると思っている相手が，何らかの理由で自分に対してその能力を発揮していないと感じた場合，言語的にも，非言語的にも何かとコミュニケーションをとろうとし，その際「症状」を駆

使することがコミュニケーションの手段となると述べている。本事例の場合，嘔吐は，本人の不満や思いを吐きだすという一つの非言語的表現だったと考えることができる。そうなった場合,「症状」という非言語的表現を言語的表現に変えることが，症状を取り除く一つの手段となる。そのため，本事例においては，夫婦の資源を引き出しながら，非言語的表現を言語的表現に変化させることで，システムに変化が起こり，症状寛解に至ったと考えられる。

(5) 今後の展望

　上記に述べたような事例は，どの診療科においても経験される事例であると思われる。つまり，患者を取り巻くシステムを中心に心理社会的背景を考慮することは，患者の全体像を把握するうえで有意義であると考える。また，患者の苦しみの本質を拾い上げることができるのではないだろうか。

　現在神戸赤十字病院の心理士として，心療内科受診患者への対応が中心となっている。今後，心理士としてさまざまな科と連携をとり，心身医学的な視点を浸透させていくかが課題となる。そのことがチーム医療の質を上げること，ひいては患者のQOLを上げていくことに繋がるのではないかと考えている。

（植木佐緒里）

2．心療内科の臨床2

(1) 日本赤十字社和歌山医療センターの概要

　和歌山市の中心部に位置する本センター最上階からは，朝日を背にした和歌山城，夕焼けに染まる紀ノ川が一望できる。本センターは1905年（明治38年）に設立され，地域医療の中核病院として位置づけられている。現在は稼働病床853床，36診療科目を標榜しており，地域がん診療連携拠点病院，災害拠点病院，高度救命救急センター，地域医療支援病院などの機能を担っている。

(2) 心療内科

　平成16年に開設されたばかりの科で，医師1名による初診・再診完全予約制の外来診療を毎日行っている。なお，病床は持たない。当科は，心療内科とあるように，ストレスによって何らかの「身体症状がある」患者が診療対象となり，統合失調症やうつ病，不眠症，神経症などの精神疾患は基本的に対象外である。本センターは，常勤医師による精神科も開設されており，それぞれの専門性を尊重し，互いに補い合いながら円滑に連携しているため，当科では狭義の心身症患者との出会いが多い。

　平成23年4月から平成24年9月までの当科初診患者の紹介元は，院内が56％，院外が21％，紹介状なしだったのは23％で，院内外に対する周知はすすんでいる。性別は，男性37％，女性63％で圧倒的に女性患者が多い。年齢別に見ると，10代（6％）や80代（6％）を除いて，20代12％，30代13％，40代15％，50代15％，60代18％，70代15％と，世代の偏りはそれほど見られない。機能性胃腸症，頭痛，慢性疼痛，月経困難症，身体症状のある自律神経障害などを，一つないし複数抱えた人の受診が多い。

(3) 臨床心理技術者の仕事

　当科には2名の臨床心理技術者（以下，心理士とする）が所属している。常勤心理士は外来・入院患者を対象に心理臨床活動を行っており，非常勤心理士はその外部性を活かして職員・看護学生のストレスケアを行っている。ただし，本稿では常勤心理士の活動についてのみ触れる。

　心身症はストレスとの関連が深いため，医師が診断や治療を進めていくには，心理社会的な側面に配慮する必要がある。まず初診患者は問診表や簡易心理テストに答えた後，心理士によるインテーク面接を1時間ほど受け，それらの情報を元にして医師の診察を30分ほど受ける。インテーク面接では，症状経過や症状理解，軽快および増悪因子，治療意欲，既往歴，家族歴，学校や職場状況，友人関係，ストレス等を聴取している。症状経過では，現病歴だけでなく症状出現時の本人をとりまく環境やライフイベントを想起してもらうことで，本人が見過ごしていた心理社会的な問題が浮かび上がってくることもあり，心身相関（身体疾患と心が関係していること）に患者自ら気づくこともまれではない。ただし，心身症患者は，身体症状があるにも関わらずさまざまな身体科で「異常なし」と言われ続け，複雑な想いを抱えながら最終的に心療内科へたどり着く人が多い。心療内科を「敷居の低い精神科」だと勘違いしている患者もいるため，インテーク面接では身体症状にできるだけ耳を傾けて，心理社会的側面に触れるときでも心理面に侵襲しすぎないよう注意を払っている。医師からは，情報をできるだけ整理して提供することや，心理の専門的視点からの意見を期待されている。

　また，医師の依頼を受けて，カウンセリングや心理検査を実施している。心理臨床活動に対しての当科医師の理解は深く，カウンセリングは構造化された環境で提供している。一回50分の対面式で，隔週または月1回で実施することが多い。そして，カウンセリング専用の相談室は，人目をできるだけ意識せずに通える人通りの少ない棟に設置している。主に，カウンセリングの対象は，自律神経障害や機能性胃腸症といった疾病の背景に，青年期の発達課題を抱えていたり，親子関係や夫婦関係などに問題を抱えていたりする患者である。心身症患者は，ストレス反応を身体症状で示すので，自身の抱える心理社会的問題の洞察に至らなかったり，過小評価していたりして，その問題が患者から語られずに治療が停滞する場合がある。だが，カウンセリングを通して，症状の背景にある不安や怒り，心的葛藤を意識化し，治療場面で医師へ言葉で伝えられるようになったケースも少なくない。医師と心理士の性別を違えることによって，父親役・母親役の分担を行い，治療に活かすことも可能だ。医師と心理士それぞれの治療に対する見立てを共有できるよう，定期的にカンファレンスを開催し，意思疎通を図っている。

　また，患者自身が認識している問題から，さらに踏み込んだ治療を行うために，心理検査を利用することがある。心理検査を行うこと自体，患者が自身と向き合うきっかけとなり，検査結果を患者に説明することは非常に治療的意義をもつ。例えば，言語化の促進や，治療者・患者間での問題共有ができるなど治療的介入の手段となる。また，医師が，主訴の背景にある精神力動や自我機能，不適応な行動パターンなどを理解するのにも役立つ。当科では，主に，ウェクスラー知能検査，ロールシャッハ・テスト，バウム・テスト，P-Fスタディ（絵画欲求不満テスト），TEG（東大式エゴグラム）などの検査を活用している。

　社会適応のために作りあげてきた自分を解放し，本来あるべき自然な姿へとサポートするために「こころ」の声を聴くのは，心理療法一般に通じるものである。ただし，身体化している背景を汲

みとって，呼吸法や自律訓練法などを用いつつ，「こころ」だけでなく「からだ」の声にも耳を傾けることが，心療内科における心理士の仕事であろう。

(4) 医療者や患者家族とのかかわり

　心身症患者にとって，症状に対する家族の理解はとても重要である。身体症状を呈しながらも器質的または機能的な異常が見つからないうえに，家族の理解が得られない場合，患者の心理的苦痛はさらなるストレスや心的葛藤を引き起こし，身体症状を増悪させかねない。そのため，心身症の全般的知識や患者の状態などをその家族に説明し，症状が悪循環に陥らないように配慮することが大切である。

　外来以外に，がん（緩和ケア）や糖尿病などの身体疾患を持つ入院患者や家族の心理アセスメントやコンサルテーション，カウンセリングも実施しており，他科の医師や看護師，薬剤師たちと協働しながら患者の心理的援助にあたっている。

(5) 今後の展望

　軽度発達障害を抱える青年や成人の中には，仕事内容や人間関係などが複雑になる中でストレスが生じ，二次障害として心身症を発症するケースがある。当科では，こうした患者やその家族に対し，心身症の全般的知識に発達障害の知識を加えた心理教育や，個々の特性に応じた具体的な指針を示している。

　しかし，青年や成人に至るまで発達障害を見過ごされてきた患者は，心身症としての身体的問題が前面に出て，基盤にある発達障害の特性による問題が顕在化せず，治療者が病態理解に苦慮することがある。発達臨床心理学的視点からの見立てや適切な介入・支援ができるシステムを構築し，充実させていきたい。

（倉山正美）

第8章　精神科

1. 物質関連障害（アルコール依存症と集団精神療法を中心に）
2. 統合失調症
3. 気分障害
4. 不安障害
5. 適応障害
6. 人格障害
7. 心理検査
8. バイオフィードバック

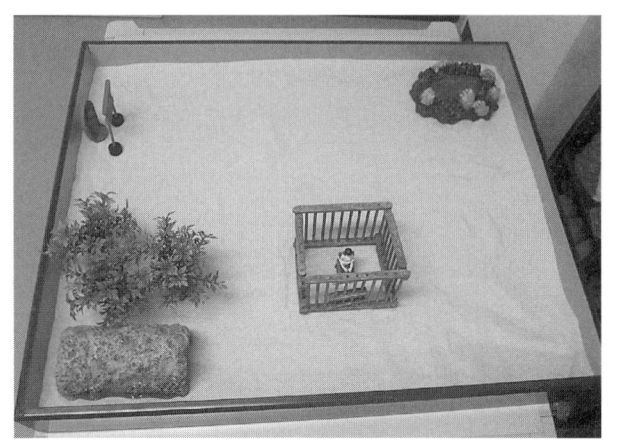

箱庭（北見赤十字病院）

1. 物質関連障害（アルコール依存症と集団精神療法を中心に）

(1) アルコール依存症および集団精神療法とは

アルコール依存症は，代表的な精神科的疾患の1つである。アルコールを身体に反復してとりこむことによって，①強い飲酒欲求（渇望），②飲酒時間や飲酒量の統制困難，③断酒や節酒時における離脱症状の出現（例：手指振戦，幻視などの幻覚症状），④耐性化（酩酊状態を維持するために飲酒量が増加すること），⑤他の興味の喪失，⑥飲酒とそれによって引き起こされた有害事象（例：臓器障害，失職）との関連性の否認などが生じる。

一方，集団精神療法とは，保護された空間や時間の中で，参加者の所属性の賦活（例：一体感，安心感）や認知の再構成（過去の経験をとらえなおし，より本人が受け止めやすい考えに修正すること）などを目的とした精神療法形態の1つである。

アルコール依存症治療の一環として精神療法を実施することは，治療的に意義があるとされている（宮川，2010）。本稿では当院の集団精神療法（以下，アルコール依存症グループ）の実際について報告する。

(2) 釧路赤十字病院の概要

当院は，診療数18，病床数489床（うち，精神科病床58床）を有する総合病院である。特徴として，二次救急指定病院や小児救急医療拠点病院などの指定を受けており，道東の中核的病院でもある。2012年7月には，病院機能評価として一般病院 Ver. 6.0を取得している。

現在，アルコール依存症グループは臨床心理技術者が担当している。患者が発言しやすい環境を提供することや，患者の自助効果を高めることを目的に，精神科医師の介入は最小限に留めている。身体管理のために病棟看護師が同伴したり，研修の一環として臨床研修医や新人看護師が同席することもあるが，患者が医療者の存在によって萎縮してしまわないように細心の注意を払っている。他の病院によっては，精神科医師や看護師あるいは精神保健福祉士などが積極的に介入する場合もあり，形態は様々である。

参加者は，精神科や内科に通院されている患者を対象とする（入院患者も含む）。アルコール依存症は精神科的疾患ではあるものの，アルコールの影響によって内科的症状を合併する場合があり（例：急性膵炎，糖尿病），内科受診時に初めてアルコール依存症が疑われ，内科医師やコンサルテーション・リエゾンを担う精神科医師の指導のもとで，アルコール依存症グループを検討，導入することもある。なお，当院の患者数は3-15名前後と変動があり，院内の小ホールでオープングループの形態をとり，週に1日，1時間で実施している。

(3) 臨床心理技術者の仕事

ヴィノグラドフら（Vinogradov & Yalom, 1989）によると，効果的な集団精神療法を実施するためには療法的因子が必要とされている（表Ⅰ-10）。当院では，その療法的因子をもとにして，アルコール依存症グループに応用して実践している（表Ⅰ-11）。

もともと好んで飲酒をしていたアルコール依存症患者にとって，病気であるという認識（病識）をしみじみと感じるには個人差があり，一般的に病識を得るまでに長い時間を必要とするため，「③

第8章　精神科

表Ⅰ-10　集団精神療法の療法的因子（Vinogradov & Yalom, 1989）

① 希望をもたらすこと	⑥ 模倣行動
② 普遍性	⑦ カタルシス
③ 情報の伝達	⑧ 実存的因子
④ 愛他主義	⑨ 初期家族関係の修正的繰り返し
⑤ 社会適応技術の発達	⑩ グループの凝集性

表Ⅰ-11　アルコール依存症グループにおける療法的因子

① グループに期待し，効果があると信じること
② 同じ症状や問題で悩んでいる他患がいると知ること
③ アルコール依存症の知識を，より深めること（＝心理教育）
④ 自己が他患の役に立っていると感じること
⑤ 退院後の生活習慣など，他患から学び，とりいれること
⑥ 他患の雰囲気や症状に対する姿勢を，とりいれること
⑦ グループに自己を受けいれてもらう体験をするなど，カタルシスを得ること
⑧ 他患との信頼関係を保ちつつ，個人的な問題は自己で解決を図ること
⑨ （スタッフ）柔軟に役割を変えながらも，患者を励ましつづけること
⑩ （スタッフ）グループ内外の患者の活動を促進するため，凝集性を高めること

アルコール依存症の知識を，より深めること（＝心理教育）」はとくに重要である。当院では，臨床心理技術者が心理教育につながるような資料を用意し，その資料に対する患者の意見や感想を拝聴している（30分程度）。

一方で，心理教育に重点を置くことは，臨床心理技術者が会話の主導権を握ってリーダーシップをとりすぎることになり，患者の気づきが促進されにくい。「⑥他患の雰囲気や症状に対する姿勢を，とりいれること」などの効果を得るために，患者の自発性や主体性を重視し，患者同士の交流も積極的にすすめている（30分程度）。ただし，患者の熱心な意見が他患に正しく伝わっていなかったり，他患の言動に感情的になったり，話題が深まらない場合は，補足的に臨床心理技術者が会話を先導することもある。

(4) 事例紹介

参加されている患者には，病識の程度，断酒の程度，身体疾患の程度，家族の協力などの社会資源の程度によって，治療の予後に個人差がある。一方で，アルコール依存症グループに参加される患者の理解には共通点がある。

第一に，「入院患者と一緒に参加するグループは貴重と考えていること」である。患者のほとんどが精神科や内科での入院を経験している。グループに参加することで，入院当時を思い出す機会になり，あらためて断酒の決意を高めているようである。

第二に，「医療者に依存症の知識を提供して欲しいと考えていること」である。アルコール依存症の患者には「誤解や偏見がつきまとっているので，病気の実態を学習することには大きな治療的意義がある（河野他，1992）」という。当院のある地域は自助グループも少なく，医療者を含めたアルコール依存症グループはさらに少ないため，医療的知識を提供できるグループが必要である。また，病識のある患者の要望として，「退院して間もない患者の理解を促進させたい」という想いがニーズの1つとなっている。

第三に，「亡くなった患者のことを想い悲しみ，その患者の代わりとして他患が生きていこうと

する姿勢」である。当院で参加される患者の年齢は20-70代と幅広く，若年患者，若年時発症の高齢患者，高齢時発症の患者の3つに大別される。若年患者が退院後死亡するケースなどはグループに大きな影響を与え，患者の中には医療者以上に亡くなった他患への畏敬の念をもち，その想いを背負って人生を歩まれているようである。

(5) 今後の課題

近年，精神科を開設していない総合病院，開設していても精神科病棟が縮小されたり，身体科のコンサルテーション・リエゾンまで手が届かない総合病院の実態が懸念される。

再飲酒予防や入院時の不穏行動の予防には，精神科業務を専門とする医療者の介入が必要であり，精神科病棟の存在や内科病棟などへのコンサルテーション・リエゾンは重要と思われる。当院の臨床心理技術者においても，リエゾンチームの一員となって他の医療者への貢献度を高め，アルコール依存症を含む精神科的疾患に寄与することが課題である。

また，当院では，医療者がアルコール依存症を正しく理解し，それを継続して患者に伝え続けていく過程を大切にしている。将来的には，「患者が患者のために，いつでも適切な知識を提供できるような自助グループの構築」を目指している。

（大川満生）

2．統合失調症

(1) 統合失調症とは

統合失調症とは，陽性症状（妄想，幻覚，解体した会話，ひどく解体したまたは緊張病性の行動），もしくは陰性症状（感情の平板化，思考の貧困，または意欲の欠如）などの特徴的な症状を有し，社会的または職業的機能の低下がみられた状態のことをさす（APA, 2000）。決して珍しい病気ではなく，およそ100人に1人の割合で発症するといわれている。発症の原因には様々な仮説（ドーパミン仮説，発達障害仮説，遺伝的な要素など）が挙げられているが，いまだに明らかになっていない。双極性障害とともに「内因性精神疾患」と呼ばれており，精神科的治療が最も必要とされる疾患の一つである。

1950年代にクロルプロマジンによる治療効果が示されて以降，統合失調症に対しては精神科薬物療法による治療が可能となった。現在では，より副作用の少ない非定型抗精神病薬も用いられている。そして，統合失調症に対する心理療法として近年では，陰性症状や行動障害に対して作業療法やSSTが，陽性症状や機能障害に対しては認知行動療法が，その有効性を認められつつある。また，デイケアプログラムによる社会参加の促進（リハビリテーション）や，患者家族向けの心理教育などの実践が，単科精神科病院やクリニックを中心に進められている。

本項では，総合病院の精神科において統合失調症患者の治療がどのように行われるのか，当院における活動を例として示すこととしたい。

(2) 深谷赤十字病院の概要

当院は埼玉県の県北に位置し，病床数506床，21の診療科を有する総合病院である。救命救急センター，災害拠点病院，地域周産期母子医療センター，地域がん診療連携拠点病院など，多くの指

定を受けており，埼玉県北部の医療の中核となる病院の一つである。

当院の精神心療科（精神科）は現在，精神科医1名，看護師1名，受付事務1名，臨床心理技術者1名という構成で業務を行っている。精神心療科の病床は7床あるが，現在は精神科医が1名のみのため，管理上の観点から頻繁には使用されていない。また，集団精神療法や作業療法，デイケアといった諸活動については，物理的な環境や人員の不足のため実施が難しい状況にある。外来診療と，他科患者のコンサルテーション・リエゾンが当科で行われている業務の中心である。精神科治療の枠組みとしては非常に小さな体制といえるが，これは総合病院の精神科としてはごく一般的な形態なのかもしれない（前田・狩野，2004）。

(3) 臨床心理技術者の仕事

当院では臨床心理技術者は「心理判定員」と呼ばれ，精神心療科に配属されている。主な業務は，当科に通院している患者の心理面接・心理査定である。それに加えて，当科患者の初診面接，小児科患者の精神発達アセスメントや遊戯療法または親子面接，脳神経外科の患者に対する神経心理学検査の実施，物忘れ外来における認知機能アセスメントなどの業務を日常的に行っている。また，依頼があれば入院病棟に出向き，心理的ケアや各種アセスメントを実施している。

このような業務の中で，筆者が統合失調症の患者に接する機会は多くないが，継続的な心理面接を行っているケースがあるので，ここに紹介したい。

(4) 事例紹介

当科で「統合失調感情障害」と診断され，精神科医の依頼により心理面接を開始した事例について紹介する。統合失調感情障害とは，端的に言えば統合失調症にうつ病や躁病といった感情障害が加わった状態のことを指す。薬物療法としては通常，抗精神病薬に加えて気分安定薬または抗うつ薬が用いられる。予後は統合失調症よりも良好であり，感情障害よりも不良である（Sadock & Sadock, 2003）。この疾患は長期の能力障害をもたらすとされ，薬物による治療だけでなく，心理的・社会的な援助を含めた統合的な治療が必要とされている。

概要

Vさん，女性，30歳（心理面接開始時）。両親と同居。当科診断名は統合失調感情障害（うつ病型）。x-15年，高校在学時に意欲低下，離床困難，全身倦怠感等の症状により不登校となり，x-5年まで自宅近くのAクリニックにて「うつ状態」として通院していた。しかし，x-5年8月ごろより「死ね」という内容の幻聴が激しくなり，同年9月自宅2階から飛び降りて受傷し，当院へ搬送された。整形外科での入院治療と並行して，精神科医による薬物療法が行われた。当時の症状は，「頭の中で「死ね」という声が絶え間なく聞こえてくる（幻聴）」，「頭の中にチップを埋められていて，コントロールされている（妄想，させられ体験）」といったものであった。退院後の経過は比較的良好だったが，x-3年秋ごろから幻聴や被注察感（人ごみで視線を感じる，見張られている気がするといったもの），そして抑うつ症状が強まったため，B病院に入院した。しかし病状の改善はみられず，B病院退院から数日後に自宅で焼身自殺を図り，当院形成外科へ入院となった。形成外科の手術後も病的体験が改善しなかったため，C病院に入院し，無けいれん電気けいれん療法を受けた。この

治療により症状の改善が見られ，C病院退院後は当科に継続的に通院していた。x-1年10月からは当科への通院と並行してD病院の精神科デイケアにも参加するようになった。

面接経過

x年4月，「ひきこもっているので話し相手がほしい」という本人の希望もあって，精神科医の依頼により心理面接が開始された。1回50分／隔週という構造で，毎回精神科医の診察と並行して実施された。ここでは，これまでに実施した面接（計35回）の経過を報告する（#○は面接回数を示す）。面接はその後も継続して行われている。

初回面接でVさんの現在の悩みについて尋ねると，「デイケアの他の利用者の元気そうな姿を見ると焦ってしまう」「友人からメールの返事が来ないと不安になる」といった対人関係にまつわる不安と，「電車やテレビが苦手」「『スケルトン』が気になる」といった症状に関連した困難さを挙げた。ちなみに「スケルトン」とは，「自分の考えが他人に透けてしまう，伝わってしまう」という症状（これは考想伝播と呼ばれる）に対してVさんがつけたオリジナルの名前である。本人にとってこの症状は非常に苦痛であり，生活上の大きな障害となっているようだった。

そこで面接では，スケルトンをはじめとする症状がどのような状況で起きやすいか，どのような対処方法が有効かについてVさんとともに探し出すことを中心に据えながら，生活場面や対人関係の問題に適宜対応していくことを当座の面接目標とした。#3からはデイケアに加えて，ヨガ教室と瞑想会に定期的に参加し始めた。#8では，「外出できた日は調子が良い」「夕食後は落ち込みやすく，親に当たってしまうことが多い」等，自身の傾向について語った。続く#9では，自宅で運動を始めたことやブログを再開したことなどが語られ，少しずつ活動的になっている様子がうかがえた。しかし，#11-13では調子を崩し，床に臥せてしまう日々が続いた。この時期はスケルトンの話題もよく出ていた。

#14からは「調子はあまり良くない」とは言いながらも少しずつ外出の頻度が増えていった。#17では音楽を聴くことで，症状が少し和らぐことが見出された。またその後の面接の中で，お茶を飲む，飼い犬に話しかける，占いの本を読む，友人に電話をする，特に辛い時は頓服薬を飲んで寝るといった方法が，不快な症状や気分が生じたときの対処方法として語られた。#19以降はこれらの対処方法を意識しながら生活してもらった。体調の良い時はデイケアへの参加や犬の散歩，美容院に行く（#21），友人と喫茶店に行く（#24）といったことができた。しかし，外出時，特に電車やバスの車内では幻聴や妄想があり，「恐くて早く家に帰りたくなる」と漏らすこともあった。

#26ではVさんからダイエットをしたいという希望が述べられた。筆者はこれを自己管理の良い機会と捉えて，Vさんにとって無理のない範囲での運動と食事調整をしてもらうことにした。以降は調子を崩して寝て過ごす日もあったが，自宅内での運動や散歩を精力的に続け，2カ月で4キロの減量に成功することができた。その後，デイケアへの参加は，利用者やスタッフの入れ替えがあって次第に足が遠のいてしまったが，ヨガ教室や瞑想会の体験から，スピリチュアルなものに対する興味が高まり，「仕事は難しいかもしれないけど，もっと勉強したいと思う（#31）」と意欲的に語るようになった。

以上のように，Vさんは経過中のほとんどで陽性症状がみられ，好不調に波があり，自立した生活を行うことは困難な状態だった。しかし，心理面接の導入以降は，それ以前のような危機的な状

況に陥ることなく経過している。症状への対処を意識的に行うことや，体重の管理を行うことを通して，自身のコントロール方法を少しずつ摑み始めたところといえる。

(5) 医療者とのかかわり

統合失調症の治療では，精神科医による薬物療法が中心となる。Vさんに心理面接を導入することができたのは，精神科医によるきめ細やかな薬剤調整が行われたからこそ，ともいえる。また，より専門的・構造的な治療が必要になった際，しかるべき医療機関に繋がるためには，近隣の単科精神科病院や精神科病棟を有する病院などとの日頃からの連携が求められるだろう。

(6) 今後の課題

統合失調症は，その病態の解明やより効果的な治療法の開発が現在進行形で進められている分野である。最新の動向を注視しながら，今ある資源の中でどのような援助ができるかを引き続き模索していきたい。

〔金子大輔〕

3．気分障害

(1) 気分障害について

武蔵野赤十字病院における2011年度の初診患者の疾患の内訳は表Ⅰ-12に示す通りであった。神経症性障害（44％）に次いで，気分障害が患者の41％を占めている。

精神疾患の診断・統計マニュアル（DSM-Ⅳ-TR; APA, 2000）において，気分障害はうつ病性障害，双極性障害，および身体疾患や物質に基づいた障害に分けられている。本節では，うつ病性障害の事例を紹介しながら，臨床心理技術者の関わりについて述べる。

(2) 当院の特徴

当院の概要については，第Ⅰ部第4章1節を参照されたい。当院の精神科は，心療内科・精神科と標榜している。当科は，精神科医師常勤1名・非常勤3名，看護師（精神看護専門看護師）1名，受付業務2名，臨床心理技術者常勤3名で構成され，臨床心理技術者は，臨床心理士の資格を有しており，心療内科・精神科内の臨床心理係に所属している。

総合病院内の精神科の役割としては，身体疾患で他科に通院あるいは入院している患者のメンタル面のサポートや，職員のメンタル面のサポートにも重点が置かれている。そのため，外来患者は

表Ⅰ-12　初診患者（892名）の主な疾患の分布（ICD-10）　2011年1-12月診療実績

疾患	人数（割合）
器質性精神障害	98名（11％）
精神作用物質による精神および行動の障害	9名（1％）
統合失調症	13名（1％）
気分障害	366名（41％）
神経症性障害，ストレス関連障害および身体表現性障害	392名（44％）
成人の人格および行動の障害	9名（1％）
摂食障害	3名（1％未満）
その他	2名（1％）

完全紹介予約制となっている。

　当院には精神科の入院病棟がないため，地域病院から紹介される気分障害の患者は，入院を必要とするほど重篤ではないが，難治性であったり，慢性化の経過をたどっていたりすることが多い。また，他科からの紹介患者は，気分障害の既往がある患者のほか，糖尿病などの慢性疾患に気分障害が併発した患者がいる。

(3) 臨床心理技術者の仕事

　臨床心理技術者が面接する患者は，自ら面接を希望した者，あるいは精神科医師や他科スタッフ（医師，看護師を含む）から紹介された者である。

　1ケース50分の枠で面接を実施している。外来の面接室で面接をするのが基本であるが，他科の入院患者からの依頼により病棟（個室）で面接することもある。原則，診察と同日に実施している。

　受理面接では，患者の生活史や家族歴，現病歴を聴取し，うつ病の重症度，発症した心理社会的要因，性格傾向について把握する。必要に応じて心理検査を実施する。このようなアセスメントに基づき，今後の面接の方針をたてる。

　重症度により，臨床心理技術者の関わり方が異なる。重度の患者においては，認知機能や意欲が低下していることがある。この時期には，支持的な関わりにより不安感をサポートしながら，服薬の重要性や生活の中で困っていることについて具体的なアドバイスをする。

　服薬により症状が落ち着き，認知機能や意欲が回復してきた中等度から軽度においては，さらなる症状の回復と再発予防を目的とした面接を行なう。一般的に，うつ病に効果がある心理療法としては支持的精神療法，認知行動療法，対人関係療法，精神分析がある。当科では，支持的精神療法，認知行動療法，交流分析療法を取り入れながら面接を行なうことが多い。どのような面接の方針をたて，どのような技法を使うかについては，患者のアセスメントに基づいて柔軟に対応し，患者が問題と感じていることを解決できるように工夫している。

　抑うつ状態にある患者は，過度に罪悪感を抱きやすかったり，あるいは家族の何気ない言動を気にして自責的になったりすることがある。そのため，家族もどのように対応したらよいかわからなくなる。家族から面接の要望があれば，家族に病状を説明したり，患者への関わり方をアドバイスしたりする。また，患者を支える家族を精神的に支えることは患者の治療にも間接的につながるので，家族と会った時は，家族の話をよく聞き，家族の労をねぎらうことを心がける。

　なお，家族と面接する際には，家族と会うことや，家族に説明する内容について患者の同意を得ることを基本原則としている。

(4) 事例紹介

　患者は50代女性（Wさん）。主訴はうつ病の再発，「外に出るのがこわい」であった。家族は夫と大学生の息子。近隣に自分の両親が暮らす。病歴については，1度目は仕事とPTA役員で多忙な期間が続き，体調をくずしたことをきっかけに発病した。今回は，子どもが浪人期間を経て大学に進学したことをきっかけに発病した。

　患者の希望により，臨床心理技術者との面接が開始された。初診当初は意欲も認知能力も低下している状態であった。「この状態がいつまで続くのか。治るのか」という不安感が強かったため，

うつ病の症状の経過と薬物療法を根気よく続けることの必要性を説明し，どんな些細なことでもWさんができていることを評価するなど支持的に関わり，不安感をサポートした。Wさんの不安感をサポートすると同時に，家族ともWさんへの対応について話し合い，支える家族の心理的負担をねぎらった。日常では夫や実母に支えられながら，Wさんはある程度の規則正しい生活ができるようになり，買い物などの外出，さらに外出先で知人に会った際に世間話を交わすことが可能になった。抑うつ状態が回復傾向にあり，認知能力の改善や意欲の向上がみられたので，再発を予防するための方法を面接の中で話し合った。子どもを含む他者のために一生懸命やりすぎてしまい調子をくずすパターン，他者のために一生懸命になる心理的背景としては「自分は何をやってもだめ」という思い込みがあることに患者自ら気づいた。まず，セルフモニタリングをすすめ，精神的身体的な疲れ具合，ストレスへの気づきと行動調整を促した。次に自分のための時間を楽しめるために，「自分は何をやってもだめ」という思い込みの緩和に取り組んだ。その結果，自分の時間を楽しむことができるようになり，うつ状態が回復した。Wさんがパートタイムの仕事を始めたところで面接は終結とした。

(5) 今後の課題

一般的に気分障害の長期予後は良好と言われていた。しかし，近年では従来の内因性うつ病とは異なる特徴をもつ患者が増えてきており，必ずしも予後が良好なものばかりではないことが指摘されている（坂元，1999；松浪，2008）。このような慢性うつに関して，津田（2008）は，薬物療法だけではなく，精神療法を粘り強く試みる必要があると言っている。

長期間にわたり，薬物療法と併用した精神療法を実施していく必要性がある場合，院内の多職種との連携や地域病院との連携が重要になってくる。たとえば，当院では地域拠点病院であるために，ある程度症状が落ち着いてきたところで転院の可能性がある。その場合，地域の病院や心理士といかに連携し，患者によりよい医療を提供していくかが今後の課題である。

〔菊池陽子〕

4．不安障害

(1) 不安障害とは

不安とは，対象のはっきりしない漠然とした恐れの感情であり，周囲にある脅威を警告し，自分自身の生命を守るという特性がある。不安という感情は，人間だれもが経験するものだが，不安が増強し過ぎると身体症状が出現したり，日常生活を阻害して著しい困難を生じさせることがある。

不安障害とは，このような病的不安を主とする障害であり，DSM-5では，パニック障害や恐怖症，社会恐怖などが含まれている。日本をはじめ，多くの国においてもっとも高率にみられる精神疾患として知られており，治療としては薬物療法，心理療法が有効である。

恐怖という感情が明確な対象を持つのに対して，不安は「何がという訳ではないが急に不安になる」，「将来が不安」といったように，やや漠然とした形で表現されることが多い。慢性的に不安が存在するため，様々な場面で不安が高まりやすく，過去に不安を感じた状況に再度遭遇せざるを得なくなると「また不安になるのではないか」と不安感が高まること（予期不安）も生じる。

また，不安障害に伴う症状のひとつとして，パニック発作が挙げられる。パニック発作は，強い

不安や恐怖とともに，動悸，呼吸困難，胸部圧迫感，吐き気，発汗，ふるえなどの症状が出現する。患者は，突然襲ってきた動悸や息苦しさのため死の恐怖を強く感じ，救命外来や一般病院を受診する。そこで身体疾患の精査が行われた結果，身体的異常はみられず精神科受診に至るというケースも少なくない。

(2) 伊勢赤十字病院の概要

筆者が勤務する伊勢赤十字病院は，日本赤十字社最初の支部病院として，1904年に現在の三重県伊勢市に創建された，30の診療科を持つ病床数655床の総合病院である。三重県南勢地域において唯一の救命救急センターを有し，三次救急医療施設に指定されている他，地域災害拠点病院，地域がん診療連携拠点病院等にも指定され，三重県中南勢地域における基幹病院として，地域の方々に必要な医療を提供している。

当院の臨床心理技術者は，医療技術部臨床心理チームに所属している。精神科病床はなく，常勤精神科医1名，臨床心理技術者4名が精神科外来診療を行い，そこで臨床心理技術者は心理療法，心理検査，問診などを実施している。加えて，がん患者といった身体疾患患者への心理的サポート，院内職員のメンタルヘルス活動等も積極的に行っている。

(3) 臨床心理技術者の仕事

臨床心理技術者は，初めて精神科を受診した患者に，症状だけでなく今までの経過や生活歴，家族歴，対人関係や性格などを丁寧に聴いていく。患者は様々な体験をして生きてこられ，現在何らかの症状をもっている訳だが，その背景にはどのような経緯があり，何が影響しているのかを理解しようとするところから始める。

同じ不安障害という診断であっても，症状が生じている背景は患者それぞれによって千差万別である。たとえば，橋の上で交通事故に遭って以来，橋にさしかかると不安が高まる患者と，対人関係を築くことが苦手で，多くの人がいる場所に行くと不安が高まる患者では，同じ不安障害という診断であっても，その症状が患者個人に与えている意味は異なる。心理療法はその個別性を重視し，30分から1時間程度の時間を確保してじっくりと患者の話を聴く。そこは，症状の意味や対処方法を患者と治療者が一緒に探索していく場となることが望ましく，一方的に「治る方法」を教えるようなものではない。

当然のことながら，不安や恐怖という感情は不快であるため，患者はなんとかしてそれを解消しようとし，そのように感じさせるものや場所を避けようとする。先ほどの例でいえば，橋を避ける，集団場面を避ける，といった行動をとることが考えられる。避けても特に問題なく生活できればよいが，受診する患者は，避けることが不可能であったり，避けることで何らかの問題が生じるなど，日常生活で困難が生じていることが多い。

薬物療法で症状が改善しない場合，心理療法では，不安を引き起こす対象を回避するのではなく，多少なりとも向き合うことが必要となってくる。はじめに述べたように，不安という感情は自分自身を脅威から守る，警告的な意味合いを持っている。どうして安全であるはずの状況に対して不安という警告が発せられているのか，治療者と患者がともに不安と向き合い，考え，行動し，誤作動を修正していくということが行われる。

(4) 事例紹介

　Xちゃんは8歳の女児で，友達と横断歩道を渡ろうとしたところ，前方不注意の水色の車にはねられ，当院の救命救急センターに救急車で搬送された。頭部挫創はあったものの経過は良好で，交通外傷による治療は無事に終了した。しかし，車をみると「またひかれるのではないか」と怖がり，交通量の多い道や一人で外出することに強い不安を訴えるようになった。日増しに不安が増強し，登下校時が不安で学校に通うことができない日も生じたため，受傷後19日目に両親に連れられて精神科を受診した。

　Xちゃんはくりっとした目のかわいらしい女の子で，初めてくる精神科外来に少し不安気な様子だった。患者が子どもの場合，言葉で自分の気持ちや考えを表現することが難しいため，描画を使ってコミュニケーションをとることが多い。Xちゃんに対しても，はじめに風景構成法という，川，山，田，など10個のアイテムを順番に画用紙に描いていく心理検査を実施した。最後に「足りないものはある？」ときくと，水色の車を描き，「ひかれた車を描いたの」と話した。そして，車が怖くて道を歩いていると不安になる，夜も誰かが死ぬ夢や何かに追われる夢をみて寝るのが怖いという。診察の結果，絵画療法を含めた継続的な心理療法を実施することとなった。

　Xちゃんは，「怖くなっても我慢しているときがある。言うともっと怖くなって事故のことを思い出すから」と，その恐怖を表現せずこころに留めておくことがあったようだが，描画では信号に「とまれ」と大きな字で描くなど，事故に対する恐怖や怒りが表現された。

　時間が経つにつれ，描画は徐々に安全な家や遊びといったものがテーマとなり，自由で生き生きとしたものに変わっていった。それにつれて，恐怖の対象が「水色の車と救急車」のみに限定されるようになり，それも次第に消失していった。最後の面接（第6回）では，「全然大丈夫になった。楽しいことの方がいっぱいあって，全部流れていった」，将来の夢は「警察官とか人を守るのがいい」と話し，心理療法は終了となった。

　Xちゃんのなかでは，車という対象と恐怖という感情が結びついており，恐怖を表現するとその感情が増幅するため，表出を部分的に抑制するということが生じていた。しかし，それらを表出しても安全であるという体験を積み重ねることで安心感が高まり，対象と感情の結びつきに修正が加わったことが症状軽減につながったと考えられる。

(5) 今後の課題

　総合病院では日々，生命の危機に瀕した方々が運び込まれてくるが，幸いにして危機を脱した患者は，また同じような状況に陥るのではないかと強い不安を感じる。たとえば，「もう目を覚まさないのではないか」と眠ることを恐れる患者や，「呼吸が止まるのではないか」と呼吸に過剰に敏感となって不安が高まる患者もいる。それは，生命の危機や疾病という大きな恐怖を前にすれば，当然の反応であるといえる。

　多くの人が，その不安を自身で処理し，解消することが可能となっていくが，中には不安が増強していく患者も少数ながら存在する。臨床心理技術者は，そのような不安障害につながるリスクの高い患者に対して早期に予防的に介入し，不安な感情を患者自身で理解し，コントロールできるようサポートすることが可能であろう。また，必要な場合は専門的な精神科治療につなげる，リエゾ

ンの役割を担っていくことが求められている。　　　　　　　　　　　　　　　　（三堀紗代）

5．適応障害

(1) 適応障害とは

　適応障害とは，DSM-Ⅳ-TRの診断基準によれば，「明確なストレス因子を体験してから3カ月以内に，情緒面または行動面の症状を呈し，通常予測される反応の程度をはるかに超えた著しい苦痛を自覚し，日常生活や社会生活に支障をきたす病態」とされる（APA, 2000）。簡単に言えば，「強い心理的ストレスによって生活への適応に支障をきたしている状態で，抑うつや不安などの症状がみられるが，うつ病や不安障害と言えるほどそれらの症状は重くない」ということである。

　ストレス因は，急性ストレス障害や外傷後ストレス障害になるほどの重篤で非日常的な体験（事件や事故，災害の被害）ではなく，ごくありふれた日常生活上の出来事がきっかけになることが多い。たとえば，入学や就職，職場の配置転換（昇進，転勤，解雇），近親者の死亡，離婚，重大な病気の告知を受けること，などである。そういった急激な生活変化に伴うストレスだけでなく，人間関係の不和，過重労働，慢性身体疾患を抱えて長く闘病生活を送ること，などの慢性で持続的なストレスも含まれる。「ストレスが大きいために，状況にうまく適応できていない状態」が適応障害といえるのだが，同じストレス状況下に置かれていても，皆が適応障害になるわけではなく，その状況にスムーズに対処できたりストレスに耐えられる人もいることから，発症や症状の重症度には，個人のストレスの受け止め方やストレスへの脆弱さといった，素質的な要因も関係していると考えられている。

　治療方法としては，薬物療法や心理療法が挙げられる。症状に応じて抗うつ薬，抗不安薬，睡眠薬が投与される。心理療法では，苦しみやつらさを傾聴し，支持的に関わることを基本にしつつ，ストレス状況への認知の仕方やこれまでの対処を振り返り，より適切な問題解決法を見つけていけるように話し合っていくことが多い。

(2) 長岡赤十字病院の概要

　長岡赤十字病院は，新潟県の中ほどに位置する中越地区にある，診療科25科，病床数699床の急性期医療機関である。救命救急センターを有し，基幹災害医療，総合周産期母子医療，がん診療などの高度専門医療の指定を受けた，地域の基幹病院である。精神科は常勤医師2名と臨床心理技術者1名，看護師，事務員各1名が所属しているが，精神科病棟・病床を持たないため，外来診療のみで対応可能な患者に限定して受け入れている。身体疾患で他科に入院・外来通院中の患者に関しては，精神医学的なコンサルテーションが必要とされた場合に対応する。以上のような治療構造であるため，気分障害の他に，不安障害，身体表現性障害，適応障害などのストレス関連障害の患者が比較的多く受診している印象である。

(3) 臨床心理技術者の仕事

　精神科医師からの依頼で心理検査を行い，患者がどのような心理的な特徴をもつ人なのかをアセスメントし，心理療法の適応と判断すれば心理面接を開始する。適応障害の心理療法では，症状が

始まった時期とストレス因との因果関係を洞察し，何がストレスなのかを自覚し，どのようにしたら軽減できるか，より適切な形で対処する方法はないかを検討する。適応障害の患者は，悲観的・否定的に物事を認知している場合があるため，認知療法的な視点を加えてアプローチすることも多い。自身の性格傾向や価値観に対する内省ができて，偏った認知パターンが広がりを持てるようになると，心理的な負担が軽減されて状況に適応できるようになってゆく。

(4) 事例紹介

　Yさん，17歳，男性，適応障害。もともと面倒見が良く，中学校では部長を任された。高校入学後，学生寮での生活で一時元気のない様子がみられたもののしばらくして回復。高校2年の春に寮の役員になり，下級生に生活指導をする係になったが，5月頃から起床できなくなり，食欲不振，急に涙が出てくるなどの症状が出現。勉強が手につかず休学し，両親に連れられて受診した。適応障害の診断で，抗うつ薬による治療と並行して臨床心理技術者の心理面接が開始となった。面接では，日常生活上の出来事や人間関係を振り返り，ストレス因を検討した。また，その出来事をどのように受け止めてどう対処をしてきたのかを振り返った。

　それによると，彼は寮生活に代々伝わる，体育会系の前時代的な厳しい規律になじめず，入寮直後に一時体調を崩したが，上級生の指示を飲み込むことでなんとかその際は適応した。しかし，自分が下級生を指導する立場になった時，厳しい規律に疑念を感じながらもやらざるを得ず，非常に苦しかったのだという。彼は周囲と調和しながら集団をまとめるタイプだったため，「伝統的指導は自分の価値観とは違う」と感じながらも役員を任せられて断れず，「違う指導方法が適切ではないか」との意見を表明することもできなかったという。これまでは親や友人に相談することがほとんどなく，一人で問題を背負い込みやすいという性格傾向にも面接を通して気づくことができ，徐々に情緒面での落ち着きがみられるようになった。結局，高校は中退し，高校卒業認定試験の受験を選択した。アルバイト先での対人関係で，自分の欲求や感情を適切に表現できることを目指して心理面接を重ね，ストレス状況への新しい対処法を身につけることができ，問題なく場面に適応できるようになっていった。大学進学を機に地元を離れ，通院は終了した。

(5) 医療者や家族との関わり

　必要に応じて家族面接を行い，患者の心理状態を説明して現実的な問題への協力や配慮を求め，患者の負担を軽減させることも効果的であるが，基本的には患者本人との個人心理面接でつまずきの原因について検討し，より適切な対処法を考えていくことが多い。ストレス因が慢性的で解消が難しいものであれば，長い期間に渡って適応障害が持続したり，重症化してうつ病などに移行する場合もあるため，医師と情報を共有しながら面接を進めていくことが必要である。なお，身体疾患があり，他科で治療中の患者に対しては，病棟や当該診療科の医師，看護師，コ・メディカルスタッフなどの関連職種に患者の心理状態を説明し，患者理解が深まるように図っていくことも場合によっては必要と思われる。

(6) 今後の課題

　米国の調査ではがん患者の32%に，我が国の調査でもおおむね10-30%のがん患者に適応障害が

認められたという（小川・内富, 2009）。藤澤（2007）は「適応障害は一般の医療現場でも高い頻度でみられるものであり，それらは一般身体疾患の予後を悪化させるため，適応障害の早期発見と適切な治療が重要である」と述べている。がんに限らず，脳血管障害など重大な身体疾患や事故の後遺症などにより生活様式が大きく変化せざるをえない患者では，心理的な動揺が大きく，新しい状況になかなか適応できない人もいると思われる。同様に，看病する家族もストレスを抱えており，適応障害をきたす可能性がある。これまで精神科の面接では，職場や学校，家庭での人間関係で生じた，慢性的なストレスによる適応障害の患者を対象にすることが比較的多かったと思われるが，今後は身体疾患で治療中の患者と家族についても，患者と身近に接する機会の多い身体科の医師，看護師から適応障害の可能性のある患者を見逃さずに紹介してもらい，精神症状の軽減につなげられるよう，連携していくことも重要と思われる。

（村澤和美）

6．人格障害

(1) 人格障害（パーソナリティ障害）とは

一般的な人に比べて極端な考え方や行為を行ったりして，結果的に周囲に迷惑や危害を加えたり，自分自身を苦しめたりして，社会生活に支障をきたす人たちがいる。これらを総称して人格障害（パーソナリティ障害）と呼ぶ。

人格障害にも様々な分類があるが，DSM-IV-TR（APA, 2000）の診断基準によると，大きく3群に分けられる。

A群：統合失調的な気質があるもの（妄想性，統合失調型など）。独特の思考のため，対人関係がうまく行かなくなることがある。

B群：感情が不安定で混乱しているもの（境界型，自己愛性など）。ストレスに弱く，情緒的に激しいため，まわりを巻き込み振り回す。

C群：不安や恐怖心が強いもの（強迫性，依存性など）。自分に対するまわりの評価が，強いストレスとなる。

これらの人たちは，自ら精神科を受診することは少なく，周囲の人間が動いて受診に繋がることがほとんどである（家人からの相談，他科依頼など）。過呼吸，失立，失歩，失声のようなヒステリー症状がみられたり，大量服薬，リストカットなどのアクティングアウトを起こすことがある。

(2) 高山赤十字病院の概要と心療内科の位置

当院は，岐阜県北部飛騨地域の基幹病院，総合病院として急性期医療，高度医療の提供に努めている。診療科は，内科，外科，小児科，整形外科，脳神経外科，産婦人科など18診療科を有し，病床数は一般480床を保持している。

精神科は1986年より開設し，心療内科を標榜し，外来診療のみを行っている。2007年より精神科常勤医師不在となり，現在は非常勤医師6名（各半日）で診察を行っている。

総合病院という性格上，他科からの依頼，他科の医療スタッフと精神科スタッフが共同して診断や治療にかかわるリエゾンが多い。その中でも，人格障害を疑われる患者は「（身体的に）よくわからないので精神的なものではないか」と他科医師から受診をすすめられることが多いようである。

(3) 臨床心理技術者のかかわり

　筆者は精神保健福祉士兼心理技術者として，1987年より精神科に常勤している。主に心理検査，カウンセリングを担当している。

　基本的に精神科主治医からの依頼によって，かかわりが開始する。主治医からのカウンセリング依頼があれば，早い時期に心理検査を行い，その結果を踏まえて主治医と検討の後，必要に応じてカウンセリングを1-2週間に1回程度行う。人格障害の患者は若い女性が多いが，治療にのりにくく来院しなくなることが多い。現在，当科でカウンセリングの対象になっているのは，やや症状が落ち着いた受診歴の長い患者がほとんどである。

(4) 事例紹介

Zさん，女性，自己愛性人格障害

　他科からの紹介により受診。年齢は初診時40代後半，現在60代後半。家柄のいい実家から格下の婚家に嫁がされ，不当な扱いを受け続けたという思いを40年以上にわたって持ち続けている。

　当院では20年間，常に各科の部長医師の診察を受けてきた。若い医師や研修医が診察すると，失立，失歩などの症状を起こすため，部長医師が診察せざるを得ない状態となる。心因性を疑った他科医師がZさんに受診をすすめ，精神科受診となる。

　精神科においても，歴代の部長医師が担当してきたが，常勤医師が不在となったため，常勤する心理担当の筆者のカウンセリングを希望される。Zさんの「哀れな人生」に入り込みすぎないよう，振り回されないようこころがけ，日々の出来事を傾聴した。同じ女性の目線からの寄り添い（嫁姑問題，地域的閉塞感などの話題を中心に）をしていくうちに現状をやや受け入れられるようになった。

Aさん，女性，境界型人格障害

　家族らのすすめで受診。年齢は初診時40代，現在50代後半。Aさんは，原因不明の身体の痺れで入院中の患児の母親であったが，時に感情を爆発させる情緒不安定な面を持っていた。夫と子供，さらには子供の主治医からの説得により精神科受診。児を筆者が遊戯療法，患者であるAさんを医師が診察していた。

　その後，児は軽快，Aさんのみ診察を続ける。児がひとり立ちしたこと，常勤医がいなくなったことを契機に，筆者がカウンセリングの担当となる。自殺企図や大量服薬を常にほのめかす。ことあるごとに「もう死んでもいいと言ってください」と医療者に要求する。また自分を酷使し，動けなくなるまで働く。動き続けてへとへとなのに眠れないと訴える。最近は不安定ながら，「カウンセリング時間は疲れるが，立ち止まれる時間」と語っている。

(5) 医療者や家族とのかかわり

　人格障害の患者に振り回されそうになることが多く，関わりを持つ医療者や家族が疲弊してしまう。距離の保ち方など具体的に話し合ったり，医療者や家族が問題をひとりで抱え込まないよう話し合いの場を持っている。

(6) 今後の課題

　現在，常勤医が不在のため，何らかの緊急介入が必要となったときの対応が出来ない。人格障害の患者は担当医がいないときを見計らったように問題を起こすこともあり，情報の共有など他科とも連携をとって対応に当たる必要がある。

　また，当院が精神科の病床を持たないため，保健所や近隣の入院施設のある精神科との連携も大切である。幸いなことに，非常勤医師は近隣の病院，診療所などからきていただいているため，連絡は密にとりやすい。

　早急に常勤医の確保が必要と思われるが，医師不足とのことで難しい状況である。　　　（奥御堂麻紀）

7．心理検査

(1) 心理検査とは

　精神科においては従来から医師の診断と見立ての為に，心理アセスメントの一方法として心理検査が用いられてきた。元は記述精神医学の疾病分類に基づいた鑑別診断が中心であったが，臨床心理技術者の行う心理アセスメントの一部としての心理検査は，深津（1998）によると「個人の知的能力も含めた人格の特徴，人格の発達の様相，その個人の持つ特異性や独自性を捉え，病理側面と同時に健康な側面にも目を向けることが重要であり，内面の特徴や行動様式の特徴についての地図を描き出すことが目標」である。また氏原（2000）は「総合的作業として何らかのパーソナリティ理論を拠り所とする」としている。精神科での臨床心理技術者の心理検査を基にして行う心理アセスメントの結果は，記述式精神医学と人格理論の両面を組み合せることによって得られる，健康な側面から病理的な側面までの重要な情報であり，それにより「治療方針を立てる主治医や心理療法担当者に，より濃やかな情報を比較的早期の段階で統合的に提供できる」（深津，1998）。また，協働する多職種に対しても同様に貢献することができる。

(2) 長野赤十字病院精神科の概要

　長野赤十字病院は，1904（明治37）年に開設され，2012年10月現在で診療科目33科，許可病床数700床の長野県北信地域の拠点病院である。精神科は1964（昭和39）年に精神神経科として開設され，1981年に標榜を改め，許可病床数45床で長野県精神科救急システムにも対応している。入院は精神科領域疾患の急性期対応を主とするが，摂食障害を含む身体合併症の入院治療も多い。造血幹細胞移植チーム，生体腎移植チーム，緩和ケアチームにも属している。近年，救急部からの自殺企図患者や，他の病棟からのせん妄や認知症患者のコンサルテーション依頼が増えている。常勤医師4名，非常勤医師5名，外来看護師1名，病棟は30床の稼動である。臨床心理技術者は，臨床心理士2名が精神科臨床心理課に所属している。その他に精神保健福祉士，薬剤師，管理栄養士，理学療法士，作業療法士，外来および病棟クラーク等の多職種が関わっている。

(3) 臨床心理技術者の仕事

　心理検査は全て精神科医の文書による指示にて行い，報告書も原則として全て精神科医に向けて作成する。他科からの依頼も必ず精神科経由とし，精神科医の診察とインフォームドコンセントを

経て，前記の方法により行っている。心理検査のバッテリーは，目的に応じて主治医と相談の上で決定する。知能検査，課題が限定され被検者にとって回答の自由度の低い人格検査の質問紙法と，回答の自由度が高い投影法の検査，その他の作業検査や認知機能検査などを組み合わせるが，年齢や病態に応じ負担の軽減を行っている。心理療法導入時および各移植前の心理検査は必ず施行している。特に心理療法導入時はさまざまな側面のバッテリーを用いるが，各移植前では質問紙に限定し，被検者の負担の軽減を図っている。被検者への説明は原則として全て主治医が行う。医療者向けの報告書とは別に，被検者向けに平明な報告書の作成を依頼される場合がある。医療者に対しては，チームカンファレンスに参加し必要に応じて情報提供を行っている。なお，心理療法で培われる人間理解は心理検査用具を介しての理解とは異なり，患者とセラピストとの関係性の中で生じる力動や継起的な変化が捉えられるといった特徴が有るために，そこから得られる人間理解の蓄積が心理アセスメントの質を高めることに繋がる。そのため，両方の仕事を行うことが相補的に役立ち重要である。

(4) **事例紹介**

総合病院であるがゆえに，幅広い心理検査バッテリーを求められることが増えている。

Bさん，女性，60歳代。以前から近医でうつ病の治療を受けていたが，被害妄想の増悪ゆえに抗精神病薬が増量された後，過量服薬による意識障害で救急外来に搬送された。頭部MRI検査で異常は見つからず，救急科に入院したが回復し精神科に転科転棟となった。主治医の診察時には，簡易痴呆検査の改定長谷川式簡易知能評価スケール（HDS-R）やミニメンタルステート検査（MMSE）で健常群範囲であったが，過量服薬の背景は被害妄想による自殺企図であった。指示により東大式エゴグラム（TEG），ロールシャッハ・テスト，文章完成法テスト（SCT）などの人格検査を施行したところ，几帳面で礼儀正しいなどのうつ病に成り易い性格傾向やストレス状況下で妄想様観念を形成しやすい特徴を認めた。また自覚的な物忘れや自責的な傾向，現実検討機能に特異的な問題がある可能性などの所見を得た。その後些細な健忘が複数起きているとの看護師による観察や，自覚的な訴えから，認知症の初期状態を疑った。指示により前頭葉機能検査を含め認知症に対応する心理検査バッテリーを施行し，複数の疑わしい所見を得た。さらに放射線科での脳血流シンチ検査にてレビー小体型認知症の可能性が疑われる特徴が認められ，治療方針が明確となった。

(5) **医療者とのかかわり**

報告書だけのやり取りではなく，きめ細かな情報交換が常に大切である。各スタッフの捉えた臨床像と心理検査との一致点・不一致点などの意見交換を，カンファレンスやちょっとした個々の機会に行っている。分かりやすい言葉での情報提供は重要である。特に多職種カンファレンスとは別に行う臨床心理課カンファレンスでは，精神科医とのきめ細かな情報交換がなされ，双方の役に立つことが多い。

(6) **今後の課題**

日進月歩の医療現場では，さまざまな病態に対応できる心理検査バッテリーの情報収集と技術研

鑽が常に重要である。さらに、分かりやすい情報提供や、多くの職種との協働を行うことの研鑽を怠らない努力が必要であろう。現行の医療制度では心理検査業務自体をぎりぎりの所で行っていることは否めない。やはり迅速な国家資格化が必須である。それにより業務のあり方に良い変化が生じることが望まれる。

(藤井純子)

8. バイオフィードバック

(1) バイオフィードバックとは

　バイオフィードバック（Biofeedback，以下BF）とは、通常なら意識できない生体情報を工学的な手法により視覚・聴覚信号としてフィードバックすることによって、心身の自己調整を試みるアプローチである。精神科の心理臨床では不安やうつを主たる症状とした患者を対象とすることが多い。不安やうつは身体症状を伴うことが多く、心身両面からのアプローチが必要であると考え、筆者が心理療法にBFを導入した。神原（2011）はBFの特徴として、①客観的で目に見える指標を用いるため、分かりやすい、②研究面への応用がしやすい、③身体状態に気づく手段、内的感覚を高める方法として有用である、④セルフコントロールへつなげやすい、⑤他の方法と併用することで相乗効果が生じ、その方法の持つ力を引き出すことができる、⑥クライエントの持つリソースを引き出し、自己効力感を高めやすい、の6つを挙げているが、①③④⑥はBFを用いた精神科心理臨床において日常的に体験することである。BFの治療効果は不安、うつの他、不眠症、心的外傷後ストレス障害（PTSD）、注意欠陥／多動性障害（ADHD）、自閉症を対象とした研究でも実証されている（Yucha & Montgomery, 2008）。BFで用いる精神生理学的指標には表面筋電図、皮膚電気活動、皮膚温、心拍変動、脳波等さまざまあるが、精神科領域の心理臨床における使用を考えた場合、センサー装着の簡便さ、ソフトウエアの使いやすさ、自宅練習が可能なポータブルな装置の存在等の利点がある心拍変動BFを用いることが現時点では実際的と考えられる。

(2) 特殊外来としての心理療法室

　静岡赤十字病院は2010年より地域医療支援病院に指定され、地域の病院、診療所との連携を緊密に保ちながら患者の診療を行っている。標榜診療科目は26科、1日平均の外来患者数、入院患者数はそれぞれ972人、386人である（2011年度）。精神神経科は非常勤の精神科医3名が週1日ずつ外来診療を担当している。特殊外来として心理療法室が併設されており、主治医からの依頼・指示に基づき、心理士1名（筆者）が診察と並行して心理検査、心理教育、心理療法を行っている。心理教育と心理療法の費用は無料である。対象は当院の外来患者、入院患者が主であるが、近隣のクリニックからのカウンセリング依頼も多く、その場合、依頼元のクリニックに通院しながら、当院ではカウンセリングを中心とした診察を行う。

(3) BFを用いた面接の進め方

　BFは主に不安や緊張による心身の不調を訴える患者に対して、心身相関への気づきを深め、心身の自己調整力を高めることを目的に行っている。BFを導入する前に、心理検査による一般的なアセスメントに加えて、ストレス・プロファイル（Psychophysiological Stress Profile，以下PSP）に

第8章　精神科

平均心拍数
平均 81bpm
最大 101bpm
最小 71bpm
セッション開始時 73bpm
セッション終了時 79bpm
変化 6bpm

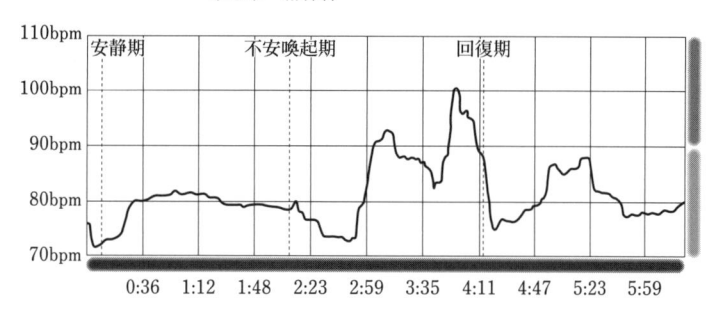

名称	開始時間	長さ	平均	最大	最小	開始時	終了時	変化
安静期	9s	02:03	79.19	81.84	72.17	72.17	78.56	6.39
不安喚起期	02:12	02:06	84.40	100.87	72.71	78.54	87.91	9.37
回復期	04:18	02:13	80.46	88.06	74.55	87.80	80.14	−7.66

図Ⅰ-9　不安と心拍数

よる心身の機能評価を行う。PSPとはBFで用いられる精神生理学的指標がストレス負荷によりどのように変化し回復するか，その反応パターンを調べる方法である。PSPにより心身相関の理解を深めた後，さらに呼吸法による生理指標の変化をデモンストレーションした上で，実際のBF訓練に導入する。BFを用いた面接の頻度は週に1回，あるいは2週に1回で，1回の面接時間は60分である。1回の面接は，前半に認知行動的なカウンセリング，後半にBF訓練を行う。BF訓練は心拍変動を指標とするグラフとビジュアライザを用いた呼吸法の練習を行う。また患者は自宅練習としてemWave2等のポータブルBF装置を用いた呼吸法の練習を1日3回行う。

(4) PSPの事例紹介

患者は心気的な不安の強い20代の青年（Cさん）。友人と久しぶりに会ったものの，風邪を引くのが心配で余分な風邪薬を飲んだり楽しめなかったという。体調に神経質なのは生まれつきのものか？　というCさんの問いにPSPを用いて答えた。CさんのPSPでは心拍数が安静期（Baseline），不安喚起期（Stressful Event Recall），回復期（Recovery）にどのように変化するかを調べた。安静期，回復期ではなるべくリラックスしてもらい，不安喚起期では風邪を引き体調を崩す場面を想像してもらった。各期，約2分である。心拍数は不安喚起期で上昇した（図Ⅰ-9）。次に呼吸法による心拍数の変化を確認した。通常の呼吸（normal）と呼吸ペーサーに合わせた10秒1サイクルの呼吸（paced）を比較すると後者において平均心拍数は79.89から76.77に低下した（図Ⅰ-10）。以上のPSP結果から，筆者はCさんには考え方の癖として「先読み」が優勢であることを指摘し，不安を強める考えには深く立ち入らないこと，呼吸法の練習を定期的に行うことをCさんに助言した。Cさんは感想として「具体的でわかりやすい」「説得力がありますね」と述べていた。

(5) 今後の課題

今後の課題としては精神科心理臨床において扱うことが多くなった成人の軽度発達障害へのBFの適応が考えられる。発達障害にBFを適応する場合，生理指標として脳波を用いることが多いが（ニューロフィードバック），時間が限られた外来心理臨床において脳波センサーの扱いは容易ではない。そこで着目するのは前頭前野における脳血流の変化を指標とするヘモエンセファログラフィ

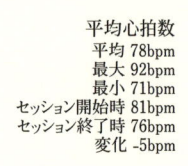

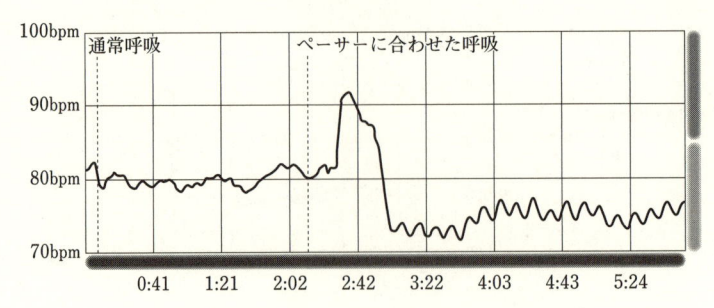

平均心拍数
平均 78bpm
最大 92bpm
最小 71bpm
セッション開始時 81bpm
セッション終了時 76bpm
変化 -5bpm

名前	開始時間	長さ	平均	最大	最小	開始時	終了時	変化
通常呼吸	7s	02:07	79.89	82.08	78.25	80.15	80.10	−0.05
ペーサーに合わせた呼吸	02:14	03:48	76.77	91.99	71.46	80.07	76.31	−3.76

図Ⅰ-10　呼吸法と心拍数

(Hemoencephalography, HEG) である。とくに passive infrared（赤外線センサを用いた）HEG はヘッドセットが扱いやすく，脳血流の増大を前額部の温度の上昇として捉えるものであるが，「前頭前野を活性化するために前額部の温度を上げる訓練を行う」という説明は患者にも直感的でわかりやすい。今後精神科心理臨床において HEG の導入が検討されて然るべきであろう。　　　（室津恵三）

第9章　救命・救急

1. 自殺予防
2. 救命救急センター

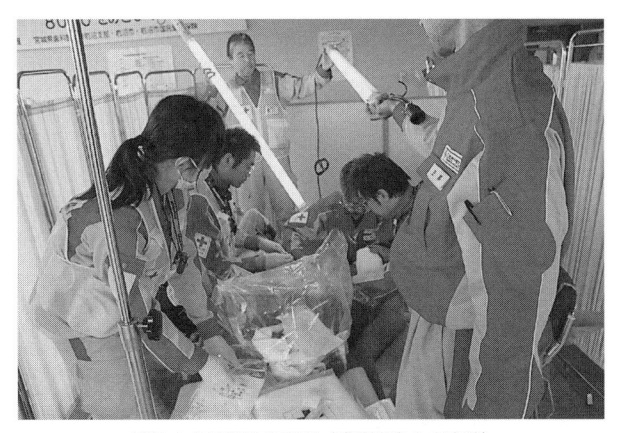

東日本大震災診療場面（武蔵野赤十字病院）

1. 自殺予防

(1) 自殺対策と自殺予防

　我が国の自殺者は，平成10年に急増して以降，年間3万人を超える高い水準で平成23年現在まで推移しており，平成18年には「自殺対策基本法」が制定され，翌年には政府の自殺対策の指針である「自殺総合対策大綱」が策定された。「自殺総合対策大綱」の中では，「適切な精神科医療導入」，「自殺未遂者の再企図防止」等，9つの重点施策が挙げられており，自殺対策は国全体で取り組む課題として明文化されることとなった（内閣府，2007）。そして，法整備が進むのと並行して，救急医療の現場に精神科医や精神保健福祉士，心理士が配置され，心理社会的介入をし，地域での支援につなぐという包括的な支援体制が生まれつつある（河西，2009）。

　自殺予防は第一次予防（プリベンション），第二次予防（インターベンション），第三次予防（ポストベンション）から成っており，第一次予防は未然の予防・啓発を指し，うつ病対策をはじめとしたセルフチェックの推奨や，睡眠キャンペーン（内閣府，2010）といった，周囲の気づきを促すようなキャンペーンが中心である。第二次予防は，未遂者ケアを主とした危機介入となる。多くの自殺未遂者が救急医療施設に搬送されること，また，自殺未遂の既往は自殺既遂の最大のリスクであることから（日本臨床救急医学会，2009），医療機関が第二次予防において担う役割は大きい。第三次予防は，事後対応として，家族・遺族ケアや自助グループの活動があり，次なる自殺企図を予防する第一次予防へと繋がっていくものである。

(2) 日本赤十字社医療センターの特徴

　日本赤十字社医療センター（以下，医療センター）は三次救急医療施設であり，救命救急センターへの救急患者搬送数は年間約7000件，病床数はEICU（Emergency Intensive Care Unit：救急集中治療室）8床，救急病棟25床の計33床で運用されている。また，地域救急医療センターに指定されており，調整困難事例への対応をはじめ，救急患者の受入体制強化に取り組んでいる。

　もう一つの特徴として，多職種でのチーム医療が挙げられる。EICUで行われる毎朝のカンファレンスと回診には，救急医，看護師の他に，薬剤師，管理栄養士，臨床工学技士，診療放射線技師，臨床心理士が参加しており，各専門職からの意見や方針を共有した上で全人的なケアを提供している。例えば，過量服薬による自殺企図患者が搬送された場合には，薬剤師によって内服量からの致死性の高さや副作用のリスクアセスメントがなされ，医師・看護師が身体的ケアを中心に関わり，臨床心理士が過量服薬の意図や経緯を聴取し，心理的アセスメントをしていく。場合によっては，ソーシャルワーカーの介入を経て，地域支援へと移行することになる。

(3) 救命救急センターにおける臨床心理士の役割

　筆者は，メンタルヘルス（精神）科に所属し，自科での心理検査や心理面接と緩和ケアチームや他科病棟でのコンサルテーション・リエゾン活動を行っている。救命救急センターでは，事件，事故に遭い外傷を負った患者や，頸椎損傷や脳梗塞などの影響を受け，リハビリテーションの一環として心理介入が依頼されることもあるが，第一の役割は，自殺未遂者への危機介入である。

　自殺企図，自傷行為によって救急医療機関に搬送される患者は数％から十数％を占めており（岸・

黒澤，2000)，再企図予防のための迅速な対応が求められている。また，未遂者本人への介入の他に，動揺されている家族や第一発見者への支援を行うこともある。後者の場合には，救急外来において他の家族成員が来るまでの時間を共に過ごし，場合によっては医療センターまでの道のりを案内したり，受付手続きの指示をしたりといった現実的・具体的な支援を提供する。

　自殺未遂者への心理的支援は，搬送後，身体的な処置や精査がなされた後に開始となる。これは，医療機関での心理支援は身体的苦痛がある程度緩和されてから意味を発揮するものであることと，多くの自殺企図者が薬物や飲酒の影響下にあり意思疎通が困難であることによる。通常は，朝のカンファレンスで救急医や看護師から心理介入の依頼を受け，回診時に患者本人と顔を合わせ，その際に，覚醒水準や身体的苦痛の程度に応じて，心理面接の時間を設定している。

　外来での心理面接と同様に約1時間程度で自殺企図の背景や自殺念慮の有無を聞き，再企図のリスクアセスメント，現在のサポート体制の確認，今後投入すべき社会資源の検討を行っていく。患者から話を伺った後に，家族との面接を設定することがほとんどである。家族に対して，一般的な自殺企図者の心理的背景や周囲の人がとるべき対応について説明し，心理教育をすることで，混乱した現状を客観的に理解することを支えたり，今後再企図のリスクが高まった際にどのような対応をとればよいかを検討したりする機会となっている。自殺未遂者の多くはかかりつけ精神科を持っているが，そうでない場合には医療センターのメンタルヘルス科受診を促し，精神科加療が継続的に受けられるよう調整をしている。

　救命救急センターでの面接は，ベッドサイドで行われることがほとんどであり，カーテンでの間仕切りしかないEICUや，救急病棟の大部屋では，患者のプライバシーを守りにくいというデメリットがあるが，急変時には医療者がすぐに集まることができること，ある程度周囲の目や耳を気にしながら話すことになるので，自然と制限がかかり，距離をはかりながら面接を進めることができるというのは，危機介入という短期的な関わりをする上でのメリットともいえるだろう。

(4) **医療者との関わり**

　救命救急センターの看護師と協働するなかで，最も多く耳にするのが，「生きたいと言って亡くなる患者がいるのに，自ら命を投げ出した患者に対して平等に接することができない」という葛藤である。そういった相談を受けた際には，自殺企図者のほとんどが精神疾患に罹患しており，自殺は追い込まれた末の死であることを伝えるようにしている。そうすると，「そのことを知識としては理解しているが，どうしても陰性感情が湧いてしまう」という反応や，「まったく知識として持ち合わせていなかった。自殺企図者への意識が変わった」という反応もあり，医学・看護学の教育体制の中でも十分な自殺予防の教育体制にはバラつきがあるということが垣間見える。

　ある看護師から，「今までは『何で自殺なんか』と思って患者に接していたが，患者の置かれている環境や苦しさを知って，共感的になることができた。それは看護師自身の負担を減らすことにつながった」とフィードバックを受けたことがある。その言葉を聞いて以来，看護師もできることなら自殺未遂者に対して共感的に温かく接したいと思っているということが理解でき，心理職の役割として，患者と医療者の間をつなぐことができると感じるようになっている。

(5) 今後の課題

　院内の活動としては，現在も看護師への自殺念慮対応研修や勉強会を行っているが，今後は，希死念慮を訴える患者への対応や，リスクアセスメントの方法を伝えていく必要があると考えている。

　また，今後，自殺対策・自殺予防の領域で臨床心理技術者に対するニードはますます高まっていくと予想されるが，臨床心理技術者も他職種と同様に，自殺予防に関する教育を受ける機会は自己研鑽によっているのが現状ではないだろうか。近年，独立行政法人国立精神・神経医療研究センター内の自殺予防総合対策センターをはじめ，臨床心理技術者への様々な自殺予防研修が実施されている。こういった取り組みがさらに発展し，体系的に自殺予防について学ぶシステムが構築されることが今後の課題であると考えられる。

（秋山恵子）

2．救命救急センター

(1) 救命救急センターとは

　救命救急センターとは，急性心筋梗塞，脳卒中，頭部外傷など，2次救急で対応できない複数診療科領域の重篤な患者に対して高度な医療技術を提供する3次救急医療機関で，人口100万人あたり最低1カ所，それ以下の県では各県1カ所設置されている。また，高度救命救急センターとは，救命救急センターのうち，広範囲熱傷や急性薬物中毒など特殊疾病患者に対して特に高度な救急医療を提供する。救命救急センターは全国245施設のうち33施設，高度救命救急センターは27施設のうち3施設が日本赤十字施設である（2011年12月1日現在）。

　救急臨床では，患者や家族は，危機状態に圧倒されて苦悩や痛みを言語化することが困難な場合が多い。そして外傷体験や集中治療室（Intensive Care Unit：ICU）での体験は，その後の心理状態や生活に大きく影響する。特に，非現実的な体験を記憶している場合や，記憶の喪失（解離）が起きている場合，恐怖記憶が強い場合，不可逆的な身体障害や損傷がある場合などは，退院後の生活に困難を来たしやすい。そのため，治療と同時に患者と家族の心理的支援を速やかに開始することが重要であるが，救命救急センターにおける臨床心理技術者の役割はほとんど報告されていない。

(2) 臨床心理技術者の仕事

　徳島赤十字病院は常勤精神科医は不在で，週3時間のみ非常勤医師が入院患者のコンサルテーションを行っている（2012年10月現在。病院概要については第Ⅰ部第2章3節を参照）。入院患者やその家族の専門的な心理的支援は臨床心理技術者が担当している。精神科治療が必要と判断した時は，早期に主治医や病棟に提案するスクリーニング的役割も担っている。救命救急センターにおける患者の心理的支援はベッドサイドで行い，家族との面談は，患者の面会に来た時に病室で自然な形で行ったり，病棟面談室で個別に行ったりしている。臨床心理技術者が救命救急センターに介入を始めた2007年4月から2012年9月の間に支援した患者111名を後方視的に検討したところ，平均年齢は51歳（0-84歳）であった。入院背景は疾病（45％），事故（27％），自殺企図（25％）の順に多かった。自殺企図数（表Ⅰ-13）は増加傾向で，特徴としては，精神疾患の既往がある患者の割合の増加や，身体的に重篤な状態のため入院が長期化していることがあげられる。診療科は麻酔科（30％），循環器科（21％），整形外科（10％）の順に多かった。臨床心理技術者の介入時期は，覚醒後

表 I-13 自殺企図数の変化（外来死亡を含む）

	2011. 1-12	2012. 1-12
総患者数（人）	25	38
平均年齢（歳）	42.9	50.7
男女比	10：15	14：24
病名（人）		
薬物中毒	15	25
縊頸	4	4
一酸化炭素中毒	3	0
転落	2	2
飛び込み	2	1
刺創	0	4
焼身	0	1
窒息	0	1
精神疾患既往（人）	10	26
転帰（人）		
軽快	18	24
長期入院	4	9
植物状態	1	0
死亡	6	5
臨床心理技術者介入率（％）	33	40

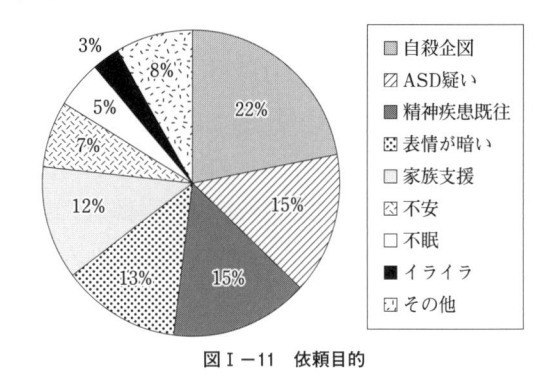

図 I-11 依頼目的

24時間以内が半数を占めた。スタッフによる介入依頼の目的は図 I-11の通りで，自殺企図（22％）が最も多く，次いで，急性ストレス障害（Acute Stress Disorder：ASD）の疑い（15％），精神疾患の既往がある（15％）が続いた。依頼対象の9割は患者であった。しかし，家族面談を実施したところ，不眠や抑うつ，動悸，呼吸苦など急性ストレス反応を呈している家族が多く，ストレス対処法，患者への対応の助言，意思決定支援など家族の支援を目的として面談した割合は全体の8割にのぼった。家族にも自然な形で心理的支援を提供できる体制が重要であるといえる。また，精神疾患の既往がある患者の割合は2割で，当院退院後に精神科医療機関へ転院する割合も2割だったが，入院中に精神科医師による薬物治療を要する精神的な危機状態に陥っていた患者は6割にのぼった。先行研究によると，ICU退院後6カ月を経過した時点で，3-5割が精神症状を呈し，外傷の場合は1-3割が心的外傷後ストレス障害（Posttraumatic Stress Disorder：PTSD）を発症している（松岡他，2006；Hamanaka et al., 2006；加藤，2004；Brewin et al., 2003；Bonne et al., 2001）。しかし，臨床心理技術者が介入した111名のうち，退院時に急性ストレス障害と思われる症状が認められた症例は1例で，精神疾患の既往がある患者を除くと，精神科医療機関への紹介が必要な症例はなかった。このことから，臨床心理技術者の介入など，早期から心理的支援を始めることによって精神症状の重篤化を予防できる可能性が示唆される。症例によっては，入院初期は事件か事故か不明で，徐々に事実関係が明らかになる場合がある。患者が生命危機を脱して，警察の事情聴取が行われる時などは，外傷体験の暴露によってストレス症状が悪化することがあるため，患者や家族，スタッフに事前に働きかけておくことも臨床心理技術者の役割としてあげられる。

(3) **事例紹介**

　Dさん，30代，女性。事故による多発外傷のため入院し，集中治療を経て覚醒した。しかし，覚醒後，怯えた様子で言葉を発さないため，看護師から主治医を通じて，対応の助言が欲しいという

介入依頼があった。アセスメントの結果，急性ストレス反応を疑い，病棟カンファレンスで「安全，安心，安眠の提供」を目標として共有した。また，Dさんへの介入と同時に家族面談を実施した。家族面談では，DさんがPTSDに発展する危険性を確認するために生活状況や勤務状況，趣味嗜好，ストレス解消法，性格，家族関係，過去に大きなショックを受けた体験の有無，その時の乗り越え方などを訊ねた。その面談の中で，家族は突然の生命危機への不安や悲嘆，生活の変化への疲労，自身の身体症状を語った。筆者は傾聴すると共に毎日の面会をねぎらい，非常事態での心理的反応やストレス対処法などの心理教育を行ったところ，患者の面会に来る家族の表情が良くなったと看護師から報告を受けた。ライト（Wright, 1996／2002）は「危機状態にどのような機会を得られるかが，危機を受け止めて対処していけるか否かを大きく左右する」とし，非日常的な混乱に秩序を取り戻して，状況に意味や洞察を回復するのに役立つアプローチの必要性を説いている。そのアプローチの一つとして心理教育はとても有効である。その後，Dさんは怯えた様子が改善し，徐々に表情や自発性が回復するなど精神的に落ち着きを取り戻した。しかし，受傷時や覚醒後数日間の記憶を喪失していることに不安を抱き，「思い出したい」と話した。カウンセリングの中でこれまでの人生を振り返り，自分の人生における受傷体験の意味を深く考えるようになった頃，解離して喪失していた受傷契機や事故状況の記憶が回復した。同時に，受傷した自分を発見してくれた方への感謝や，まさに九死に一生を得たことへの感謝，これから生きていく意味や姿勢をしみじみと語った。その後，フラッシュバックや強い恐怖が生じることはなく，退院後も安定した日常生活を送っている。

(4) 今後の課題

　救命救急センターにおける患者と家族の心理的支援は大きく分けて2つに分類できると考える。1つ目は，支持的・予防的ケアである。その役割は，①突然の事態や慣れない医療情報に混乱している場合，語りを通して理解度を確認しながら心の安定を補助する，②不可逆的な障害が残った場合や，他界された場合，喪失悲嘆を出せる場を保証する，③意思決定を支援する，④記憶や体験の再構築を支援する，⑤心理教育的に関わる，などがあげられる。2つ目は，動機づけ的ケアである。その役割は，①精神疾患があって病識がない場合，問題点を自覚できるように明確化し，確実に精神医療につなげる，②自殺企図やうつ病など継続した精神医療を要するにも関わらず拒否的な場合，そこに向かう動機づけを行う，などである。これらの心理的支援によって，患者や家族の精神症状の重篤化や精神疾患の発症の予防につながるといえる。

　次に，スタッフに対する役割として，心理的支援を臨床心理技術者が担うことで，他のスタッフの負担軽減となる意義がある。また，臨床心理学的視点を，看護師をはじめとしたスタッフに伝えることで，相談しながら協働し，より質の高いケアを提供することができる。さらに，今後の課題としては，スタッフの二次受傷を軽減する工夫や，「何もできなかったのではないか」という無力感や不全感の予防など，救命救急センターの特徴に配慮したスタッフのメンタルヘルス対策があげられる。救急臨床の目標は，「時間をかけてじっくり関わるものではなく，短期間に集中して行い，最小限の介入で最大の効果をもたらす」（山勢，2008）ことで，臨床心理技術者も例外ではない。命と体と心を救うチーム医療の一員として，患者や家族の人生に寄り添って，心の連続性を紡ぐ専門職として役割を担ってゆきたい。

（高芝朋子）

第10章　健診部

1. ストレス・ドック
2. 保健指導における乳幼児への援助

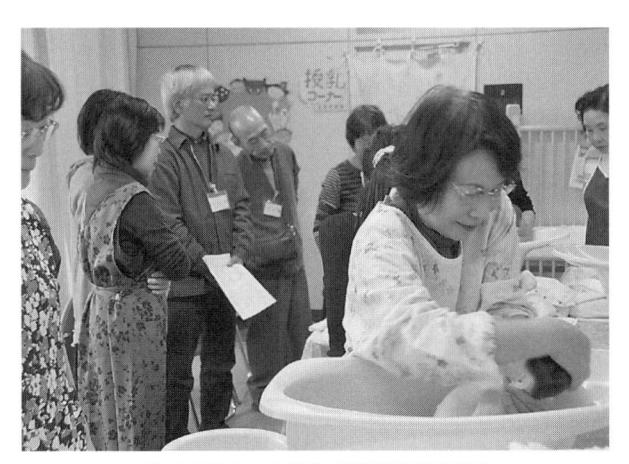

プレおばあちゃん教室（武蔵野赤十字病院）

1．ストレス・ドック

(1) ストレス・ドックとは

　人間ドックなどの健診部門などで行うメンタルヘルスに関する健康診断や相談活動を，「ストレス・ドック」あるいは「メンタルヘルス・ドック」などと呼んでいる。秋田赤十字病院（以下，当院）では，2008年10月から「ストレス・ドック」を開設した。

　WHO（世界保健機構）は健康について「健康とは，完全に，身体，精神，及び社会的によい（安寧な）状態であることを意味し，単に病気でないとか，虚弱でないということではない」と定義しており，心理・精神的な健康は，身体の健康や社会生活を健全に送ることと密接に関連している。また，身体的不健康は，その人の社会生活に影響を及ぼすだけでなく，心理・精神的な健康にも影響を及ぼす。当院の健診部では，このことを強く認識して，「ストレス・ドック」を開設することにした。実は，以前からストレス・ドックの導入を検討していたのだが，担当する人材不足のため，開設できずにいた事情もある。しかし，臨床心理士の人数が増えたことで，開設が可能になったのである。

　心理・精神的側面の健診を行うことにしたものの，名称については，検討が必要であった。現代はストレス社会であることが広く市民に受け入れられており，「ストレス」という言葉が社会に浸透している一方で，「メンタル」という言葉は，精神疾患などを連想しやすいのではないかと懸念された。そこで，受診者にとっては，より抵抗のすくないであろう「ストレス・ドック」という言葉が選ばれたのである。

(2) 秋田赤十字病院と健康増進センターの概要

　当院は，1914年に北海道・東北地域では初めての赤十字病院として設置された。その後3回の移転新築をしており，現在の病院は4代目の病院である。診療科は21科あり，病床数は496床で，その内訳は，一般病床360床，政策医療136床（救命救急医療50床・周産期医療56床・神経病医療30床）である。一日平均入院患者数443.1人（2011年度実績），一日平均外来患者数778.2人（2011年度実績）となっている。

　当院は第三次救急医療における秋田県内で唯一の「救命救急センター」としての役割を果たしており，2012年よりドクターヘリの運航を開始した。2007年には県内唯一の「総合周産期母子医療センター」と「エイズ診療拠点病院」に指定されている。また，2008年2月には「地域がん診療連携拠点病院」に指定されている。

　健診部に関しては，1985年には予防医学の啓発等を目的に「健康増進センター」を開設した。2008年，特定健診，特定保健指導の開始に伴い，健診事業をより充実させるため「社会保険あきた健康管理センター」の事業を引き継ぎ，「秋田赤十字病院附属あきた健康管理センター」として開設した（場所は離れている）。これで，人間ドックなどの健診を行う場所は，当院の健康増進センターと当院付属あきた健康管理センターの2カ所になったわけであるが，ストレス・ドックを行っているのは，当院の健康増進センターの方だけである。当院では，日帰りの人間ドックだけでなく，健康増進センター内に宿泊設備を持って，1泊2日の宿泊ドックも行っている。2010年には，日本人間ドック学会が実施する人間ドック健診施設機能評価（Ver. 2.0）に認定されている。

(3) ストレス・ドックの実際と臨床心理技術者の仕事

　ストレス・ドックの業務は，精神科（当院呼称は，「心療センター」）所属の臨床心理士3名（常勤2名，非常勤1名）が，健診部特定保健指導室のスタッフと連携して行っている。受診予約は特定保健指導室で受け，受診希望者と臨床心理士のスケジュールを調整し，実施している。ストレス・ドックは健診であるので医療保険外診療である。

　ストレス・ドックは，16歳以上の希望者であれば基本的に誰でも受診できるが，心療内科や精神科に通院中の方にはご遠慮いただいている。現在行われている心療内科や精神科での治療のなかで対処可能と考えているからである。

　ストレス・ドックの予約から受診とその終了までの流れを図Ⅰ-12に示す。

　開設当初は，臨床心理士が心療センターと兼務のため，曜日と時間帯を固定して3人の臨床心理士で週に1.5日のみ対応する体制であった。また，30分コースと60分コースを用意して，30分コースはGHQ（精神健康調査票）の実施と臨床心理士の面接を行い，60分コースはGHQとTEG（東大式エゴグラム）の実施と面接が行われていた。しかし，受診者の利便性を考慮して，現在では事前予約の段階で常勤の2名の臨床心理士が対応できる時間であれば，いつでも対応するようにしている。また，開設6カ月後の集計で75％以上の受診者が60分コースを希望していたため，現在は60分コースのみを実施している。なお，受診者の希望次第では，GHQやTEGなどの検査を行わず，臨床心理士との面接だけにすることも可能である。

　受診者の性別は，集計の時期により男性が多かったり，女性が多かったりと変動している。当院の健康増進センターは，さまざまな会社の人間ドックの指定機関になっているため，男性が多い会社の受診が多い時期は，男性のストレス・ドック受診者が多くなり，そうでない場合は，女性が多くなるのではないかと推測される。

　年齢的には，男女ともに40代の受診者が多い。職場では，中間管理職であったり，家庭では思春期の子育て中であったりとストレスが多いことが考えられるとともに，それぞれの身体的な変化や人生の変曲点を迎えていることも関係しているだろうと予想される。

　ストレスが高く，精神科医療やカウンセリングが必要な受診者には，紹介状とともに専門機関を紹介している。ストレス・ドック開設に当たり，県内の精神科や心療内科などの医療機関やカウンセリング機関に紹介を受けてもらえるかの調査を行った。その結果から紹介機関の一覧表を作成し，受診者の希望を聞きながら紹介を行っている。

　開設当初は，新聞やテレビニュースなどマス・メディアで紹介してもらったこともあり，受診者が多かった。しかし，時間とともに受診者が減りはじめた。そこで，広報の仕方に工夫が必要であ

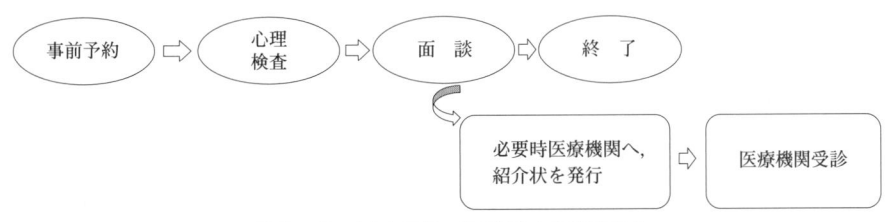

事前予約 ⇒ 心理検査 ⇒ 面談 ⇒ 終了
　　　　　　　　　　　　　↓
　　　　　　　　　　必要時医療機関へ，紹介状を発行 ⇒ 医療機関受診

図Ⅰ-12　ストレスドックの予約から終了まで

った。赤十字関連施設の職員用には，支部新聞や院内報などで紹介した。新聞で紹介された数カ月後に記事を持参して受診した人もいた。一瞬で消えてしまうテレビニュースよりは新聞などの方が，記事を切り抜いて持っていられるので，広報としては，長く有効のようである。また，病院職員のメンタルヘルスの観点から，病院職員に関しては無料で対応している。

　当初ストレス・ドックは，人間ドックから独立した健診としてスタートしたが，受診料を精神科でのカウンセリング料よりも高く設定してあったため，ストレス・ドックに時間をとる方が病院への経済的貢献度は大きいことと，受診者にとっても早めの予防という観点から効果的であろうと判断し，常勤の臨床心理士が時間に柔軟に対応するようにした結果，人間ドックのオプションとして実施できるようになった。人間ドック受診者への事前記入票等の郵送の際に，ストレス・ドックの案内チラシとK6（Furukawa他による日本語版）[2]という6項目からなる簡便な精神的健康をチェックする質問紙を同封して，受診を呼びかけている。この質問紙は，自己採点も簡単にできるので，ストレス・ドック受診のきっかけにもなっているようである。

　最近では，定期的人間ドック受診者などをはじめとして，ストレス・ドックのリピーターも出始めている。また，精神科や心療内科受診を考えている人が，まずは抵抗感の少ないストレス・ドックから受診するケースも見られる。

(4) 今後の課題

　ストレス・ドックは，臨床心理士の専門性を発揮できる適切な場所である。しかし，まだまだその知名度は低いと言わざるを得ない。病院における臨床心理士の職場開拓と職場確保のために，また，人間のトータルな健康を考える上でもストレス・ドックを多くの人に知ってもらう必要がある。さらに，臨床心理士は，心身の健康チェックの方法や心理・精神的健康の維持・増進の方法に関する研究を進めるとともに，ストレス・ドックの広報活動に努力していかなければならない。

（齋藤和樹）

2．保健指導における乳幼児への援助

(1) 総合的医療実践の草分け

　そもそも武蔵野赤十字病院では，初代院長神崎三益（内科医），二代目院長丹羽直久（小児科医），さらに三代目院長塩見勉三（産婦人科医）と引き継がれた時代に保健指導の基盤が確立されていった。三多摩地区を中心に地域医療・地域保健を支えてようとする実践は，救命救急を目指して先端医療を敏感に取り込み，病態生理による範囲に止まらず，修復の医学との連続性をもった実践にむけて，可能な限り，ひとりひとりに寄り添う方向を模索する意識を促されていた。すなわち，医療の範囲は「健康促進・予防・治療・リハビリテーション・障害者への援助，のすべてを包括する営み」であるとする認識に基づく展開をゴールイメージとしていたと言える。

　そのような流れに沿って，昭和30年代から小児科診療の一環として健康促進や病気の予防，あるいは早期対応を果たすために，当院で出産した乳児を中心に健康診断が始められていた。当時，保

---

2) K6については，http://www.hcp.med.harvard.edu/ncs/k6_scales.php を参照。

健所でも地域の乳児を対象に健康診断をしていた。そこでは「赤ちゃんコンクール」と称して，よく肥った赤ちゃんの表彰も行われていたが，丹羽はこの動向を好ましくないと考えていた。当院の健康診断を，体重増加に重きを置いた判断ではなく，ひとりひとりに応じた成長を見守り助ける場としたのである。狭義の医療にとどまらず小児保健の場ができたのとほぼ時を同じくして，小児精神衛生（精神保健）活動の分野も設置された。現在の臨床心理課の前身である。心理学を基礎学問とした専門家が小児の診療に参加する体制が取り入れられたのである。当初は小児科診療の充実のために導入されたが，病院全体の歴史的展開に沿って対象領域は人生の始まりから終末までの，all round/all stage に関与するようになり，赤十字の医療活動のあるべき方向を目指して組織的にも機能性を高めていったのである。言うまでもなく乳幼児健康診断にも参加したが，当初は「遠城寺式乳幼児分析的発達検査」による発達過程のチェックを手始めとしていた。

他方，妊娠から出産の医療や援助が産婦人科を中心に実践されており，その展開の中から妊婦を対象とした妊婦検診や母親学級の実施が定着していった。できるだけ心身共に安全な出産を実現するために不可欠な援助体制であり，言うまでもなく臨床心理技術者も参加した。このような経過から，活動の名称も「健康診断」から「健康相談」へ，さらに「育児相談」へと変わっていった。

(2) **チーム体制と実践**

手探りで実践内容が濃くなっていくことを受けて，1979年には保健指導部の活動をより体系的に定着させていく流れとなった。さらに赤十字の組織形態との整合性を図るために，狭義の保険診療に該当しないサービスを医療社会事業部に位置付け，この活動は同部保健指導室となった。

育児相談にしても母親学級にしても，実施の際には院内各部署から医師（産科・小児科・歯科），看護師，助産師，栄養士，臨床心理技術者などが参加して運営を協議し，実践をしていた。必要とされるチェック項目や相談内容・指導事項は，これら専門分野の複数にまたがっている内容も少なくない。全体としての協議を繰り返すだけではなく，個別の事例に応じて連携による肉厚な方向を目指していた。多職種連携の良さを高めるために，折々，ケース検討会も実施して事例の理解を深めると共に指導助言の留意点も繰り返し確認し，学んでいった。

主たる対象は当院で出産した子ども達であったが，母親学級参加者の一部には，里帰り出産のため他地域で出産し，ふたたび居住地域に戻ってくる参加者もあり，また流出入人口が多い地域でもあったので，とくに限定してはいなかった。指導は，生後1，4，8，12カ月目とその後は6カ月ごとに3歳までを原則としていた。兄弟ともに続けて相談を利用する家族もあり，兄弟関係を踏まえて人格形成を見守る援助ともなっていった。

心理学的援助としては，一人一人の発達の仕方について運動機能や情緒の分化，遊びの様子や言語の萌芽などを観察し，必要な助言をしていくことが基本となっていた。方法として個別指導も取り入れながら，原則的には同じ月齢の赤ちゃん5名ぐらいをグループにして，一緒に観察台に乗せて月齢に応じた赤ちゃん体操を試みながら動作や表情を観察し合う方法が合理的であった。赤ちゃんにどう話しかけたらよいか，どう笑いかけたらよいかととまどい，日々，赤ちゃんとこわ張って対面していた母親も，そんな中で次第に自分のありようや役割を納得していった。何らかの障害が予測できる赤ちゃん，情緒的な問題を想定できる母親や家族の関係など，時間を掛けた対処が必要と思われるケースについては，小児精神衛生相談室（後の子どもの相談室・心の相談室）の利用を

勧め，継続的な指導援助を続けたことは言うまでもない。

　低体重出生のケアにかかわったスタッフが，やがて退院して育児相談につれて来られた赤ちゃんと対面を果たす場面もあった。危なっかしい生物体としての赤ちゃんとしてではなく，一喜一憂しながら世話をしていく過程から，ひとりの人格を持った存在としてかかわるようになっていくスタッフの意識の変化でもあろう。それは学びの機会であったり仕事の励みになったりしたであろう。ピンポイントの仕事に意識が限定されやすい高度医療の現場にとって，かけがえのない潤滑油ともなっていた。

　一方，妊婦の母親学級では参加スタッフ全員で構成したテキストを使って講義形式と実習を含む指導をしていた（1クール1カ月のプログラム）。臨床心理技術者はまず，①具わっている発達力を生かすこと，②経験から学ぶ，③人との暖かいかかわりに支えられる，が子どもの立場であることを強調し，具体的な例を示しながら伝えた。時代と共に核家族化がすすみ，父親の自覚を促すことで母親が安心する点を考慮にいれて「両親学級」（土曜日開催），さらに育児方法の変化を伝え，若い母親のよきサポーターになっていただくために「プレおばあちゃん教室」を1クール各1回，取り入れるようになった。いずれも「おむつの当て方」や「産湯の使わせ方」の実習を入れ，両親には④生命の保全，⑤成長段階に応じた対処，⑥ゆとりあるかかわり，が課題であること，プレおばあちゃんには，⑦両親の顔を立てること，⑧思慮不足を補足，⑨孫から慕われる関係，を講義で伝えた。両親学級では，両親から赤ちゃんへの初めてのプレゼントとして紙でモビールを作り，共同作業を通じて二人で揃って赤ちゃんを迎える意識を促すこともしていた。

　「プレおばあちゃん教室」のアイディアは，育児雑誌「ダカーポ」に新語として掲載されたのをきっかけに，新聞・雑誌に取り上げられ，全国各地の保健関係者が次々と見学にこられるという騒ぎになった。珍しくもあり，意義にも関心が集まったようだ。

　保健活動についての制度改正などの流れもあり，各地の保健所や自治体での類似の取組みが行われている中で，赤十字医療の第一線を認識して発展してきた活動であるが，心理学が重要な軸を果たしていたことは間違いない。病院の機能分化など，医療体制の範囲を限定され，社会を取り巻く文化も変わりつつある昨今，赤十字だからこそ，体制を充実してきたこの営みのもつ意義は失われたくないと，今もって期待している。

（齋藤慶子）

第11章　コンサルテーション・リエゾン

1. 3Dサポートチーム
2. 入院コンサルテーション
3. 緩和ケア外来
4. 緩和ケアチーム

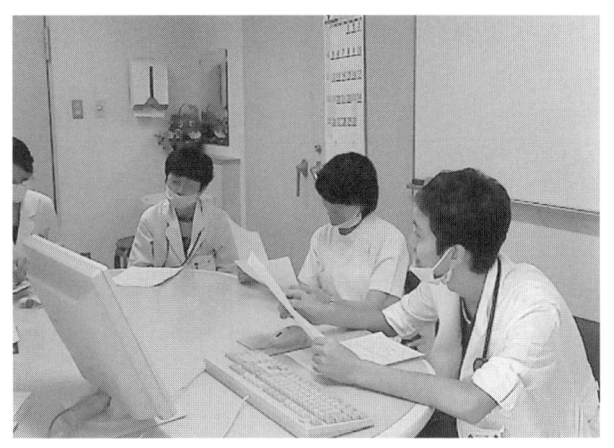

多職種カンファレンス（高松赤十字病院）

1. 3Dサポートチーム

(1) 3Dサポートチームとは

　日本の高齢化率は上昇を続けており，高齢者人口の増大とともに認知症を有する高齢者数の増加が指摘されている。それは医療施設に入院する高齢者および認知症を有する人の増加にもつながり，当院においても入院患者の50％以上が65歳以上，75歳以上では約30％を占めている。

　高齢者に起こりやすい，うつ，せん妄，認知症は，早期には非常に類似していることがあり，アセスメントの混乱を招きやすい。また，急性期病院では身体的ケアが最優先されるため，精神面でのアセスメントは見落とされやすい。そのため，適切なアセスメントに基づいたケアが提供されず，入院の長期化や，退院後の生活の質を低下させる可能性がある。また，対応の困難さから，患者－看護師関係が悪化することにもつながる。そこで入院治療においてこれらをきちんと鑑別し，適切なケアをすることが大切となってくる。

　当院では，2008年「3Dサポートチーム」が結成された。3Dとは，うつ（Depression），せん妄（Dellirium），認知症（Dementia）の頭文字であり，また3次元的（3-Dimensions）に様々な角度から患者さんをみるという意味がこめられている。チームは，リエゾン精神看護専門看護師を中心に，認知症看護認定看護師，臨床心理士で構成され，全病棟をラウンドし，3D症状についての相談を受けている。

(2) 横浜市立みなと赤十字病院の概要

　横浜市立みなと赤十字病院（2012年現在23診療科634床）は，2005年に横浜市の臨海地区に開院した公設民営の急性期型病院であり，赤十字病院の中でも歴史は浅い。

　神奈川県救命救急センター，救急告示病院，第二次救急指定病院，小児救急医療拠点病院，災害拠点病院，エイズ拠点病院，がん診療連携拠点病院，DPC（Diagnosis Procedure Combination：診断群分類）対象病院，地域医療支援病院，地域周産期母子医療センター等の機能を持ち，緩和ケア医療，精神科救急・合併症医療など12の政策医療に携っている。

　開院当初より，市立病院としての公共性と赤十字の精神を併せ持った地域中核病院として，24時間365日断らない救急医療を基本方針としてきた。昨年度の救急車の受け入れ台数は全国でも有数の12000台を超え，平均在院日数は11.6日であった。このような「超急性期」とも言える環境が当院の大きな特徴と考える。

　臨床心理士は常勤1名であり，精神科（外来・病棟）を中心に，各種心理検査，集団精神療法，コンサルテーション・リエゾン，職員支援等の業務に従事している。

(3) チームの活動

　チームは月2回（隔週金曜日午後）定期的な活動を行っている。まず，事前に相談のあったケースや，前回から継続しているケースなどについてミーティングを行い，その後3人で全病棟をラウンドする。相談用紙による事前の相談も受け付けているが，「その場」で依頼を受けることの方が圧倒的に多い。①事前の依頼の有無に関わらない定期的なラウンド，②必ず全病棟をラウンドするが依頼がなければ長居はしない，③基本的には現場の流れに支障が出ないようにするなどの配慮が，

チームの活動が病棟に浸透した要因と考えている。

　チームは，相談を受けると，現在の状態の整理を行い，まず何が起こっているかをアセスメントする。この際，身体的なアセスメントはもちろん，「困っているのは誰か」すなわち「患者の困りごとは何か，看護師の困りごとは何か」の把握は外せない。

　活動を始めてみると，「患者さんの意欲が低下している。うつではないか」というケースが実際は低活動型せん妄，「点滴ルートを自己抜去。夜間不眠で大騒ぎ。日時が答えられない。認知症だろうか」というケースが老化による認知機能低下＋せん妄といった，現場でのアセスメントの混乱が浮き彫りになった。

　また，チームはアセスメントのみならず，その方へのケアも検討し，具体的な方法の提案も行う。例えば，見当識障害が起きていると思われた患者には「日めくりカレンダーや時計を設置する（環境の整備）」「禁食中であっても，食事の時間にはベッドを起こし口腔ケアを行う（生活リズム）」といった方法を提案する。そして，注意障害が起きている患者には「挨拶をし，まずは視点が合っているか，注意が向いているかを確認してから話す」「一度に多くのことを伝えない。伝えることは簡潔にポイントのみにする」「メモなど視覚的な情報もプラスする」といった具合である。また，「食事が進まない。うつではないか」との相談では，入院前の状況を確認すると簡易宿所で自由気ままに過ごしていたことが分かり，「決まった時間にたくさんの食事をとることが負担。栄養課に分食をお願いし，好きな時間に食べられるようにする」という提案してみたところ，患者の食事量が増えたということもあった。提案は，病棟看護師と話し合いながら，その病棟の状況に合わせ病棟の負担にならずに取り入れやすいものにすることを心がけている。

　1年間で出会う患者数はのべ約140人。問題点の改善や，患者の退院など，チームが介入する必要性がなくなるまで継続して関わる。また，病棟カンファレンスへの参加や，勉強会の主催を行い，多くのスタッフが学べる環境づくりも行っている。

(4) チームでの臨床心理士の役割

　ラウンド時の役割分担は決まっておらず，「看護師から話を聞く」「電子カルテで情報や検査の数値を確認する」などの役割はその場で臨機応変に対応する。

　また，状況によって実際に患者に会うこともあるが，その場合も1名が「患者の話を聞き」，他の2人は「病室やベッド周りの環境を確認する」「患者の様子を見ながら，患者がどのような時にイライラしているか，仕草で言いたいことはないのかなど少し距離を置いた視点で確認する」など，その場に応じて対応する。

　3人で活動しているメリットは「それぞれの専門性を活かし状況を複眼的に捉えられる」ことだろう。また，それぞれの立場が違うからこそチームのメンバー自身のクロストレーニングにもなっている。

　臨床心理士は，看護に関することは分からないことも多く，身体的なアセスメントにも弱い。しかし，看護とは異なる立場だからこそ，自由に視点を変えられることができると考えている。例えば，「話をすぐ忘れてしまう」という患者には何が起こっているのか。記憶そのものが低下しているのか，注意障害が起きているために，情報が入りにくい状態なのか。こうしたことについて，エビデンスとして認知機能検査を行い，アセスメントを補完する。また，「患者－看護師関係で今何

が起きているのか」について，全体像を把握することはもちろん，相談を受けている「今，ここで」も，アドバイスをしている状況を少し遠くから眺め，病棟看護師がきちんと理解できているか，納得しているかを確認する。病棟看護師の代わりにメンバーの2人に質問したり，言い換えてみたりする。部分を把握する虫の目にも，全体を俯瞰する鳥の目にもなれることが，臨床心理士の強みと思っている。

(5) 今後の課題

チーム結成時から，「チームが必要なくなること」，すなわち個々の看護師のアセスメント力やケアの質が上がり，アドバイスを必要としなくなることを目指していた。

実際，4年の活動を通し，病棟看護師からの依頼も「どうしたらいいか分からない」から，「このケースはせん妄で，今こういうケアをしているがどうだろうか」といった具体的なものに変わっていった。そして，アセスメント力やケアの質の底上げがされたからこそ，3Dだけでは対応しきれない課題にもぶつかるようになった。

2012年8月からは，「3Dサポートチーム」としての活動には区切りを向かえ，新たな展開を見せ始めている。3人でのチーム編成にまとまらず，さまざまなチームやリソースナース（専門看護師・認定看護師）と協働し，もっと発展的に広げていくことになった。新たな展開の中で臨床心理士として何ができるのか，模索していきたい。

〔福榮みか〕

2．入院コンサルテーション

(1) 総合病院におけるコンサルテーションとは

コンサルテーションは，「クライエントの求めに応じて，専門的な相談に乗ること」と定義されている（山脇，1998）。総合病院におけるコンサルテーションでは，一般臨床の場で生じる精神症状および心理的問題に関する相談を受けて，それに助言し，治療に加わる役割を担う。このなかで心理士は，心身両面から包括的なケアを指導，実施する役割が求められている。現場における心理的ケアニーズは幅広く，コンサルテーションの内容は多岐にわたる。具体的には，身体的な状況および症状（疼痛，吐き気，めまい，意識障害の有無，その他身体的不快），治療状況（手術前後，化学療法，放射線治療，透析），予後や見通し，告知，精神神経症状，性格特性，行動上の問題，コミュニケーションの問題，治療に関連したストレスなどへの対応が求められている。本稿では，当施設におけるコンサルテーションの実情を紹介する。

(2) 当施設の現状

施設の概要は，第Ⅰ部第6章6節を参照されたい。当施設は地域がん診療連携拠点病院に指定されている。このため心理士は，悪性腫瘍患者のコンサルテーションを担う，がん相談員としての業務が強く求められている。がん患者のストレスケアでは，時々刻々と変化する患者のケアニーズを評価し，対応することが重要である。そこで，「がんケアニーズ評価」と銘打ち，悪性腫瘍患者を対象とした組織的な心理評価を開始した。

(3) 当施設におけるコンサルテーションの実際

1次評価（病棟看護師が実施）

対象は，入院しているすべての悪性腫瘍患者である。毎週1回，身体面と心理面の評価を個別に実施している。心理面の評価は，つらさと支障の寒暖計（Akizuki, et al., 2005）を用いて，気持ちのつらさと，それによる生活上の支障について，それぞれ0から10の11段階で評価する。つらさ4点以上かつ支障3点以上をスクリーニング陽性と判断する。看護師が診療録に結果を入力すると，陽性と判断された患者の情報が心理士に送られるようシステム化されている。2011年10月から翌年1月までの4カ月間を例に上げると，のべ861名（男性426名，女性435名）に評価を実施した結果，全体の約2割に相当する185名が陽性と判断されている。陽性と判断された患者は，陰性の者に比べ，倦怠感，食欲不振，疼痛などの身体症状を多く抱える傾向がある。

2次評価（心理士が実施）

対象は，1次評価で陽性と評価されたすべての患者である。患者の了承を得た上で，心理士が個別に面談する。目的は，患者の心理的ケアニーズを明確化することである。事前に，身体面の状況と症状，告知の有無と内容，家族状況などを確認しておく。初めに，自覚的な身体症状と精神症状を確認する。次に気持ちのつらさの原因となる心理的ストレスを明確化していく。このとき，患者自らが積極的に心理的ストレスや精神症状の存在を訴えることは少ない。疼痛，吐き気，呼吸困難感などの身体症状が心理的ストレスを増強し，将来的な精神症状の契機となりうることに，心理士は注意する必要がある。身体症状が心理面に及ぼす影響に焦点付けするのがポイントである。患者の疲労を考慮して，1回の面談は20—30分程度にとどめている。面談終了後，患者の了解を得た上で，評価内容と病棟スタッフへの連絡事項を診療録に記載する。具体的には，患者のケアニーズを整理し，精神科受診ならびに他職種によるサポートの必要性を判断する。心理的介入が必要とされる場合は，その概要を病棟スタッフが理解しやすい言葉で記述する。なお，精神科の受診や心理面談の導入に関する決定権は主治医と病棟スタッフにあることから，あくまでもサポート役に徹することを心掛けている。なお，2次評価は，1次評価で陽性と評価されるたびに繰り返し実施している。

2次評価を患者120名に実施した結果について表Ⅰ-14に示した。最も多く得られたニーズは，①病気の進行や将来の不確実性に関する不安への対応であり，その後に，②身体症状の悪化・日常生活動作の低下による心配への対応，③疾患や治療に関する詳しい情報提供と続いた。一方，最も多く認められた精神症状は不安感であり，その後に，不眠，気分の落ち込みが続いた。各項目における出現傾向の連関係数（ϕ係数）を，表Ⅰ-14に併せて示した。①および③のニーズと不安症状，②のニーズと不眠および気分の落ち込みとの間に，有意な関連性を認めた。①のニーズに対しては，精神科の受診や心理士によるカウンセリングなどのケアが提供可能である。また②に対してはリハビリや福祉に関わるスタッフ，③に対しては認定看護師および専門看護師との協働が可能であると考えられる。以上のように患者ニーズを明確化することで，心理的ケアや多職種スタッフの介入につなげることが可能となった。

表Ⅰ-14　2次評価で明らかにされたケアニーズおよび精神症状の出現率と関連性（φ係数）

ニーズと精神症状	%	1	2	3	4	5	6
ニーズ分類							
1. 心理学的側面	74.1	—	-.05	.08	.26**	.01	.14
2. 身体状態および日常生活	49.1		—	-.13	.09	.26**	.19*
3. 医学的情報	36.2			—	.16†	.10	-.09
精神症状							
4. 不安感	58.6				—	-.14	-.09
5. 不眠	40.0					—	.04
6. 落ち込み	34.5						—

**$p<.01$, *$p<.05$, †$p<.10$

病棟スタッフとの連携

　病棟スタッフには，2次評価の記録確認を求めている。精神症状が疑われる場合は，必要な評価と対応を看護介入に盛り込んでもらう。たとえば不眠症状が存在する場合は，睡眠状況の評価（入眠障害・中途覚醒・熟眠障害の有無，平均的な睡眠時間，昼間の覚醒水準など）を依頼する。心理士は，睡眠の妨害因子の検索，睡眠コントロールを目的とした行動的介入を行う。ほかにも，せん妄が疑われる場合は，代謝性障害，循環動態障害，内分泌障害など直接因子の評価を病棟スタッフに依頼し，心理士は促進因子である心理的ストレスや認知機能を検討している。以上のように，病棟スタッフと心理士が，それぞれ評価と介入を繰り返すよう心掛けている。

(4)　まとめ

　コンサルテーションを進めるなかで注意すべき点として，精神科医と心理職の違いを明確化することが挙げられる。とくにチーム医療においては，他職種との職能の違いを互いに理解し，協働することが求められる。病棟コンサルテーションにおける心理職の特異性は，①心理的問題を評価し，治療やケアにつなぐことと，②一般の身体科で勤務するスタッフに知識と技術を伝達することにあると考えられる。この点において，普段から施設内スタッフならびに患者に対してアナウンスし，共通理解を得ておく必要がある。

〔寺井堅祐〕

3. 緩和ケア外来

(1)　緩和ケア外来とは

　秋田赤十字病院は地域がん診療連携拠点病院であり，がんの初期段階から末期に至るまで幅広く対応するために2004年に緩和ケアチームが作られた。2009年5月には「緩和ケア外来」が開設された。当院に受診歴がある患者を対象に週1回開いており，完全予約制を取っている。外来があることで退院後も継続したケアを提供でき，外来治療していた患者が入院した際には，全情報がスムーズに病棟へ移行するというメリットがある。

　がんと診断された患者は，がんそのものの治療だけでなく，痛みなどの身体的苦痛，病状変化にまつわる不安などの心理的問題，仕事や治療費に関する社会的気がかり，死をどう捉えればよいかといった問題，等々に直面する。そのため，がんに付随する身体症状や精神症状の緩和だけでなく，心理社会的・スピリチュアルな問題を患者の抱える「荷物」として捉え直し，その整理を手伝うこ

とを大切な仕事と考えて，緩和ケア担当医と緩和ケア専従看護師，臨床心理士の3人で外来を行っている。

(2) 臨床心理士の役割

臨床心理士は緩和ケアチーム立ち上げ時から所属しているが，緩和医療における立ち位置は不明瞭で病院によって役割が異なるため，模索しながらのスタートとなった。初期の頃は，気持ちのつらさに対するカウンセリングを依頼されたこともあったが，そうした患者はあまりに多く，全てに対応するのは不可能なことがすぐに明らかとなった。そのため，個々の患者に対応するのではなく，患者に日々接しているスタッフを支援することを主眼に置こうと考えた。現在は主として緩和ケアカンファレンスと緩和ケア外来に同席しているが，カンファレンスと外来では役割が異なっている。

各病棟で週1回ずつ行っている緩和ケアカンファレンスでは，臨床心理士が医学的専門教育を受けていない特徴を「素人目線」として活かし，違う視点を提供することを心がけて発言するよう努めている。それによって，医療者側に偏りがちな議論や視点をリフレイミング（捉え直して再構成）することが可能となり，煮詰まっていた状況の糸口が見つかることもよくある。また，治療に直接参加していないため，議論内容に対して中立な立場を取りやすいことがメリットとしてあげられる。そこを活かし，スタッフ間の思考やアイデアの発生をファシリテーション（促したり整理したり，合意形成や相互理解をサポート）する役割も担っている。

緩和ケア外来では，初診は1時間，再診は30分の枠を設けて患者の話に耳を傾ける。最初から話したいことの核心に触れられる人は少なく，不安や緊張から様子をうかがう人は多い。こうした場合に，会話に出てきた専門用語などについて臨床心理士があえて医師に尋ねることで「質問しやすい空気」を作るような工夫をしている。われわれのくだけたやり取りを見て，「こんなことも聞いていいのか」と患者が思えるようになるにつれ，重かった口が開いていくことも多い。

また，経緯や家族関係などについて深く尋ねにくい医師と，言い出しにくい患者の間を取り持つ意味も含め，臨床心理士の視点で質問してみることで，当たり障りない話ばかりしていた患者が自分の話をするようになることもある。そこで初めて「こういう歴史があったから，ああだったのか……」と医療者側が理解でき，患者の抱える問題が明らかとなって解決に結びつくこともたびたびあった。こうしたさりげない問いかけを挟むことによって「感情を表現しやすい雰囲気」を醸成することも重要な役割と考えている。

(3) エピソード紹介

何を言っても大丈夫な雰囲気がその場を包むようになった後は，ただ聴いているだけで話が展開してゆくことが多い。それは，重すぎたり大きすぎる「荷物」を一端下ろし，その中味を整理し直す……というのと似ている。外来を訪れる患者の大半は，自分で荷ほどきし，さわっても大丈夫な物から吟味して要る物と要らない物に分ける力を持っている。多少迷うことがあっても，決めかねているのはどこか，どうすれば持ち運びやすくなるか，といったことを話し合うことで，上手に片付けられるようになっていく。

ある男性患者は予後を悲観して死にたいと訴えていた。病状認識も正確で，残される家族に対する悲嘆が非常に強かった。入院中から治療に伴う様々な不安と副作用に根気よく対応し続けた医師・

看護師との関わりによって，退院後も緩和ケア外来へ通院することとなった。外来では，症状緩和だけでなく，仕事をしていないことからくる負い目や，予後を家族とどう分かち合うか悩むことを，臨床心理士も共に話し合った。看護師は日常の細々とした気がかりにその都度対応し，他職種への依頼や調整が必要な場合には橋渡しを行った。こうした役割分担と協働を続けるうち，時間は必要としたが，別人のように穏やかな風情を醸し出すまでに変化していった。

　何もできない無力感に耐え，やり場のない怒りを患者や家族からぶつけられても，傷つくことから逃げずに話を聴き続けるうちに，彼らが来るのはここでしかできない話をするためで，それを聴くのがわれわれの役割であり，緩和ケア外来の存在意義だと感じられるようになっていった。それは，前述したような患者の変化を目の当たりにするうちに確信へと変わり，こころのケアというものは「する」のではなく「ある」こと，痛みを感じながら聴き続けることでのみ提供できると感じるに至っている。さまざまな患者に会い続ける中で3人が支え合い，われわれ自身も変化していったのであり，この先もまた変化してゆくのだと思う。

(4) 医療者への支援

　「荷物」をもてあまし，途方に暮れている人を目にすれば，代わりに持ってあげたくなるのが人情だが，持ち続けることはできないし，勝手に整理してもいけない。代わりにやるのではなく，本人がやれるようになるまで話を聴き続けることが，緩和ケアにおけるこころのケアとなる。これは，援助行為をすることが習慣になっている医療者には，ことのほか難しい。医師は常に問題解決の前面に立って責任を取ることを求められ，看護師は窓口として多種多様な問題を投げ込まれるため，理解していても行為してしまいがちである。よって，このスタンスを思い出してもらい，保持できるように励まし続けることが，臨床心理士の役目となる。

　緩和ケアは感情を多大に消耗する仕事だが，肉体疲労と違ってそれらは目に見えず，自覚することが難しい。特に，患者や家族に親身に関わる心優しく有能なスタッフほど，そのダメージはボディーブローのように効いてくる。これは専門性やプロ意識の問題ではなく，自分の心をつかって相手をケアするという感情労働（武井，2001）に従事する人間には避けられない宿命といってよい。しかも，その人らしく生ききることを支え続け，その最期まで寄り添い，看取るという仕事は，感情労働の極致にあると言っても過言ではないだろう。

(5) まとめ

　この難しい仕事を続けるには，立ち止まって気持ちの整理をする時間や，つらさを分かちあい，支え合う人間関係を持っていることが必須となる。しかし，医療者は自分のネガティブな感情に対してオープンになりにくい。それは教育やトレーニングの成果でもあるが，自らの感情に蓋をし続けているうちに何の感情も湧かない人間になってしまっては，ケアを提供することはできない。

　緩和ケアに求められているのは，生き生きとした喜怒哀楽の感情を持ち続けながら，相手に応じてその出し入れができる人間である。ゆえに，感情を抑え込むのではなく，その揺れを自覚することで言動がコントロールでき，相手との心理的距離を適切に保てる，といった心理教育が重要となる。それを話題に応じて織り交ぜ，繰り返し伝えていくことがスタッフへの支援となる。これは個々の燃え尽きを防ぎ，かつチームが有効に機能するために欠かせない。スタッフの人間性を活かすこ

とで最も恩恵を受けるのは，患者なのである。

(丸山真理子)

4．緩和ケアチーム

(1) 緩和ケアチームとは

　緩和ケアチームとは，がんなどの生命を脅かす病気に直面している患者とその家族のQOLの維持向上を目的とし，身体症状（疼痛，悪心など）・精神症状（不安，抑うつなど）の緩和や心理社会的サポートを行う多職種からなるチームである。チームは主治医や担当看護師などと協力し，さらには必要時には地域連携を行い，病気の時期を問わず診断された時点から切れ目のない緩和ケアを提供する。また，院内および地域での緩和ケアの普及・教育も行う。

(2) 京都第一赤十字病院の特徴とチーム活動の構造

　当院は，許可病床数668（2012年10月時点）の急性期病院で，2007年2月に地域がん診療連携拠点病院に指定された。当院の緩和ケアチームは，2006年4月に発足し，がんと診断された外来・入院患者と家族を対象とし，主治医の依頼にもとづくコンサルテーション型の活動を行っている。メンバーは，当初は医師（精神科・麻酔科・外科・消化器科・呼吸器科），看護師，薬剤師，医療ソーシャルワーカーで開始し，2008年から心理士が参加し，現在は理学療法士，管理栄養士も加わっている。なお，筆者は，精神科で外来・入院患者を対象とした心理検査やカウンセリングを行いながら，緩和ケアチームの活動を行っている。

　主治医からチームへ依頼が行われると，主治医・担当看護師とのカンファレンスを開催し，まずは患者や家族，患者に関わる医療スタッフのニーズの抽出から始まる。次に，カンファレンスで包括的な評価を行い，スタッフ間で情報や目標・方針を共有する。また，週に1度はチーム全員で病棟を回り，チーム内のカンファレンスも行うことで，継続的に評価し，対応を随時検討している。

(3) 臨床心理技術者の仕事

アセスメント

　患者にとって，「病名を告知された時」「再発や病状の進行を知った時」「積極的な治療を中止した時」は，衝撃的な体験が生じる。また，再発の不安を抱きながら生活することも多い。さらに，罹病に伴って関係性や社会的役割の変化，自律性の低下や生きる意味の喪失などといった苦痛も生じる。

　家族にとっても，家族が罹病することはつらい体験であるとともに，患者を援助する役割も求められる。患者をどう支えるかといった悩みや，選択・決定が委ねられる負担，家庭内の役割変化，介護による心身の疲労も生じる。

　心理士の役割はサポートが必要な患者・家族に，心理的な問題の見立てを行うことである。アセスメントの内容は，①感情（不安，怒り，無力感，孤独感など），②防衛機制（否認，知性化など），③コーピングスタイル，④パーソナリティ傾向，⑤ソーシャル・サポートの種類あるいは有無，⑥ライフイベント，⑦価値観や趣味などである。加えて，病気や治療をどのように理解・体験しているかを継時的に把握することも含まれている。

カウンセリング

　専門的な心理的援助が必要な場合には，身体状態やニーズに合わせ，「柔軟」な面接構造で関わっている。基本的にはこれまでのコーピングスタイルなど「その人らしさ」を尊重し，支持的なアプローチを行うが，場合によっては回想法や認知行動療法などを用いて，不安の軽減や，自尊心・自己効力感の回復，対処能力の向上，他の角度からの捉え方の獲得を目指す。

コンサルテーション

　心理士の役割の一つにスタッフに対するコンサルテーションがある。例えば，未告知のケース，「もう楽にしてほしい」と訴える患者，怒りが強い患者，治療や看護への抵抗が強い患者などに，どのように関わるかといった問題が対象である。これに対し，患者の言動の背景にある感情や意味といった心理学的な視点を伝えることで，患者への理解を深め，対応方法を検討するコンサルテーションを行っている。さらに，患者と家族，医療者間に生じている葛藤や力動をアセスメントすることで，各々の関係が改善するよう介入することも必要になることがある。

スタッフケア

　がん患者にかかわるスタッフの中には，患者に対し熱心に寄り添おうとするために距離が近づきすぎ，感情が大きく揺さぶられ，傷ついたり，無力感が生じて過剰に自分を責めたりすることがある。その結果燃えつきてしまい，関わりに距離を置く結果になってしまうこともある。こうしたスタッフに対し，燃えつきの予防としてカンファレンスを行い，経過を振り返りながら，感情の表出や共有を行い，できたケアにも着目するといったプラスのフィードバックが得られるような機会を設けている。

(4) 事例紹介

　Eさん，40代，男性。ふらつきで受診したところ，腎がん，多発転移と診断され，病状の急速な進行と麻痺出現があり，現実感がないままに治療開始となった。疼痛緩和と心理的サポート目的で緩和ケアチームが介入し，カウンセリングも導入。「初めから末期」「驚いてる間もない」と，予想を越える病状への衝撃と不安を語り，痛みの限界に達するまで鎮痛剤を使用しないなど，我慢して自身で対処しようとする傾向が見られた。また，家族に迷惑をかけたくないとの思いや，「完全に治して，自分が働かないと」と家族を支えたい思いの一方で，「自分は何をしてるのか。このまま死んだら，何が残るのか」との実存的苦痛や，「これからのことは考えられない」との混乱が見られた。

　なす術がなく流されてきたような治療経過を語る一方で，「流れに乗ってここまできた。仕事もそう」と楽しみを見つけながら過ごしてきた面もあったことを振り返った。やがて，退院して家で過ごしたいという思いを家族に伝えたり，「ずっと治療をしてきたから，ちょっと力を抜きながらでもいいかな」と自身のペースでの過ごし方を希望するようになった。

衝撃と受容の問題

　面接場面では，「死の不安」の一方で「治ったら」という希望が語られたり，また治療中止の提

案後に治療を強く希望したり，自身でできないことが増えて人に頼らざるをえない状況を認識しながらも「自分で何とかしたい」という葛藤が語られる場合がある。

　否認は，衝撃や恐怖から自分を守るための大事な心の働きであり，患者の感情は行きつ戻りつしながら揺れている。その時，患者の気持ちに呼応して治療者にも「果たしてこの状況に対して何ができるのか」と無力感が生じることがある。また，治療者に「何とかしたい」と励ましや具体的な行動をしたくなる気持ちが生じるが，これらは治療者自身のつらさや無力感への防衛という側面もあると思われる。この中で，患者が自由に話せる機会を提供し，揺らぎに添い続けていくことが重要と考える。

　また，望ましい死のあり方の調査では，「出来るだけの治療を受けてがんと闘う」「死を意識しない」という点は，個人差が大きいことが示されている（Miyashita et al., 2007）。「その人らしい」過ごし方とは，個別性があり，正解がない。しかしながら，病気や死の「受容」を促す援助は，「こうあるべき」という価値観の押しつけになりやすい。そこで，さまざまな視点を持つスタッフが意見交換することで，患者・家族を多角的に理解しながら，より良いケアを目指して検討できることに，多職種で連携して患者に関わる意味がある。このようなプロセスによってようやく，患者が求めているものを理解することができ，声かけの仕方や，具体的な介入の検討へとつながった例もある。

(5) 今後の課題

　緩和ケアでは通常のカウンセリングと比べ，時間や場所の設定も含めて柔軟な構造となる上に，死や生き方に関する話題があがるため，心理士自身の「一人の人間」としての価値観が直接，あるいは間接的に問われやすい。このため，枠が外れるような怖さや，生身の自分が出てしまう戸惑いを筆者が感じることもまれではなかった。この課題についてまだ答えは出ていないが，自分自身のあり方にも目を向けながら，患者・家族に向き合い続けていきたい。
　　　　　　　　　　　　　　　　　　　　　　　　　　　　　　　　　　　　　（岡本　恵）

第12章　職員のメンタルヘルス

1. 医療現場における職場のメンタルヘルスケア
2. 予防的支援（2年目看護師）
3. 職場復帰支援

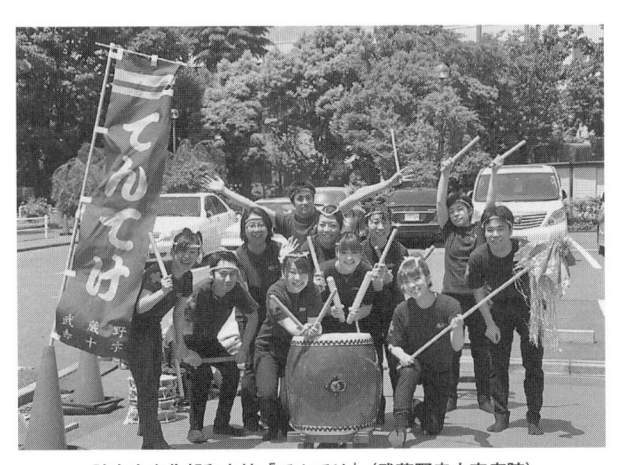

院友会文化部和太鼓「てんてけ」（武蔵野赤十字病院）

1. 医療現場における職場のメンタルヘルスケア

(1) 医療現場における職場のメンタルヘルスケア活動

職場環境のさまざまな負荷が労働者のこころの健康に重大な影響を及ぼしかねないことは周知の事実である。ことに対人援助が主たる業務の医療専門職は，不規則な勤務体制に加え，患者および患者家族からの陰性感情を向けられることも多く，ストレス度が高くなりやすい。また，医療現場においては，こころの不調を抱えたまま仕事にあたることは，直接患者に大きな影響を及ぼすこととなる。それゆえ，「予防的な関わり」「早期における対応」「復職時および復職後のフォロー」がより重要な課題である。

(2) 成田赤十字病院の概要

成田赤十字病院の概要については，第Ⅰ部第2章1節を参照。

また当院には，正職員で医師129名，看護師583名，コメディカル132名，事務職員121名，その他（助手など）95名，さらに嘱託やパートを含めると1170名（2013年1月1日現在）もの職員が勤務している。

(3) 当院におけるメンタルヘルスケアシステム

当院では，2003年に衛生委員会活動の一環として「職員のためのこころの相談室」が開設され，相談窓口として当院臨床心理士があたっている。プライバシーを考慮し，専用メールによる完全予約制となっている。とはいうものの，院内で呼び止められて相談に結びつくこともしばしばである。面接では，まずは臨床心理士がアセスメントを行い，必要な支援方針を立てている。多くの場合，本人の同意のもと関係部署・関係職員との連携や，環境調整などのコーディネイトも重要な関わりとなっている。

院内スタッフがメンタルヘルスサポートを行うメリットとしては，①早期介入が可能，②院内での連携がとりやすい，③勤務調整が行いやすい，④フォローアップがしやすい，⑤医療事故などの緊急介入がしやすい，などがあげられる。一方，デメリットとしては，①プライバシーの問題，②院内受診の抵抗（対応の遅れにつながる），があげられる。

(4) 臨床心理士によるメンタルヘルスサポート

院内におけるメンタルヘルスサポートとしては，①カウンセリング，②環境調整などのコーディネイト，③全職員に対するストレスチェック，④復職支援，⑤メンタルヘルス研修の実施，の5本柱が主たる活動となっている。

臨床心理士がメンタルヘルスサポートを行う意義としては，①メンタルヘルスの専門家である，②精神疾患の臨床経験から培ったノウハウを持っている，③アセスメントが可能，④専門性に立脚したケアを行うことが可能，⑤メンタルヘルスケアの専門家であるが医療者ではないという安心感，⑥精神科医との連携のとりやすさ，があげられる。

全職員に対するストレスチェックは，毎年「労働者の疲労蓄積度チェックリスト」（厚生労働省，2004）に，自由記述欄を設けて日頃思っていることなども書き込めるようになっている。無記名と

いうこともあるのか，意外にも多くの職員からさまざまな率直な内容の記入がなされている。チェックを行った際に大切なことは，その結果をどう生かしていくかにある。ストレス度が高い部署の管理職との面接により，課題・問題点を明確化し，職場環境改善を促し高ストレス状態の予防につなげる支援・指導なども行っている。改善は困難な場合が多いが，こういった場を設けることが管理職のメンタルヘルスにもつながるといった効果もあるようだ。

また，メンタルヘルスケアにおいて早期発見・早期対応の重要性は当然であるが，主にうつ病や適応障害といった精神疾患で休養した場合，より重要なのは復職時の関わりである。復職支援は，具体的な基準作成は難しいと言われている。ことに医療従事者の場合，仕事の専門性の高さなどから，回復レベルが高くないと仕事への適応が困難なことが少なくない。これが，休職期間を長引かせ，復職してみたものの再び休養を要するといった悪循環を引き起こす要因のひとつとなっている。また，休職者本人への支援のみではなく，上司および同僚への配慮の必要性も高い。

当院では，復職時のポイントとして，①主治医からの意見書をもとに本人，関係職員との面接，②仕事内容も考慮しながら，その人にあった復職プログラムを考える，③復職後の定期的なフォローと，職場での具体的な対応のサポート，④リハビリ出勤に対する上司・同僚の理解の促し，⑤復職前の職場での受け入れ態勢の調整，などを行っている。

毎年恒例のメンタルヘルス研修では，交代制勤務である多くの職員が参加しやすいようにフレッシュマン対象，管理職対象を年2回ずつ行っている。フレッシュマン研修は主に就職して1-3年目の職員と研修医を対象に行っているが，誰でも何度でも参加可能となっている。内容は，①メンタルヘルス全般についての心理教育，②セルフケア向上（ストレスコーピング向上）の心理教育，③自分および周囲の人のこころの不調に気づくポイント，④リラクゼーション，⑤当院のメンタルヘルスシステムの紹介，が主たるものである。一方，管理職対象の研修では，上記5項目に加え，⑥疲労蓄積予防対策，⑦やりがいある職場づくりの工夫，⑧管理職による職場環境の把握と改善，⑨復職支援について，⑩コミュニケーションスキル，などを行っている。

研修により，セルフケアの向上やストレスケアへの理解が深まり，各職場内でのケアが可能となってきている。ストレスケアに関する学びの場が，定期的にもたれることは効果的であると思われる。

(5) 事例紹介

Fさん，30代，女性，初期研修医。外科ローテーションの際，急変にて大量出血した患者をみてパニックをおこし，指導医より勧められ相談室来談に至る。カウンセリング場面では，自分が思い描いていた医師像とは異なる現場に馴染めない自分を語り始めた。その後，救急科ローテーション時に交通事故によって搬送された若い患者を担当し，心肺停止状態，多発裂傷状態の患者の姿をみてパニックとなり救命できなかったことへの空しさも入りまじり「もうやっていけない」と追い詰められた。話を聴いていくと，医師としてやっていけないというよりは苦手としていたことが多い科のローテーションが続いたために引き起こされた問題であると思われた。研修担当指導医，救急科指導医とも話し合い，本人同意の上，変更可能な科へのローテーションに切り替え，初期研修を無事に終えた。

医師，研修医のメンタルヘルスの重要性は言われて久しいが，こうした職種は立場上，自らの不

調を訴えにくいだけでなく，周囲からも指摘されにくいなどの特徴がある。それゆえ，介入や支援が遅れがちになるといった問題がある。さまざまな科をローテーションすることで精神力を養うことも要求されている研修医だが，それだけメンタルケアの必要性が高いということを指導医含め改めて考えさせられたケースであった。

(6) 院内連携について

職場におけるメンタルヘルス活動で大切なことは，個別スタッフへの対応のみではなく，スタッフが働いている職場全体を見て支援していくということにある。そのため関係部署，関係職員との連携は欠かせない。そこではさまざまなレベルでの院内連携が存在するが，連携のコーディネイトも臨床心理士の役割のひとつである。

また，職場での人間関係や環境がこころの健康を損ねる要因のひとつであることが多い。よって，こころの健康の維持，増進していくことの大切さやそれに対する職場全体の意識の重要性を説いていくことも臨床心理士としての役割である。

(7) 今後の課題

職場は1日の多くの時間を費やす場であり，そこでのメンタルヘルスケアは重要である。ケアを担当している専門家としては，職員ひとりひとりのセルフケア機能の向上，予防的活動，早期対応，柔軟な復職支援をしていくためにも，常にさまざまな方向へアンテナを向けること，そしてなにより担当者自身のセルフケアが大切であると思われる。　　　　　**（橘　稚佳子・小林　公・熊谷そら知）**

2．予防的支援（2年目看護師）

(1) 予防的支援とは

病院で働く医療従事者の仕事は，患者に接する対人サービスであり，人命への責任が重いことや，他職種との人間関係を維持する必要性があること等，様々なストレスが関係している。中でも看護師の仕事は，本来の看護業務以外の雑用，患者の予期しない健康状態への対応等，仕事の範囲は広く煩雑である。新卒者（入職1年目）は特にバーンアウトしやすく，精神健康度が低いため新卒3年目までを対象にしたストレス教育（対人関係技術の習得，ストレスへの気づき，自発的相談）が必要であるといわれている（三木，2002）。そのため，1年目よりメンタルヘルス対策を実施することで，自身のメンタルヘルスへの関心を促し，1年目から2年目を迎えた後の適応状態を把握することも重要と考えられる。このように，2年間に渡り適応状態を見守ることで，精神疾患や精神健康度低下の予防を図る必要性があると思われる。

(2) 伊勢赤十字病院の概要

伊勢赤十字病院の概要については，第Ⅰ部第8章4節を参照。

なお，当院では1年目看護師の配属先は手術室が最も多い。また，勤務形態は病棟によって異なっており，2交代勤務と3交代勤務が混在している病棟もある。

(3) 当院における職員のメンタルヘルス活動の取り組み

職員のメンタルヘルス活動を始めることになった経緯としては，2009年に院長より，看護師の離職率の低下を防ぐことを目的とし，何らかのメンタルヘルス対策を考案するよう要望を受けたことがきっかけであった。そこで，1年目の看護師を対象に，働く中で困ったことがあった際に相談に行きやすい関係を作るため，1対1の面接を行った。その後，看護部長より，プリセプター（先輩看護師）から一人立ちした2年目看護師は，先輩達の目が届きにくくなり，まだまだ不安が強いと思われるため，引き続き2年目を迎えた看護師の面接も行ってほしいとの要望を受け，現在に至る。

2年目看護師に対するメンタルヘルス対策は，入職1年後の適応状態を把握すること，スクリーニングとその啓発，心理教育を目的として実施している。時期としては，2年目を迎えて早期に不調を来した場合も対応できるように，6-7月に実施している。方法は，1人につき30分の面接に加え，客観的指標としてGHQ28（精神健康調査票28項目版）を用いている。

これまでのメンタルサポート面談の結果，1年目から2年目の適応過程には，職場環境とストレス対処行動が関係していると思われた。ストレスの原因は，人間関係や業務の負担が主であるが，これらはストレスに対する個人の認知の仕方によって異なるのではないかと思われた。そこで，2012年度より認知の傾向を測定するために，推論の誤り尺度（Thinking Error Scale；丹野他，1997）を一部改変したものを加えた。この尺度は，Beck理論に基づいて，恣意的推論，べき思考，過度の一般化，拡大解釈・過小評価，自己関連付け，完全主義の6つの認知の傾向を測定する19項目の自記述式尺度である。

面接内容は，入職時からの変化，職場の人間関係（先輩や同期のサポートの有無），ストレス対処行動等について聴き，適応状態を把握している。質問紙は事前に回答した上で持参してもらい，1年目実施時のGHQ28得点と比較する。また自身の認知傾向を6角形のチャートにプロットし，精神健康度と認知傾向に関する心理教育も行っている。

また，「メンタルヘルスカウンセリング」という名称で1年目に面接を実施した看護師に，2年目の面接を拒否されるケースがいくつかみられた。その理由として，「カウンセリング」という名称に抵抗感があること，またカウンセリングの印象として，臨床心理技術者が主体的に行っており，看護師は受動的に面接に来るという印象をもたれたのではないかと思われた。それゆえに，精神健康度の維持は業務の一環として行う必要があることを印象づけられなかったためであると考えられた。

そこで，あくまでも看護師へのサポートを行うことが目的であることを強調するために，2012年度からは「メンタルサポート面談」に名称を変更した。さらに，これまで面談日程を臨床心理技術者，師長間で調整していた点を看護部に調整するようお願いしたところ，本年度は面接を拒否した者はいなかった。

(4) ストレス調査の結果

2012年度は，まず，2011年度に入職した看護師を対象に，入職1年目と入職2年目におけるGHQ28の得点の比較を行った。入職1年目の平均値が8.9，入職2年目実施時の平均値が6.8と，減少傾向にあった（カットオフ5/6点）。

次に，GHQ28の結果を点数別に，n.p群（0-5点：精神身体症状はあっても目立たず，ストレス要

第Ⅰ部　病院における心理臨床活動の実際

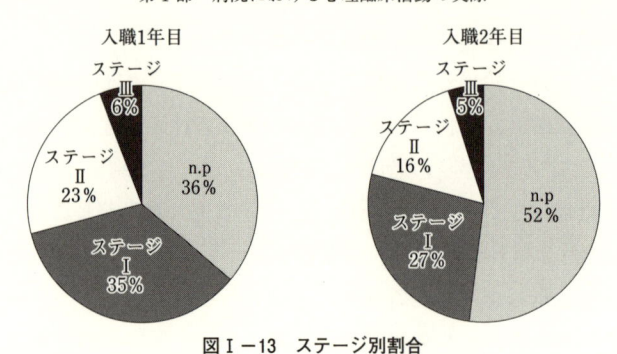

入職1年目
- ステージⅢ 6%
- ステージⅡ 23%
- ステージⅠ 35%
- n.p 36%

入職2年目
- ステージⅢ 5%
- ステージⅡ 16%
- ステージⅠ 27%
- n.p 52%

図Ⅰ-13　ステージ別割合

因は認められない），ステージⅠ（6-10点：精神身体症状がみられ，ストレス負荷を抱えている。ストレスに対してサポートが得られており，自分なりのストレス対処が可能である），ステージⅡ（11-19点：精神身体症状がみられるが，自分で対処しようとしている），ステージⅢ（20-28点：精神身体症状が顕著でありながら，ストレス対処のサポートを求めようとしない。離職リスクが高いと思われる）の4つのグループに分類した。入職1年目と入職2年目のステージ分類の割合を図Ⅰ-13に示した。

図を比較すると，n.p群は増加し，ステージⅠ，ステージⅡは減少していることから，1年目の早い段階でメンタルサポート面談を実施したことで，自身のメンタルヘルスの把握や，ストレスへの気づきを促すものとなり，全体的に軽症化した可能性があるのではないだろうか。

次に，認知の傾向がGHQ28のステージ分類によって差があるか否かを知るために，群間の比較を行った。認知の傾向を知る尺度は，2012年度から導入したため，対象者は入職2年目看護師とした。その結果，恣意的推論（$p < .001$），過度の一般化（$p = .001$），拡大解釈・過小評価（$p = .001$），自己関連付け（$p < .001$）において，n.p群と比べステージⅠ・Ⅱ・Ⅲが有意に高かった。以上の結果より，認知の傾向とメンタルヘルスは関係していると思われるが，新たに追加した質問紙であるため，1年目との比較ができず，個人の認知の傾向が元々のものであるのか，適応していく過程で強化されたものなのかは明らかでない。今後継続する中で，それらを把握していくことが重要であると考えられる。

(5)　師長との連携

当院では，各病棟にメンタルサポート面談担当者を決めたことで，師長と顔と顔が見える関係が築かれた。そのため，精神健康度が低い者が病棟にいる際には，1年目，2年目看護師に限らず相談を受けることが増えた。精神健康度が低い本人がサポートを求めない等，直接的な介入が困難な場合は，基本的には師長と連携をとり，対応を考案している。

(6)　今後の課題

看護師らが担当している患者の疾患や，患者に関わった期間によっても，心的負担は異なると考えられる。今後は病棟の特殊性も視野にいれた対策を考えていく必要があると思われる。(**水谷恵里**)

3．職場復帰支援

(1) 職場復帰支援とは

　近年のメンタルヘルス不調による休職者の問題は，医療職においても例外ではない。(財) 労災保険情報センターが2006年に実施したアンケートによると，特に300床以上の規模の医療機関では，半数近くの44.8％の機関に「心の病」で休職している職員がいるという深刻な状況が浮き彫りとなった。それゆえ不調者の未然予防と早期発見だけでなく，休職者が円滑に職場復帰するための支援体制の構築も重要な課題といえる。

(2) 諏訪赤十字病院の特徴，規模

　当院は長野県の中部に位置する諏訪地域の拠点病院であり，地域医療支援病院，がん診療連携拠点病院，災害拠点病院などの指定を受け，診療科目24科455床（一般425床，精神30床）の病院である。拡大する業務に対応できるよう，職員数は増加傾向にあり，正規職員が751名，嘱託職員・臨時職員を含めると978名（2012年10月1日付け）となっている。

(3) 職場復帰支援の実際

　以前の当院では職場復帰支援の手引きとなるガイドラインはなく，休職者が出た場合，所属上長の判断による支援が行われ，一定の基準がないままに職場だけで問題を抱え込んでしまう状況があった。しかし職場復帰支援には，産業医から人事労務担当者まで多くの関係者の関与と組織的な連携が必要不可欠である。そこで当院では職場復帰のルールを可視化すること，つまり職場復帰支援に関する院内の内部規則を作ることから開始した。内部規則を作るにあたっては，厚生労働省が公表している「心の健康問題により休職した労働者の職場復帰の手引き」を参考としてスタートし，院内の人的資源と照らし合わせ，「誰が」「いつ」「どんな役割」を取るかという現実的な視点を持って支援の流れを検討し，手引きのアレンジを行った。そして2010年8月に内部規則が承認され，承認後は各職場を対象に職場復帰支援システムの周知と広報を念入りに行った。当院における職場復帰支援の流れを図Ⅰ-14に示す。

　現在は院内の産業医，精神科医，所属上長，人事労務担当者（事務職），産業保健スタッフ（臨床心理技術者を含む）が集まり，職場復帰支援会議を開催している。そこでは，主治医からの情報提供書，産業医面談，所属上長または産業保健スタッフがおこなった面接の様子などを踏まえ，リハビリ出勤が可能かどうか，具体的なリハビリ出勤の計画，正式復帰の判断などを話し合っている。リハビリ出勤（試し出勤）の適用開始は，「三者合意に基づくこと」を明確に定義し，「復職しようとする本人」「主治医」「事業者（病院組織）」の意見を確認することにした。これは本人や主治医の意見だけでなく，安全配慮義務の観点から雇用主である病院側が復職可能な状態かどうかを判断

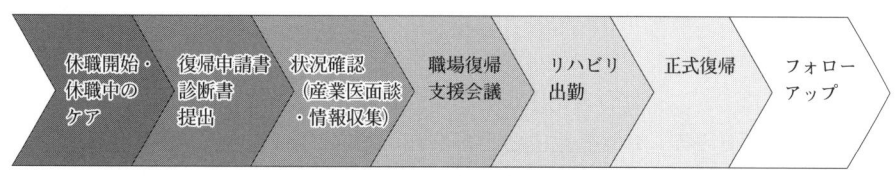

図Ⅰ-14　当院における職場復帰支援の流れ

することが重要だからである。そして正式復帰についても3つのポイントを設けている。それは症状が寛解しているか，通常勤務を遂行できる能力，体力があるか，フルタイム勤務（夜勤や休日出勤，時間外勤務を除く）ができているかどうかである。そして正式復帰後は，順調に勤務を継続していれば，業務拡大（休日出勤や時間外勤務，夜勤など）が可能かどうかを検討し，症状の再燃がないように長い目でフォローを続けている。なお休職期間が一定期間続くと規定による自然退職期限に該当するため，退職という，休職者の人生に大きな影響を及ぼすような判断をしなければならない時もある。そうした重要な事項について一貫した判断をするためにも，正式復帰の判断基準は重要である。

今後の課題としては，リハビリ出勤に梯子のようなステップを設けることである。ステップを設けることは，休職者にとって自分が今どのような状況にあるかを確認でき，これからの目標が立てやすくなることにつながる。またステップの中に一定の基準を設けることで，ときに自分の仕事の適性，職場選択などを考える機会になるだろう。また支援者側にとっても，今後の方針が明確になり，プランを考える際の過度な負担を軽減することが可能となる。そしてリハビリ出勤に協力してもらう職場にとっても，どの程度の水準にある休職者かが分かり，休職者を受け入れやすくなるものと思われる。

(4) 職場復帰支援の中での臨床心理技術者の役割

病院施設では専属の産業保健スタッフを雇用していないことが多く，産業保健に詳しい院内のスタッフ数も限られることから，おのずとメンタルヘルスの専門家である臨床心理技術者が頼られることが多くなる。産業医が兼務などでなかなか職場復帰支援に携われない病院施設においては，臨床心理技術者の役割はより重要である。たとえば定期的な面接をしながら，本人の状態を把握し，アセスメントをしていく必要が出てくる。時に質問紙法や半構造化面接法を用いて，客観的に評価することも有効といえる。

当院の場合，産業医による休職者の定期的な面談が行われており，職員数の多い看護部にも産業保健スタッフがいることから，臨床心理技術者が休職者に直接介入しない事例もあるが，職場復帰支援の事例では本人の能力の問題や症状の再燃などによって難渋することも少なくないので，支援スタッフの相談にのったり，苦労話を聞いたりというサポートも大切に行っている。

(5) まとめ

職場復帰支援においては，同じ職場で働く仲間だからこそ，何とかしたいという思いは強くなりやすい。その一方で同じ職員という立場でありながら，休職者に対して自然退職のことなど，ときに厳しい判断をせざるを得ないことがある。そうした状況は支援者にとって心理的負担が非常に大きく，制限なく支援すれば，支援者が燃え尽きてしまう可能性は高い。また通常，臨床心理技術者の業務はメンタルヘルス不調を抱えた患者に寄り添うことが多いが，職場復帰支援においては不調者をフォローする現場の負荷や戸惑いなどを耳にすることが多く，所属する病院組織の利益や安全配慮義務も考えねばならず，板ばさみを感じることもある。

そうした難しさを抱えながら職場復帰支援にかかわっていくためには，普段の臨床とはまた異なる中立的な立場で事例を見ていく視点の転換が必要である。そして支援者がチームとなって協力し

支え合っていくことがとても重要である。さまざまな部署と職域を越えて,多職種がチームとなるからこそ視野が広がり,よりよい職場復帰支援のアイディアが生まれることも多いと実感している。

(御子柴敬子)

第Ⅱ部　赤十字関連施設・地域における活動の実際

第1章 総論

1. 日本赤十字社の特色と心理職の業務
2. 社会福祉施設での心理臨床
3. 地域での心理臨床

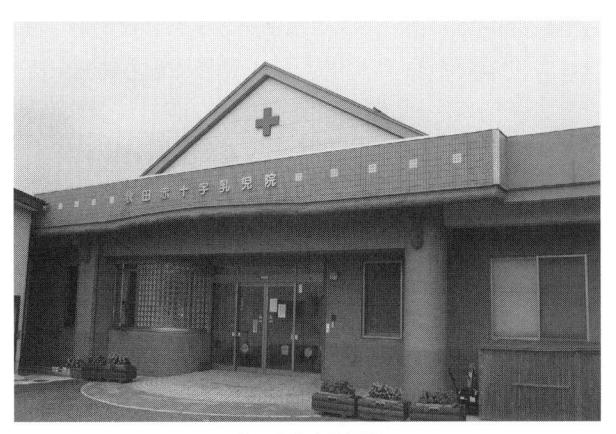

秋田赤十字乳児院

1. 日本赤十字社の特色と心理職の業務

　日本赤十字社（日赤）は，全国に92病院を持つ，世界的にみても珍しい赤十字社である。そもそも赤十字は人道的支援をする機関であり，医療機関ではない。しかし，日赤は多くの病院を持っているが故に，また，災害時には医療救護班を派遣することが法的に定められているが故に，赤十字マークは病院のマークであると誤解されているほど，日赤と病院は密接に関係付けて考えられている。

　また，一般に，心理職の仕事内容は，病院などの医療機関でのいわゆる心理検査とカウンセリング（あるいは心理療法）であるとイメージされやすい。したがって，日赤の心理職も病院での心理検査や心理療法の専門家と考えられやすいと思われる。たしかに，当初の日赤の心理職の職場では，病院の精神科での心理検査や心理療法が主な仕事であった。しかし，現在は，その職域を大幅に広げてきている。この第Ⅱ部においては，病院以外の心理職の仕事を紹介する。

2. 社会福祉施設での心理臨床

　公益財団法人臨床心理士資格認定協会のwebサイトによれば，臨床心理士の専門業務として次の4つがあげられている。すなわち，①臨床心理査定（心理検査），②臨床心理面接（心理療法・カウンセリング），③臨床心理的地域援助，④上記①～③に関する調査・研究である。また，臨床心理士の活動領域としては，次の5つがあげられている。すなわち，①教育分野，②医療・保健分野，③福祉分野，④司法・矯正分野，⑤労働・産業分野である。

　したがって，私たちもさまざまな分野で，さまざまな活動をしている。特に日赤は社会福祉施設として，乳児院，肢体不自由児（者）施設，老人福祉施設をあわせて29施設を持っている。そこで，この第Ⅱ部の第2章では，乳児院や肢体不自由児（者）施設での心理臨床活動を紹介する。

3. 地域での心理臨床

　また，心理職にとって，臨床心理的地域援助も大事な仕事である。臨床心理的地域援助について，公益財団法人臨床心理士資格認定協会のwebサイトでは，「専門的に特定の個人を対象とするだけでなく，地域住民や学校，職場に所属する人々（コミュニティ）の心の健康や地域住民の被害の支援活動を行うことも臨床心理士の専門性を活かした重要な専門行為です。これらのコンサルテーション活動は，個人のプライバシーを十二分に守りながらも，コミュニティ全体を考慮した心の情報整理や環境調整を行う活動ともいえます。また，一般的な生活環境の健全な発展のために，心理的情報を提供したり提言する活動も"地域援助"の業務に含まれます」と記している。

　第Ⅱ部第3章では，この臨床心理的地域援助について述べる。その内容は，さまざまである。まさに，地域からの心理職に対するニーズは多様であり，そのニーズに応えられる心理職が求められている。普段から地域との交流を持っていることは，病院臨床にとっても大事なことである。また，地域の人々と顔の見える関係を構築しておくことは，災害時の医療救護や「こころのケア」にとっても大変重要なことである。

第1章 総論

　実は，ここにあげられている内容以外にも，私たちは多くの仕事をしている。たとえば，警察官や消防士などに対する惨事ストレスに関する心理教育であったり，被害者や被災者の心理に関する教育などもある。また，スクールカウンセリングに関わることもあれば，学校の教師に対する心理教育もある。災害時の「こころのケア」の経験を活かし，事件や事故での児童生徒の死傷事案が起こったときなどの学校非常緊急時の対応をすることもある。ここでは，病院以外の心理臨床活動を理解していただきたいと思う。

〔齋藤和樹〕

第2章　社会福祉施設

1. 乳児院における臨床活動1
2. 乳児院における臨床活動2
3. 療育センターにおける臨床活動
4. 肢体不自由児施設における臨床活動

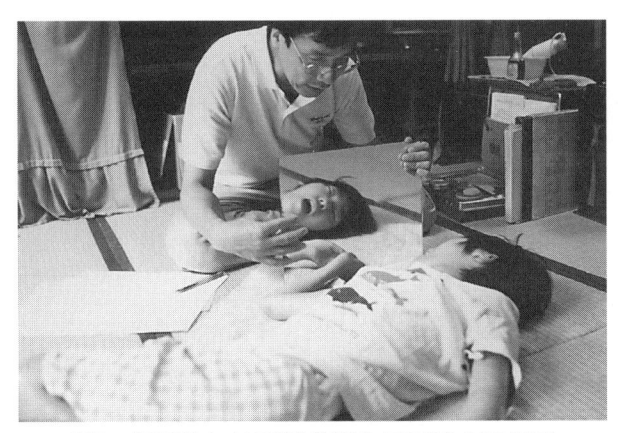

新版K式発達検査（大手前整肢学園）写真提供　河田真智子

1. 乳児院における臨床活動1

(1) 乳児院とは

　乳児院とは，児童福祉法に基づく児童福祉施設で，さまざまな理由により，主に家庭での養育困難な乳児（必要と認められる場合は就学前まで）を24時間養育する施設である。新版乳児院養育指針（2009）には「乳児院では，子供の発育・発達を保障するとともに，可能な場合には早期の家庭引き取りをめざし，家庭引き取りが不可能な場合には時機を逸せずに里親委託を考慮することも必要」と記されており，施設では児の最善の利益を考えそのための必要な支援をする。戦災孤児を受け入れる施設として開設された乳児院であるが，現在の入所理由は保護者の疾病，就労，未婚，次子出産など多岐にわたり，親がいる状態での入所がほとんどとなっている。そして近年は被虐待児の入所が増加している。

(2) 日本赤十字社医療センター附属乳児院の特徴

　日本赤十字社医療センター付属乳児院は，1948年に東京都内に開設された。現在の定員は70名で，小児科医である院長を始め，看護師，助産師，保育士，家庭支援専門相談員，臨床心理士らが勤務している。入所している子どもの養育は看護／助産師・保育士による担当制である。臨床心理士は現在2名勤務しており，常勤1名，非常勤1名という体制である。

　当院は病院の附属乳児院であるため，障害や疾患を抱えている子どもが多く入所しているのが特徴である。厚生労働省雇用均等・児童家庭局の調査では，2009年2月1日時点で乳児院に入所している児の32.3％に何らかの障害があるとされているが，当院では常に看護ケアが必要な子どもや重症心身障害児も受け入れており，その割合がおよそ半数にのぼる。

(3) 臨床心理技術者の仕事

　新版乳幼児養育指針では，乳児院の心理士の役割として①養育者と子ども・親と子どもの関係形成の支援，②保護者のカウンセリングや心理教育，③子ども・保護者のアセスメント，④子どもと個別に遊ぶ，⑤院内研修・研究をあげている。

　当院の臨床心理士は「心理判定員」という職名で勤務しており，上記のように発達検査，プレイセラピー，家族支援，研修や研究などを行っている。

　発達検査は新版K式発達検査2001を主に使用し，年齢や発達状況によって田中ビネー知能検査Vを実施する。結果は，養育を担当する職員である看護／助産師や保育士（ケアワーカー，以下CW）と共有している。また児童相談所の福祉司へ報告する場合もある。検査の目的は，子どもの発達，強みや課題を知り，日々の関わりなどに生かすことである。

　プレイセラピー（以下PT）は2形態ある。個別PTは発達支援，情緒の安定などを目的に，相談室，もしくは居室において筆者と1対1で実施している。また同様の目的で，心理士がリーダーとなり，5人前後の子どもに対してグループセラピー（以下GT）を2グループ実施している。PTは筆者が子どもの発達によって必要と判断した場合，あるいはCWの要望によって導入され，個別PTかGTかということは，子どもの特性や状態によって決定している。

　筆者はPTを実施する「特別な」人であるとともに，日常的に顔を合わせ，生活場面でも対応す

る「いつもいる」人でもある。相談室や個室で個別PTを行う場合は，お迎えの際に筆者は居室に入らずにCWにドア前まで連れて来てもらう。常に集団生活をしている子どもにとって「自分だけ」という状況はとても新鮮で，普段とは違う時間が送れることに期待を抱いている。その気持ちを大切にするため，また他児への配慮も含めてCWと協力している。乳児や身体に障害を持つ子どもへは居室でゆったりと個別PTを行うが，アプローチの目的を決め，小さな変化もすくいあげられるよう関わっている。

個別PTではないが，生活場面において個別的に丁寧に対応する時間もとても重要である。早期から関わることができるという施設の特徴を生かし，発達を見守りながらスキンシップの時間を多く取っている。そして子どもからの「今遊んでほしい」「今抱っこしてほしい」という「今」の気持ちにできるだけ応えられるよう，空いている時間は居室に足を運んでいる。

家族支援については，まず可能な限り入所の場に筆者が立ち会い，早期から家族のアセスメントができるように努めている。子どもとの面会場面に同席したり，面会の前後で雑談をしたり……と，家族とたくさんコミュニケーションを取るようにしている。要望に応じて，または筆者が必要だと判断した場合（たとえば，とても落ち込んでいる，興奮しているなど）は相談室においてカウンセリングを実施している。

病院附属である当院には，身体に障害を持つ子どもも多く入所している。PTの中で心理・情緒面だけでなく，身体面へもより適切な関わりをするために，筆者は外部から作業療法士を招き，月に1度院内でスーパーヴァイズを受けている。

研究では，GTについて学術大会で実践報告をしている。また，乳幼児揺さぶられ症候群（Shaken Baby Syndrome；SBS）についても発表し，研究を続けている。

(4) 事例紹介

PTについて事例の概要を記す。

個別PTを導入したAちゃんについて，1歳の発達検査の結果より担当CWと筆者で話し合って開始となった。頻度は月に2回で各1時間程度，相談室で実施した。表情，発声のほとんどないAちゃんに対して，さまざまな玩具を用意し，身体遊び・スキンシップを多く取り入れた。徐々に筆者に対して，「遊んでくれる特別な人」という認識が芽生え，笑顔を見せ自ら抱っこを求めてくるようになった。そして視線が合う，要求を伝える，声を出すなど変化が見られた。突然の退所となり，わずか数回で終結となったが，丁寧な関わりが求められる時期に個別PTを導入することで，短期間で筆者もCWも変化を感じることができた。

GTは，目的が異なる2グループがある。

Aグループでは，発達がゆっくりであり細やかなケアがとくに必要と思われた5名で実施した。大人は筆者を含む心理士3名とボランティア数名で，参加児の担当CWが参加した回もある。大まかな流れは毎回ほぼ一定にして，見通しがつきやすいよう配慮した。大人と1対1の時間を過ごす中で，運動・言語・情緒面ともにそれぞれ変化を見せた。

Bグループでは，視覚や身体に障害を持つ子どもとその家族を対象に実施した。障害があるということは，家庭で養育していくにあたり困難な点も多いと考えられた。筆者は子どもの好む運動・遊びは何か，どのように成長していくのか，などを家族と一緒に考え，探っていくというスタンス

を取った。参加する家族とは筆者がカウンセリングの時間を取り，家族全体への支援を意識した。
　それぞれの GT 後に振り返りをしながら課題を細かく設定し，GT においてもより個々に即した対応ができるよう工夫している。

(5) 他職種との連携
　CW とは日々情報共有をし，子どもや家族への対応が一貫するよう意識している。対応に配慮が求められる家族へは，できるだけ早期から介入するようにしている。筆者が関わっているケースについては，院内カンファレンスでケースの様子を嚙み砕いて CW へ伝え，家族への具体的な対応の例を伝えることもある。CW と家族との間，そして児童相談所との関係など，それぞれの思いをうまくつなぐような橋渡し役も筆者に求められている。
　CW と心理士とでは学問的背景が異なるため，子どもや家族の行動や様子についてのとらえ方・視点が違うが，乳児院全体のチームとして養育を行っていくために，CW とは異なる視点からのアセスメントや対応策を伝え，幅広い支援，対応ができればと思っている。
　さらに小児科医である院長とは，筆者が関わる子どものうち，医療的配慮が必要な場合について適宜関わり方のアドバイスや病状などの説明を受けている。
　また，筆者が行ったすべての業務（PT やカウンセリング，スーパーヴァイズの内容など）は院内の電子カルテに記載し，全職員が内容を閲覧，把握できるようにしている。そして，院内カンファレンスだけでなく，個別に CW と話し合う時間を設定するなどし，直接意見交換をする機会を意識的に持っている。

(6) 今後の課題
　前項で記載した他職種との連携が一番の課題である。心理士の仕事は，目には見えづらい仕事であるため，CW にいかにわかりやすく，仕事の内容や見立てや考えを伝えるかが重要である。筆者は 2 名とも経験が浅く，自分たちの働いていくスタンスを確立することに一生懸命になりがちである。ベテラン CW が多い中でいったいどのような仕事ができるだろうか，と悩むことも多い。
　また，入所している子ども 70 人に加えて家族へのケア，そして職員へのコンサルテーションや研修……と考えると心理士 2 名ではとても手が回らないというのも現状である。
　課題は多いが，それよりもやりがいを強く感じる職場であり，子どもの笑顔はどんな薬よりも力になるということを実感する日々である。時間をかけて，心理士が乳児院で働く環境というものをしっかりと築いていきたい。
〔三宅愛・山川ひとみ〕

2．乳児院における臨床活動 2

(1) 秋田赤十字乳児院の特徴
　秋田県唯一の乳児院であり，1949 年に定員 20 名で発足，1969 年に定員 30 名となり，2000 年に現住所へ新築移転した。スタッフは施設長，嘱託医，看護師，保育士，栄養士，調理員，事務員，家庭支援専門相談員，個別対応職員，心理担当職員，で構成され，家庭的な雰囲気での養育を心がけて運営されている。「豊かな心で明るくたくましい子ども」を育てることを目標に，担当制と小規模

グループケアを導入して成果をあげている。

在籍児の養育の他に，家庭での養育をサポートするために地域に乳児院を開放し，養育専門機能などを活かして様々な子育て支援事業を展開している。①デイケア（7-22時），②病後児デイケア，③ショートステイ，④子育てサークル，⑤電話相談，⑥育児体験事業「プレママサロン」，⑦体験学習（中高生対象），を行っている。また，実習生やボランティアの受け入れも積極的に行っている。

かつては入所理由の大半を親の病気や未婚の母が占めていたが，現在は被虐待児，病虚弱児，障害児が増加している。それと呼応して関わりの難しい親が増えており，その背景には精神疾患や知的障害，親自身の育ちからくる養育能力や社会性の不足なども散見される。これらの問題には個別の対応が必要となり，子どもだけでなく親に対する援助技術が問われる状況は増すばかりである。

(2) 心理担当職員の役割

複雑な背景を抱えた子ども達を抱きしめながら日々対応する保育士や看護師（以後，養育者と記述）自身の揺れや戸惑いも，安らぎや愛情も，そのまま抱かれている子に伝わる。ゆえに，心理担当職員（以後，心理士と記述）として機能するためには，子どもを直接ケアする養育者達を支え，気軽に相談してもらえる関係を築くことが最初に必要となる。

見知らぬ状況下で身構えるのは乳児も同じであり，入所後しばらくは手のかからない子であることが多い。慣れるまでにかかる時間は置かれていた環境や素質によって大きく異なり，その間に示すありようは危機的状況下でその子が示す特徴を表している。それを読み取り，成長の妨げとなっているものを解きほぐし，本来の力を見出し伸ばすには何が必要かを考えるのが心理士の仕事となるが，ノンバーバルな関わりが中心となる乳児にできることは少ない。むしろ乳児にとって大切なのは「この場所は安全だ，この人達は安心だ」と感じられることで，泣けるようになり，怒れるようになり，ありのままでいられるようになることである。一般的にこの変化は「わがままになって困った」としか捉えられないことが多いが，「やっと安心して自分を出せるようになった」と養育者達が受けとめられるように，子どもの状態を「代弁」することが心理士の役割として重要なポイントと考えている。

「我が・まま」に過ごせるようになった後で大切なのは，自分をとりまく世界とうまく関わってゆく術を学ぶことである。「食う・寝る・遊ぶ」で毎日が過ぎていく乳幼児にとっては，新しい物を食べること自体が初めて出会う世界との接点となり，遊びそのものが発達を促す重要な手段となる。これらが楽しく豊かなものとして体験されるうちは見守るだけで良いが，各々が抱える事情は，なかなかそれを許してくれない。そのため，乳幼児発達に関する知識と，それらが停滞している場合への援助技術は，心理士にとって基本的に必要なスキルとなる。具体的には，養育者が対応に困った時や迷った時に，行動観察や生活場面面接，発達検査といった形で問題点を明確にし，協力しながら解決方法を模索しつつ経過を共に歩むことである。

家庭復帰を目指す場合には，親や親族への支援も重要な任務となり，児童相談所を中心とした関係機関担当者との役割分担と情報交換は必須である。

(3) 退所に向けての親や関係機関との関わり

乳児院での生活の後には，実親や親族の元へ帰ったり，養子縁組等で里親に引き取られていくが，

それが難しい場合は児童養護施設へ措置変更となる。いずれにしても，子どもにとっては慣れ親しんだ環境からの別離と養育者の変更を意味しており，不安と動揺，混乱は当然であり，養育者もまた同様である。

　施設変更の際には，新しい施設への慣らし保育に同行する担当養育者との連携によって，受け入れ先との関係構築を援助する。事前に写真や絵を用いた手作り絵本を協力して作り，何度も読み聞かせるといった創意工夫も始まっているが，子どもの方は受け入れ難く，嫌がったり遮ったりして困難な作業となる。担当養育者への後追いや他児とのトラブルも増え，ささいなことで固まったり，長泣きしたり，身体症状を呈したりして，手のかかる難しい状態となることも多い。これらは養育者側に大変な労力を強いるものとなるが，慣れ親しんだ環境で安心して自分のつらさを表現し，それを消化することを助けてもらえた経験は，必ずその子の将来を支える，と症状の意味を読み解きながら養育者を励まし支えることも心理士の大切な役目となる。こうして児のつらさを分け持つことは，そのプロセスを共に辿ることであり，愛情を注いできた担当児との別離にくり返しさらされる養育者自身の気持ちを整理し，支えることにもなるのである。

　家庭復帰を目標に親が面会に来る場合には，児童相談所との擦り合わせが非常に重要な作業となる。本当に家に帰せるのかといった検討から始まり，様々なプロセスを経た後に児童相談所が作成した家庭復帰プログラムに基づいて進めていく。心理士は面会場面に立ち会って，子どもへの関わり方を基本的養育スキルから，遊び方や叱り方に至るまで教えたり，面会後にふりかえりという形でカウンセリングを行うなどを繰り返しながら，親としての技術と心構えを身につけてもらう手助けをしていく。

　一度途切れてしまった親子の絆を再び結んでいく過程では，親自身の傷つき体験をひも解き，丁寧にケアする作業がどうしても必要となる。ストレス耐性の低い人が多いため，親自身が苦しんできた歴史とその背景を深く読んだ上で，対処行動を中心にできるだけ浅く面接を進める技術が要求され，通常の心理療法とは違う難しさがある。「言われても通じなかった」親が「言われたことをやってみる」ようになるまでも相当な時間を要するが，「自分も小さい時そんな気持ちだった…」と実感できるようになると，「自分がしてほしかったことを我が子にしてあげる」へと変化していく。それと相まって，親が帰る時に手を振るだけだった子が，別れが嫌で泣くようになり，また会えることを確信してお別れできるまでになっていく。

　こうした相互作用が増えていくのを目のあたりにするのは非常に嬉しいことだが，一方で担当養育者と子ども双方の心の揺れにも配慮しながらのきめ細かい作業となり，いずれのケースも一筋縄ではいかない。

(4) 今後の課題

　当院に心理士として筆者が入るようになったのは2009年4月からであり，心理職を置いている乳児院は全国130施設中66施設88名（非常勤含む）と半数程度である（2011年4月1日現在）。そのため，専門性の確立はもとより，その中味を職員のみならず在籍児の親や関係機関へ周知していくことが当面の課題となる。施設心理士に求められる専門性は，施設のあり方によって大きく異なるが，乳児院の場合は子どもを直接ケアする大人を支えることができるかどうかにかかっている。一緒に悩み，専門的な視点を提供し，見通しを伝え，経過を見守る，という積み重ねによって，不安定な子

の傍らに養育者がゆったりと居続けられるようになっていくのを援助することが，乳児院における心理士の役割の根幹である。

　また，心理士として機能するためには，個々の子どもを知るだけでなく，その施設特有の生活を知ることが必要不可欠であり，心理に関する事柄だけやっていればよいわけではない。かといって現場に入りすぎて役割が果たせなくなってしまっては存在する意味がない。この微妙な距離感を取りつつ養育者達の支えとなれるような関係性を築き，子どもの未来を見据えて乳幼児期に必要な対応を具体化することが求められている。

(丸山真理子)

3．療育センターにおける臨床活動

(1) 徳島県発達障害者総合支援ゾーン

　徳島県では，2012年4月1日に，小松島市の旧徳島赤十字病院跡地を活用して，発達障害（児）者を支援する施設（徳島県発達障害者総合支援センターハナミズキ，徳島県立みなと高等学園，徳島赤十字ひのみね総合療育センター，徳島赤十字乳児院）を結集することによって，全国に先駆けた「発達障害者総合支援ゾーン」を構築した。これは，ゾーン内の各施設が有機的に連携した支援を実施して，発達障害のある方や，そのご家族が，安心して充実した生活を送ることができるよう，早期発見から就学に至る総合的な支援を行うものである。

　このことから，当センターは施設内の小児医療やリハビリテーション部門などの資源を発展的に活用することにより，徳島県発達障害者総合支援ゾーンにおいて，発達障害のある方に対し，医療面での支援を行う役割を担う機関として位置づけられている。当センターは心身に障害のある方が利用できる，病院の機能（診療科目：小児科・整形外科・内科・歯科，許可病床：140床）を持った福祉施設であり，2つの医療型障害児入所施設（肢体不自由児施設「ひのみね学園」，重症心身障害児施設「ひのみね療育園」）からなる。また，1歳以上の障害のある人を対象として総合的に支援を行う障害児（者）入所施設（身体障害者療護施設「ひのみね療護園」）も併設している。

(2) 臨床心理技術者の仕事

心理判定

　当センターでは心理判定員が，担当医から心理検査の依頼を受け，利用児者の発達状態の把握や，それぞれの利用児者の持つ得意な面・苦手な面を考えていくために様々な心理検査を行なっている。長期に渡り，当センターを利用している利用児者の場合には，過去の検査結果との比較から，発達状態の確認とともに今後の課題を見つけ出し，アプローチを考えていく。この結果を資料として担当医や保護者，さらには（保護者の承諾を得て）利用児者の通っている幼稚園や学校へフィードバックしている。そして，利用児者の得意な面・苦手な面を有効活用し，その発達状況・発達段階に適した関わりや対応といったアプローチ方法を一緒に考えていく活動をしている。

　当センターでは主に，ビネー式知能検査（田中ビネー知能検査Ⅴ），ウェクスラー式知能検査（WPPSI，WISC-Ⅲ，WAIS-Ⅲ），DN-CAS認知評価システム，K-ABC，新版K式発達検査2001などを使用している。また，複数の検査を組み合わせて，より多角的に利用児者の特徴を捉えられるようにしている。

心理検査を解釈する上で注意しなければならないことは，心理検査の数値のみを利用児者の能力として捉えないようにしなければならない。心理判定員と利用児者，保護者とが出会った瞬間から，心理検査は始まっている。心理判定員と利用児者との会話の有無や様子，口調，検査の問題に対する取り組み方，さらには利用児者と保護者との関係性について把握することが，より根拠の高い解釈を行う上で必要となる。

養護施設利用児者への支援
　当センターの医療型障害児入所施設（肢体不自由児施設「ひのみね学園」，重症心身障害児施設「ひのみね療育園」）と障害児（者）入所施設（身体障害者療護施設「ひのみね療護園」）の利用児者への支援も行っている。長期間の施設生活を送られている利用児者は少なくない。施設生活に対する，または身体を自由に動かす事ができないことから影響する不安や不満，その他の要望（「思い」）を身近な存在である看護師や介護職員にうまく伝えることができないことも少なくない。そのような利用児者に対して，心理判定員が「思い」をじっくりと聴き，利用児者の承諾を得て，看護師や介護職員に利用児者の「思い」を伝え，双方の橋渡しをすることも重要である。「思い」のすべてに応えることは難しいことであるが，看護師や介護職員の「思い」と上手く重ね合わせ，利用児者の施設生活をより良いものにしていくことも重要である。

障害児等療育支援事業
　当センターでは，在宅生活を送られている障害児（者）と家族等が身近な地域で相談や支援を受け，療育機能の充実と福祉の向上を図ることを目的とした事業にも取り組んでいる。事業の種類は「訪問による療育指導（健康診査を含む）」「外来による療育指導」「施設職員等に対する療育技術指導」「療育機関に対する支援（拠点）」の4つである。
　心理判定員も指導員として「外来による療育指導」を行い，利用児者が困っている領域（社会生活，学校生活，対人関係，生活習慣など）に対する支援を個別に行う。

児童発達支援・放課後等デイサービス
　2012年6月から広汎性発達障害，ADHD（注意欠陥／多動性障害）を持つ未就学・就学児を中心とした療育サービスが開始された。ことばの発達が遅い，視線が合いにくい，友達とうまく遊べない，集団での活動に参加しにくい，イライラして爆発してしまうなどの特徴を持ち，発達に不安や心配をかかえている未就学・就学児と保護者を対象にきめ細やかなサービスの提供を行うものである。児童発達支援（対象：未就学児）とは，日常生活における基本的な動作の獲得や集団生活への適応に向けた支援である。放課後等デイサービス（対象：就学児）とは，生活能力の向上や社会との交流の促進に向けた支援である。
　利用児の方がサービスを受けるにあたり，当センターでの受診と心理検査が必要となる。心理判定員としては，心理検査を通しての関わりを持つ。また，保護者の希望やサービス上の必要性が発生した場合には，取り組みについての話し合い，利用児の発達状態や特徴の確認など，チームの一員として対応できるように準備をしている。

(3) エピソード紹介

　心理判定員は，心理検査の結果を保護者に伝えることも重要な仕事の一部である。保護者の中には，心理検査に関する知識が少ない方，誤った知識を持ち合わせている方も見られる。「平均より下なんですね」と，小さな声で心理判定員に話しかける保護者もいる。状態が数値化され，平均であるかどうかということは，保護者にとっては非常に重要であると考えられている事が多い。このような場合には，検査結果の報告の際に心理検査の目的を再度伝え，利用児者の特徴を客観的に理解するための一つの情報であること，検査結果から考えられる特徴や日常生活の様子をもとに支援方法を考えるためであることを説明している。結果を伝える時には，保護者の気持ちの変化に配慮しなければ，保護者の心理的な負担が増え，利用児者への適切な支援を行う事が難しくなってしまう可能性も考えられる。保護者としては，数値が平均より下ということはあまり聞きたくないと思っているかもしれない。心理判定員として，数値を含めた結果から利用児者の特徴を理解することも，より適切な支援を目指す上で重要な事であることをしっかりと伝えなければならないと日々感じている。

(4) 医療者や家族との関わり

　担当医との関わりは重要であるが，他の医療者との関わりも欠かすことはできない。検査日や結果説明の予約をはじめ，利用児者の体調についての情報交換や，検査中に体調不良となった場合の対応は心理判定員1人では取り組むことはできない。処置を行うことができる資格を取得していなければ対応できない状況も想定していなければならない。このように，利用児者と心理判定員の予定の調節や安全面の整った環境を提供するためには，看護師やメディカルクラークとの連携も重要となる。また，心理検査前には保護者から利用児者の体調や1日の活動について聞き取りを行い，体調に合わせて心理検査のペースを決めている。

(5) 今後の課題

　心理検査やカウンセリング，各事業において専門的な技術を高めることは重要であるが，それぞれの仕事において，チームを組んで取り組む事も重要である。センター内だけではなく，保護者，保育士・教師など，利用児者の関係者との連携が重要となる。すべての関係者が集まる事は非常に難しいことであるが，連携を意識しながらそれぞれに情報を整理することは可能であると思われる。心理判定員から関係者との情報共有に取り組むことを通して，チームとしての取り組みの有効性を感じられるような，「積極的な黒子」としての活動が今後の課題であると感じている。　　（岡　直希）

4．肢体不自由児施設における臨床活動

(1) 大手前整肢学園の概要

　大手前整肢学園は，医療法に基づく病院であるとともに，児童福祉法に基づく肢体不自由児施設・重症心身障害児施設で，いわゆる療育を行っている。

　1967年，大阪府からの委託により，日本赤十字社が大阪市中央区の大阪赤十字病院法円坂分院跡地に肢体不自由児施設「大阪府立大手前整肢学園」を開設。2004年3月末に大阪市天王寺区の大阪

赤十字病院東館1-3階に移転し，重症心身障害児施設30床を開設した。2007年4月1日，大阪府から日本赤十字社に移管され，「大阪赤十字病院附属大手前整肢学園」となった。病院の診療部門各科・検査部門と密接に連携し，高度医療が提供できる施設として，心身に障害がある児に専門的な医療サービスと児童福祉サービスを提供している。

　医療サービスとしては，外来診療（整形外科，小児科，精神科，泌尿器科）とリハビリテーション（理学療法：PT，作業療法：OT，言語聴覚療法：ST）がある。小児整形外科疾患，とくに，脳性麻痺などの運動障害，二分脊椎症などの神経麻痺，先天性骨格異常や外傷後遺症，ペルテス病など小児の運動障害とその合併症が中心である。リハビリテーションは，PTがボイタ法を中心としてさまざまな運動療法を行い，OTは感覚統合療法，遊びや生活を支援する働きかけを行っている。

　児童福祉サービスとしては，肢体不自由児通園（定員40人，1歳～就学前），肢体不自由児46床（うち親子入園10組），重症心身障害児30床がある[1]。職員は，看護師，保育士，介護福祉士，児童指導員，ケースワーカーである。

　また，義務教育年齢の入園児には，大阪府立堺支援学校大手前分校が併設されている。

(2) 臨床心理技術者の仕事

　園の創立6年目の1973年，筆者は最初の心理職として入職した。富雅男医務部長（後に園長）が心理職の必要性を考えたようである。当初，富医務部長の指示は，①入園児の知能検査・発達検査，②早期発見・早期治療でボイタ法（後述）を導入するため，0歳からの母子通園と親にボイタ法を指導する体制を作る，③児童指導員とともに入園児の生活（食事・風呂・余暇活動・園外行事など）を支援することだった。

新版K式発達検査に基づく臨床

　発達検査は「旧K式発達検査」を導入し，入園児，通園児，外来児の発達を評価した。1980年「新版K式発達検査」が公刊されると，早期に切り替え，その後今日に至るまで，児の発達評価と支援のためのメインのアセスメントツールとして使ってきた。

　その後筆者は京都国際社会福祉センターの同検査改訂作業に加わり，2002年に「新版K式発達検査2001」が発行された（生澤他，2002）。この検査は0歳から成人まで利用でき，重症児にも適用可能な有用な検査である。検査用紙に児の反応を細かに記録し，プロフィールを書き込んで，発達段階や発達の凸凹を分かりやすく見ることができる。親や他職種にも説明しやすい。章扉の写真は12歳の重症児にこの検査を行なっている様子である。彼女はそれまで反応が出ないために，見えていない・聞こえていないと思われていた。このとき初めて「鏡の自像を見る」「鐘を鳴らした方を見る」といった反応が見られ，母親は生まれて初めて，娘が見えている，聞こえていることがわかった。写真家の母親は記念すべき一枚を撮った。母親は，その後の療育と子育ての励ましになった，と語っている。2012年には肢体不自由児・重症児などへの発達検査実施の留意点・事例を解説書にまとめた（山本，2012）。

　発達検査の実施件数は，年間200-500件であった。外来受診児や入園児は，精神発達を把握する

1）「障害者自立支援法改正案（いわゆる「つなぎ法案」）により，肢体・重症施設は2013年1月より60床1病棟になる予定。

ために医師から指示がある場合に実施した。乳幼児を主とする4週間の母子入園については，入園中3週間目に実施した。母子通園児については通園開始時と通園退園時，在籍中は1年に1回の頻度で検査した。母子入園退園後や通園退園後，外来になっている場合は，親の希望があれば検査・面談をした。

肢体不自由児の指導

　脳性麻痺・二分脊椎症などは，単に運動障害だけでなく，ボディイメージの形成などが遅れ，空間関係の認知障害を合併したり，書字や算数などの学習障害（LD: Learning Disability）を伴うことが多い。そのため，発達検査の課題への反応を詳しく分析して，日常生活・保育所・幼稚園・学校などでの支援と結びつけるように心がけた。

　退園してからも定期的に外来に通ってくる児が多く，長年にわたって勤務していたので，同じ児にくり返し発達検査や面談をすることがあった。そのため，縦断的に成長発達をとらえることができた。0歳からかかわった児の中には，大人になっても精神面の相談を受けることもあった。また近年，発達障害児が外来診療に多くなったことから，2006年に特別支援教育士の資格を取得し，親や幼稚園・保育所・小学校担任などからの相談に応えるようにした。

(3) **医療者や家族との関わり**

　発達検査の前に，職員から児の情報を聞くようにした。また，園内の情報共有のため検査結果をカルテに，またコピーを訓練記録に綴じ，PT・OT・ST・看護師・保育士の担当者に解説した。治療方針を決める際や治療終了時に，心理職を含め各担当者が評価した結果を医師に報告した。

　親との関わりについては，発達検査中にできるだけ親に同室してもらい，検査後にくわしく検査結果と姿勢や運動機能との関連性，発達の見通し，育児・保育・教育における留意点などについても説明し理解を助けた。また，親が希望すれば，児の保育所・小学校担任に来園してもらい，検査の結果と日常生活での留意点について説明した。

ボイタ法の活用

　ボイタ法は，ドイツのボイタ博士（Vojta, V.）が考え出した治療法で，筆者が入職した頃，富医務部長が日本で初めて当園に導入した。脳性麻痺・二分脊椎症・分娩麻痺・側わん症等多くの症例に適用され治療効果が大きかった。子どもにうつ伏せか仰向けの一定の姿勢をとらせ，誘発帯と呼ばれる特定の場所に適切な刺激を加えることにより，人間の脳に生まれつき備わっている運動パターンを引き出すというリハビリテーションで，親に指導し，自宅で毎日3-4回短時間実施する。同じ頃日本に導入された「ボバース法」と呼ばれる治療法は，脳性麻痺児の異常反射の抑制を基本としているので，生活場面ではイスや姿勢の保持について絶えず工夫が必要である。ボイタ法では，患児の自発的な動きが発揮できるよう，リハビリの時間以外のふだんの生活や遊びは，どんな姿勢でも患児の取りやすい姿勢で自由にしてよいので，保育士や親たちも生活の介助がやりやすい。

　富医務部長はボイタ法の活用と普及において正常運動発達のデータが必要であると考えており，1978年に筆者の長子が誕生したおりに指示があり，生後1カ月から1歳すぎまで，整肢学園で毎月ボイタ法の反射検査，自宅では普通の生活環境の中で，8ミリシネフィルムやモータードライブの

カメラで姿勢と運動の発達，遊びのようすと手指の操作を撮影した。これらによって，ボイタ法の理論の確認ができた。その記録は富医務部長の講演や著作（富，1982）に引用され，リハビリテーション・スタッフの勉強の資料ともなった。

　また，精神活動を支えるものとしての姿勢・運動の発達という視点を，ボイタ法の考え方から学んだ。その心身両面からの視点は，精神発達の状況をふまえて，生活場面でのさまざまな工夫（食器やイス，遊具など）につながった。そして，そのような多面的な児の理解は，母親が介助する場合の助けになった。

母子通園のスタッフとして
　1974年，脳性麻痺の早期発見・早期治療のために，通園が1歳児からの母親同伴になり，PTが母親にボイタ法を指導する体制になった。また，低年齢化・重症化が進み，総合的な視点の導入の必要性から，心理職ではあるが母子通園の保育場面に加わった。すなわち通園バスの送迎添乗，食べにくい児への食事介助，遊園地などへの遠足や夏祭り・クリスマス会など行事の企画や運営である。母親とたえず情報交換し，母子通園の保育士，看護師との交流も頻繁だった。1986年に通園係長となり，心理職と二足のわらじを履きながら，多忙な毎日を過ごした。入園重症児の食事介助，入浴介助，夕方の余暇活動の手伝いにも入って，子どもたちの生活に密着した仕事だった。

(3)　今後の課題
　肢体不自由児施設の心理臨床にたずさわるものとしては，来園・入園する児の病状と生活について十分に把握する必要がある。その上で，発達検査などの十分な情報とあわせて，具体的な支援につなげる必要がある。また整形外科・小児科・精神科・泌尿器科，PT・OT・STの内容や運動発達についての基本的な知識が必要である。ケースカンファレンスでの理解が進み，心理職としても発言しやすくなるだろう。また，親への助言も的確におこなうことができる。他職種から学ぶ所が大きい。

　筆者が退職した2008年以降，整肢学園に心理職採用はなく，検査の必要な場合は併設する大阪赤十字病院精神科の心理判定員に依頼されているようである。しかし兼務では検査をするだけの関わりに終わらざるをえず，児の生活・保育・学習面にかかわることは困難であろう。また，親へのきめ細かな助言や他職種との情報交換の機会も持ちにくいのではないかと懸念され，専任の心理士の雇用が望まれる。

　　　　　　　　　　　　　　　　　　　　　　　　　　　　　　　　　　　　　（山本良平）

第3章　地域支援

1. 学校支援
2. 看護教育
3. 学生相談
4. 心理教育（患者会と学校保健授業）

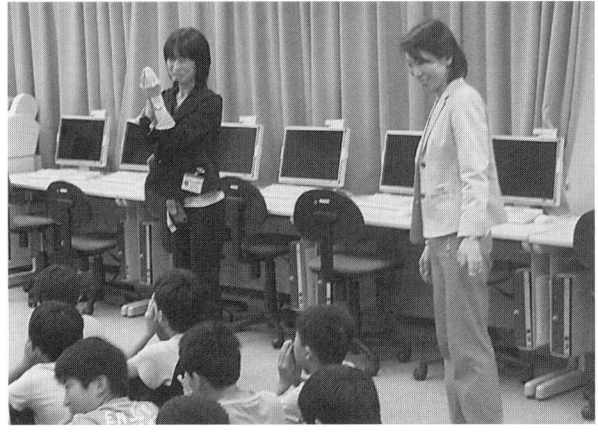

小学校保健授業

1. 学校支援

(1) 学校における諸々の問題

　学校は子どもにとって一日の大半の時間を過ごす場所であり，学業に限らずさまざまな行事や活動，そして人間関係を通じて多くのことを学び，成長していく場所となる。しかし，それは同時に多くのストレスを受けながら生活する場でもあり，さまざまな心理社会的問題が生じる場ともなる。

　学校や教育現場で見られる諸問題としては，不登校やいじめ，自殺，非行などに加え，近年ではADHD・発達障害など特別な支援を要する児童・生徒の増加も注目を浴びている。また特に思春期から青年期にかけては，統合失調症やうつ病，不安障害や摂食障害などの精神疾患を抱えていたり，心理的な問題からリストカットなどの自傷行為に及ぶケースも少なくない。さらに最近では学校への理不尽な要求や抗議を繰り返す保護者の存在も問題となっており，精神疾患による教職員の休職者が全国で5000人を超える（文部科学省，2012）など，児童・生徒だけでなく教職員をも含めた学校全体のメンタルヘルスが問われる状況となっている。こうした中では，主に学校内で支援活動を行うスクールカウンセラーだけでなく，地域の病院の臨床心理士が学校や教育現場をさまざまな形で支援していくことの重要性と意義は大きいと思われる。

(2) 成田赤十字病院の学校支援

　成田赤十字病院の概要については，第Ⅰ部第2章1節を参照。

　当院では，臨床心理士1名が，①教育委員会内の「教育支援センター（適応指導教室）」のケース検討会のスーパーバイザー，②地域の学校での校内研修会や職員研修の講師，③地域の「学校問題解決支援チーム」のメンバー，として学校や教育機関の支援を行っている。教育支援センターのスーパーバイザーは学期ごと，研修会の講師は要望に応じて適宜行っており，「学校問題解決支援チーム」は毎月の定例会議が基本だが，必要に応じて招集がかけられる。いずれも教育委員会を通じて依頼がくることになっている。

(3) 臨床心理士の関わり

　まず，教育支援センターでは，ケースの見立てや関わり方についてコンサルテーション的な支援を行う。教育現場の職員にとっては，臨床心理士の助言や指導を受けることで子どもや保護者に対する発達的・臨床心理学的な理解が深まり，より良い関わりをもつための助けになると思われる。また病院臨床に携わる臨床心理士が入ることにより，対象となる子どもやその保護者に医療的ケアが必要な場合，その判断や医療機関との連携が行いやすいという利点もある。

　研修等の講師としては，そのときどきの教職員のニーズに応じて関心の高いテーマを取り上げており，これまでに「児童・思春期のこころの危機」「発達障害の理解」「教職員のメンタルヘルス」といった内容の研修を行っている。例えば「発達障害の理解」であれば，発達障害をもつ児童・生徒が実際にどんな場面や課題でどのような困難を生じやすいかを事例等もあげながら示し，環境づくりや課題の工夫，配慮すべき場面やタイミング，声掛けや指示の仕方などを具体的に助言する。それにより教職員は，日頃から得てきた知識を現場の状況に応じて活用し，児童・生徒との関わりを実際に変化させていくことができる。こうして個々の教職員が児童・生徒とより良い関わりをも

てるようになることは，両者の良好な関係を築き，児童・生徒だけでなく教職員にとってもストレスの少ない学校環境を築くことにつながっていく。これは教職員のメンタルヘルスの向上にも寄与しうるものと思われる。

そして「学校問題解決支援チーム」では，学校に寄せられる要望や苦情の中でも，学校のみで解決することが困難であり，保護者との関係悪化や教職員の精神的な疲弊に繋がりかねないケースに対し，毎月の会議で対応策を検討している。また緊急の場合は臨時相談や個別相談を行うこともある。メンバーは多職種で構成され，教育委員会職員，弁護士，精神科医，臨床心理士，市民代表，市民生活部職員，子育て支援課職員が含まれる。会議では学校や保護者，児童・生徒などの状況を把握し，対応の困難なケースについて学校や保護者への具体的なアドバイスを行ったり，関係機関に連携や支援・協力を要請する。また，継続的な対応が必要と判断されたケースの場合，検討された内容をスクールカウンセラーへと引き継ぎ，学校内での対応を依頼する場合もある。そして，臨床心理士はチームの中で，専門的な視点からケースの理解を伝えたり，必要に応じて当院やその他医療機関につなげていく役割を担う。これらは教育支援センターであげた取り組みとも重なる点は多いが，教育支援センターが教育委員会内に位置する機関であるのに対し，「学校問題解決支援チーム」はメンバーが多職種・多機関にまたがっているため，多様な意見や専門的知識・情報の交換を行いながら動ける点が大きな違いである。

(4) 医療現場と教育現場との関わり

以上のように，地域の病院として学校や教育機関と連携をとり支援を行うことは，児童・生徒や保護者，そして教職員がより良く健康に生活できる環境を整える上で，ひとつの基盤となると思われる。またこうした関わりは病院や臨床心理士にとっても重要な機会となる。なぜなら，これらの取り組みを通じて，関係機関の間で「顔の見えるつながり」が生まれるため，緊急時にも他機関と連携をとりやすくなるからである。加えて，地域の教育現場の最前線を把握することで，患者や家族と情報を共有したり，彼らが地域で生活している状況を想像しやすくなるという利点も挙げられるだろう。

(5) 今後の課題

以上，地域を支えていく病院として学校や教育現場への支援の形を述べてきたが，いまだ課題も多い。まず，最も学校内で動きやすい立場にあるスクールカウンセラーがこれらの取り組みに参加できていないことがあげられる。これは，スクールカウンセラーの現状として，時間や曜日の条件や複数校の掛け持ちなど職種特有の制約があるがゆえの課題とも思われる。しかし，スクールカウンセラーと密に連携をとることができれば，話し合われた内容を現場で実際に活かしていく大きな助けになると思われ，今後さらなるネットワークの充実が求められる。

また，コンサルテーション的な関わりや研修の場合は，問題の予防や再発防止のためにも，学校や教育機関，教職員自身の自己対応能力を伸ばしていくことが目指される。そのためには情報を提供する臨床心理士側が，特定のケースに限らず広く適用できる視点や知識を伝えていくことが必要となるだろう。学校側に提供された情報を周知できるような体制をとってもらうことも重要と思われる。

加えて，市内に国際空港を有していることに伴い，外国人が多いことによる言語や文化の違い，一部地域の開発が急速に進んだことによる地域間の経済差や価値観の差異などが学校場面で問題となることもある。こうした地域の特性から生じてくる問題に今後どのように対応していくかも大きな課題と言えよう。

（橘　稚佳子・小林　公・熊谷そら知）

2．看護教育

(1) 長野赤十字看護学校について

　日本赤十字社は，1886年に博愛社病院（後の日本赤十字病院・現日本赤十字社医療センター）を設立し，1890年から救護看護婦養成を開始した。長野県では1896年「日本赤十字社長野支部看護婦養成所」が発足，1904年に日本赤十字社長野県支部病院を開設し，1947年に新制度の看護婦養成が始まった。1951年に「赤十字高等看護学院」と改称，現在の長野赤十字病院に併設した学校形態を取り，1975年に学校教育法の改定により「赤十字看護専門学校」となった。長野赤十字看護専門学校の教育理念は，「人道」「博愛」「奉仕」の赤十字の精神に基づく。2012年度の在校生は125名，専任教師は10名であり，副学校長以下全員看護師である。

(2) 臨床心理技術者の役割

　臨床心理技術者は，講師として精神看護学の分野でのコミュニケーションや心理検査についての教室での講義と精神科病棟実習時の臨床講義を受け持っている。また，必要時には学生の心理相談も行う。臨床心理技術者は，心理療法プロセスにおいて「患者―治療者関係」を考える事を常とする専門職種である。1992年頃から精神科看護学の中で，看護師のコミュニケーション技術の向上のためプロセスレコードが用いられるようになり，看護学校から臨床心理技術者に，その指導の依頼があった。プロセスレコードの詳細は次に説明する。

(3) プロセスレコードによる，「患者―看護師関係」の学びについて

　プロセスレコードとは，精神療法家が行っていたトレーニング方法を看護教育に生かそうと，ペプロウ（Peplau, H. E.）によって取り入れられた人間関係理論に基づく記録方法であり（宮本，1995），Nursing Process Record（看護過程記録）の略称である。患者と看護師との間に起こるお互いの反応を，継起を追って記録し，記録の中から分析・考察を行う。看護に重要なポイントや人間関係を学んでいく方法で，患者理解だけではなく自己理解にもつながり，看護師の成長を促すものとされている。

　用いたプロセスレコードは「この場面における学生の具体的な目標・これまでの患者との関わりの要約・場の状況・この場面をとりあげた理由」の記載用紙と，表Ⅱ−1の様な経過記載表がある。

　ペプロウ（Peplau, 1952）や，1960年代中ごろにプロセスレコードを用いたオーランド（Orland, I.J.）の強調した看護師の関わり方の態度（宮本，2003）は，クライエント中心療法の創始者であるロジャーズ（Rogers, 1951）が提唱したカウンセラーの態度と共通する。ロジャーズは，クライエントの感情や態度の反映を重視し（田畑，2011），カウンセラーの態度の必要十分条件について①自己一致，②無条件の肯定的配慮〔関心〕，③共感的理解の3つをあげている（飯長，2011）。

第3章　地域支援

表Ⅱ-1　プロセスレコード

場面：				
①患者の言動	②学生の認識	③学生の言動	④学生の考察	⑤評価

　そこで当校の授業では，まず病棟臨地実習以前の2年次にロジャーズのクライエント中心療法を中心に「カウンセリング的なアプローチ」についての講義を行う。精神科病棟臨地実習は看護学生の2年次後期から3年次に，5-6名のグループで順番に3週間行われる。臨床心理技術者が担当する臨床講義は演習であり，グループ・スーパービジョン形式で実習中に120分で，1回のみ行う。各看護学生は，患者との関わりについて問題を感じた場面のプロセスレコードを作成し，約20分の持ち時間で場面を再現するように読みあげて提示する。それを「患者－看護師関係」の観点から討議し，看護学生が患者理解と自己理解を深められるように，臨床心理技術者がアドバイスをする。そのポイントとして，先に述べたロジャーズの三つの視点がキーワードとなる。このロジャーズの視点を基盤に，①については自己の内面の感情や心の動きを探索し率直に表現する努力を継続していくことを，②については当看護学校の基本理念を例に挙げて，分かりやすく伝える。特に③の共感的理解については，丸田（2002）の言う「治療者が，患者への情動調律と，アナログリサーチ（類似体験の探索）などの自省を通し，限りなく患者の主観に近い観点から患者を理解しようとする努力」である間主観的観点を取り入れて重要性を強調する。そしてその場面における患者の言動が看護学生の関わり方（言動）と密接に関連している事を，看護学生が実感を通して理解できるようにアドバイスを行っている。

(4)　臨床講義後の学生の意識の変化

　看護学生のレポートには，「実習の初期に臨床講義が有ったので，その後の関わりの方向性が明確になった」「プロセスレコードの検討で得られた自己理解や関わりのポイントを，精神科以外の看護や対人関係でも活かしていきたい」などの感想が多い。専任教師からも「多くの学生に，その後の患者との関わりの態度変化を認める」との報告を得ている。

(5)　看護学校専任教師との連携

　実習指導の専任教師との細やかな連携は常に重要である。看護学生にとってグループの中でのプロセスレコードの提示は，自己の関わりのあり様を開示する事となり，さまざまな感情を引き起こす。そのため，その扱いには繊細な配慮が必要である。毎回看護学生の反応を注意深く捉え，看護学生に過度の負荷が有りそうな場合には，専任教師と連携を図り，フォローをお願いする。

(6)　今後の課題

　学びにおいて，体験し実感を通しての理解は非常に有益である。プロセスレコードによるコミュニケーション技術の向上を図る授業が，多くの職種で用いられることが望まれる。　　　　（藤井純子）

3. 学生相談

(1) 学生相談とは

　スクールカウンセラー事業は文部科学省により，1995年から導入されており，現在では全国の中学校に派遣されている。また，公立の小学校，高等学校にも派遣を行う自治体は多く，私立の小・中・高等学校でもスクールカウンセラー（以下 SC）を採用する学校は増えている。大学では，SC事業より以前から，日本学生相談学会を中心に大学カウンセラーが導入されていた。SCの普及と同時に，専門学校でのカウンセラー制度導入も増えている。

　教育機関での学生相談の位置づけは，図Ⅱ－1となる。第1層は教職員による日常的学生支援であり，通常の教育活動や事務的業務を行う中で自然な形で提供される学生支援である。第2層は，クラス担任制やチューター制度といった，制度化された学生支援にあたる。多種多様な相談が持ち込まれ，内容によっては適当な専門的部署への紹介も必要となり，第3層にあたる専門的学生支援部署はバックアップしていかなければならない。臨床心理士があたる，第3層の学生相談業務は，機関の教職員とともに学生支援を行い，なおかつ専門性を活かし，心理社会的な問題を解決するサポートをする位置にある。なお，学生相談機関の業務は，①個別の心理的援助，②心理教育的役割，③予防・啓発・提言の役割，④危機管理活動への貢献が挙げられている（日本学生相談学会50周年記念編集委員会，2010）。

　実際の学生相談では，各校の特性（規模・地域性・教育目標・カリキュラムなど），および所属する学生（進学目的・生活スタイル・進路指向性など）によりニーズが異なることを考えれば，各校に合わせたニーズや介入方法，かかわり方があると思われる。

　大阪赤十字看護専門学校の学生相談室は，2007年から始まるが，学生の希望，教員の勧めにかかわらず，教員を通して面談を申し込む形式で，大阪赤十字病院の精神神経科外来内にある心理室にて行っていた。2010年度からは，学生の電話による直接申し込みも開始しており，現在は場所も学校内の面談室を整備し，利用できるようになっている。臨床心理士が行う，主な学生相談業務は，①学生個別相談（まれに保護者同伴），②ストレスケアなどの講義，③教員からの相談，④学生相談室の開放，⑤教員や外部機関との連携である。

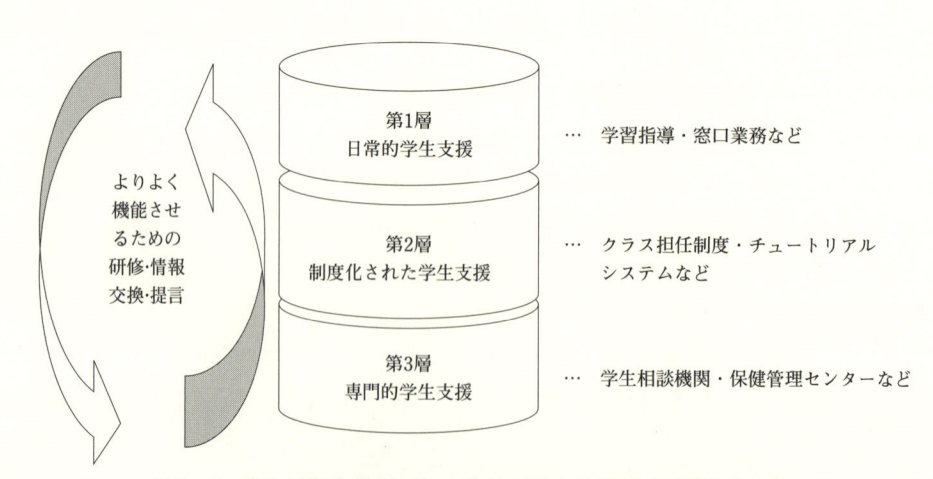

図Ⅱ－1　学生支援の三階層モデル　独立行政法人日本学生支援機構（2007）

(2) 大阪赤十字看護専門学校の概要

　大阪赤十字看護専門学校は，大阪赤十字病院に併設した看護専修学校である。1909年の病院設立と同時に，救護看護婦養成所として開設され，1950年には高等看護学院，1976年の専修学校制度の発足に伴い，看護専門課程の専修学校として認可され，看護専門学校と改称し現在に至る。赤十字の施設であること，もともと救護看護婦養成所としての歴史をもつため，他の赤十字看護大学および専門学校と同じく，修業過程には「人権と赤十字」「赤十字活動論」「災害医療論」「災害看護論」の講義も含まれることが特徴となっている。その中でも，当校は創立から100年をこえる長い歴史をもっており，より濃くその影響を受けている。3年間の修業過程で，1学年50名前後で構成されており，2012年現在は147名の学生が在籍している。男性の割合は少なく，1学年に3名程度である。

　看護学校の特殊性として，①決められた教育課程や授業数が多く，カリキュラムの自由度もないために時間的・心理的余裕をもちづらい，②少人数であるために，教職員とも学生とも関係性を深めることができる反面，匿名性がなくなる，③看護師という職業的アイデンティティの未確立や変化が修業に影響しやすい，ことがあげられる。このような葛藤を解消する時間的・心理的余裕がないままに，負荷のかかる学業をこなす学生もいる。筆者は，この特殊性に配慮し，学生たちが看護学校という環境に適応しやすいよう，支援している。

(3) 臨床心理技術者の仕事

①個別相談

　自発来談も増え，150名弱の学生数のうち，年間で5名前後が利用している。今年度は，週1－2回の個別面談，月2回の学生相談室開放日における自由相談と合わせると，平均して月6回ほどの対応である。

　基本的には，授業終了後の夕方に行っている。初回面談では，問題への取り組み方を話し合い，1カ月後にフォロー面談を行う。その時点で，継続しての相談や対人関係スキルなどの特定のセッションの希望があれば，定期的に面談を持つようにしている。相談内容は，学校生活や対人関係，家族のこと，学習面や進路相談などさまざまである。

②ストレスケアなどの講義

　ストレス講義を2011年度から取り入れている。ストレスについて知ることで，「ストレス症状に気づく」「セルフケア」といった知識を生活の中に取り入れることができる。中でも，呼吸法などリラクゼーションの体験授業を大切にしており，学生たちの反応も良かった。さらに，対人関係スキルなどを含めた心理教育的な授業や，学生生活で起こりうる問題（危機）に対する予防教育的な授業も，学生が自分を振り返り，今後の体験に活かしていくために有効である。同時に，学生がカウンセラーを身近に感じる機会にもなっている。

(4) 事例紹介

　自信がないＢ子は，毎日の実習の振り返りができず，次の実習の準備にも目が向けられず，うつ症状と思われる軽い睡眠障害と意欲の低下が見られた。面談の中では，できなかったこと，不安

なことを十分に聞き，できなかった部分よりもできた部分を意識するようにし，そこからどうすれば上手くいくのかを考えるように，視点を変えていった。また，焦りを感じたときには，勉強したノートを見たり，リラクゼーションを行ったりと，落ち着く対処法を見つけて実践するように促した。結果，自分のやり方を変えて臨んだ実習では自分の感情をコントロールしながら，達成感を持って取り組むことができ，自信をもつことができた。

　新しい環境や実習という中で自分の役割やあり方に戸惑いを感じ，その戸惑いを表出できないまま，身動きが取れない状態で来談することが多い。実習という対人援助職としてのシミュレーションを通じて，何らかの戸惑いを感じる学生は多い。ただ，この中での経験がポジティブなイメージとして形成できれば，自信につながっていく。

(5) **教員や家族とのかかわり**

　入学式および始業式，戴帽式にはほかの教職員とともに出席し，学生や保護者と顔の見える関係を目指している。また，学生に対して，事故に遭遇した際などの危機介入的なかかわりも行っている。外部機関との連携としては，希望に応じて，院内紹介や外部の相談機関や医療機関との連携を行う。

(6) **今後の課題**

　今後は，看護への情熱やモチベーションを維持できるよう，学生の潜在能力を引き出していくサポートをしたい。そのため，職業的アイデンティティをサポートすることが重要な役割になると考える。同時に，セルフケアとしての心理教育も全学生がより意識できるよう，始業式や終業式を通じて，学期ごとにストレスケアについて振り返ってもらう機会を作ることやアンケートを行うことも考えている。

　学生の多くが，青年期後期という発達段階にあたり，葛藤していた自己アイデンティティは「調整をする自己」も加え，3つの側面を統合していく。この葛藤や挫折の中で，自分と向き合い自己成長していくが，向き合えずに落ち込み，身体化や行動化する学生は，一般学生でも増加している。桐山（2010）は，現代の若者に十分に育まれてきていない能力として，①考える力＝悩む力＝言語力，②人とのつながる力，③自己肯定感を挙げている。この部分を伸ばしていくこと，そして自己成長を促進することが大きな役割となってくる。

　　　　　　　　　　　　　　　　　　　　　　　　　　　　　　　　　　　　（髙瀬みき）

4．心理教育（患者会と学校保健授業）

(1) **地域支援における心理教育とは**

　ストレスやストレスマネジメントの方法を学ぶことは，患者だけでなく健常者にとっても必要なことである。地域住民が心理教育を通じて，ストレスや病気の正しい知識を身につけ，より健康的な生活を送ってもらうことを目的としている。

(2) **武蔵野赤十字病院の地域支援**

　当院は地域支援医療病院であり，地域の医療機関との連携もさることながら，地域住民への啓蒙

活動や心理教育を行っている。当院の臨床心理技術者が関わっている地域支援の場は，2つある。ひとつは「糖尿病教室」であり，もうひとつは地域の小学校で行う「保健の授業」である。

(3) 糖尿病教室

当院の糖尿病教室は，患者会が主催して始めたものであるという点が特徴である。院内の各科や地域のクリニックの協力により，毎月1回，2人の講師が各1時間，糖尿病患者や患者の家族を対象として講義を担当する。2012年度の各講義の内容は表Ⅱ-2のようになっている。

この中で，臨床心理技術者は「糖尿病と付き合う」という講義を1時間担当し，糖尿病の心理教育を行う。ここでは，「血糖コントロールによって急性あるいは慢性合併症の発生を防止する」という目標を達成するための，セルフケアのあり方がテーマとなる。セルフケアとはアメリカ糖尿病療養指導士協会（American Association of Diabetes Educators：AADE）によると，健康的な食生活，身体を動かす習慣，セルフ・モニタリング，薬物治療，問題解決，ストレスへの対処，リスクの軽減（AADE7）である。これらを良好にコントロールすることで，神経障害，腎症，網膜症等の合併症を防ぐことができる。講義ではまず，健康的な食生活，身体を動かす習慣，セルフ・モニタリング，薬物治療について，セルフケア行動を獲得・維持する過程を変化ステージモデルに沿って説明し，受講者の理解を促す。さらに，各ステージにおいて気をつけたいことを詳説し，理解を深めてもらう。（変化ステージモデルについては図Ⅱ-2を参照）。

表Ⅱ-2　糖尿病教室の年間計画

	1時間目	2時間目
4月	糖尿病の食事（栄養課）	糖尿病の基礎（内分泌代謝科）
5月	糖尿病の薬（薬剤部）	糖尿病の日常生活（外来看護師）
6月	糖尿病の検査（検査部）	糖尿病治療のいろいろ（地域のクリニック）
7月	糖尿病と神経疾患（神経内科）	糖尿病と整形外科疾患（整形外科）
9月	糖尿病と心疾患（循環器科）	糖尿病の新しい治療（地域のクリニック）
10月	糖尿病の食事（栄養課）	糖尿病の基礎（内分泌代謝科）
11月	糖尿病と付き合う（臨床心理士）	糖尿病と皮膚疾患（皮膚科）
12月	糖尿病と運動療法（理学療法士）	糖尿病と腎疾患（腎臓内科）
2月	糖尿病と歯（歯科）	糖尿病と肝臓（消化器科）
3月	糖尿病と眼（眼科）	質疑応答（内分泌代謝科）

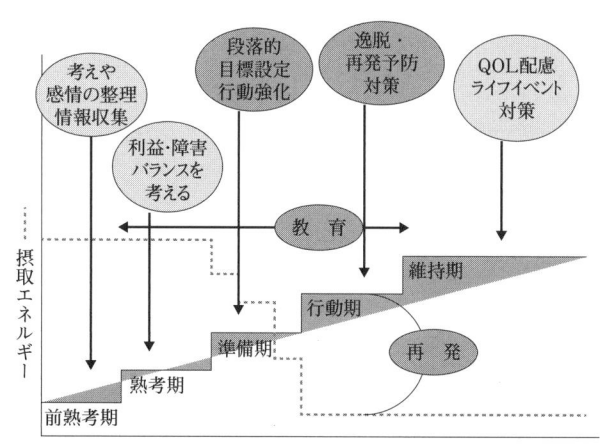

図Ⅱ-2　変化ステージモデル　石井（2003）を一部改変

問題解決，ストレスへの対処，リスクの軽減についても具体的なやり方などを説明して理解を促すとともに，受講者の心理チェックを行い，日頃のセルフケアを振り返る場として活用してもらっている。

(4) 地域の小学校における保健授業

地域の小学校という教育の場へ当院の職員が講師として派遣される事業は，2010年より開始された。授業は1つのテーマにつき45分間で，1年間の派遣内容は表Ⅱ－3の通りである。

臨床心理技術者は，5年生の授業を担当し，「ストレスとのつきあい方―心の健康―」をテーマに話をする。そもそもストレスとは何か，ストレスがある時はどんな時か，対処の方法にはどんなパターンがあるかなど，イラストを交えて説明する。実際に自分がストレスに立ち向かうとき，より適切な対処方法を選択できるように，ストレス対処パターンによって結果が変わってくることを理解してもらう。また，ストレスについて，短所だけではなく長所もあるという発想も持ってもらうことで，より積極的なストレス対処を動機づけることも大切である。

さらに，ストレスがたまったら時々は解消することが必要なので，いくつかストレス解消法を持ち合わせておくことが必要と説明する。方法には個人差はあるが，自分の好きなことや落ち着くことなどが解消のための方法になる。2012年度の授業の中では，簡単にできるストレス解消法として，呼吸法と筋弛緩法を実践指導した。

実際の保健授業の様子は図Ⅱ－4の通りである。

表Ⅱ－3　保健授業の年間計画

対象学年	テーマ	講師
4年生	育ちゆく体とわたし―いのちの誕生―	産婦人科助産師
5年生	けがや事故から身を守ろう―けがの防止―	小児科看護師
5年生	ストレスとのつきあい方―心の健康―	心療内科・精神科臨床心理士
6年生	健康な生活習慣を知ろう―病気の予防―	小児科看護師
6年生	命を守る　喫煙，飲酒，薬物が脳に及ぼす影響―病気の予防　喫煙，飲酒，薬物乱用と健康―	院長（2010，2011年度） 救命救急科医師（2012年度）

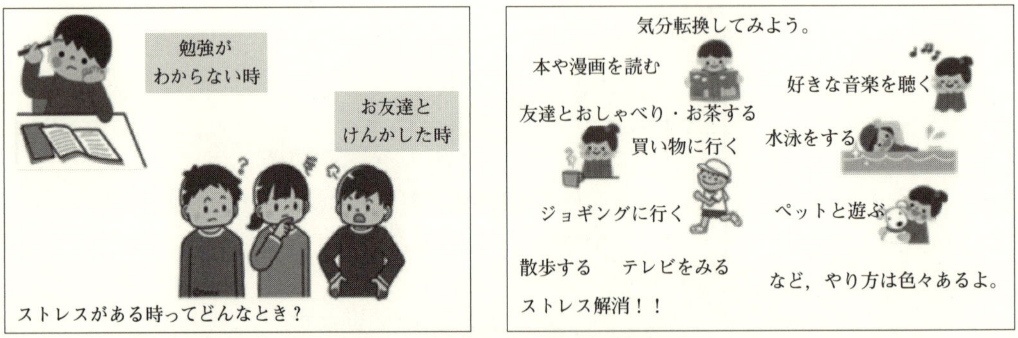

図Ⅱ－3　保健授業スライド例（筆者作成）

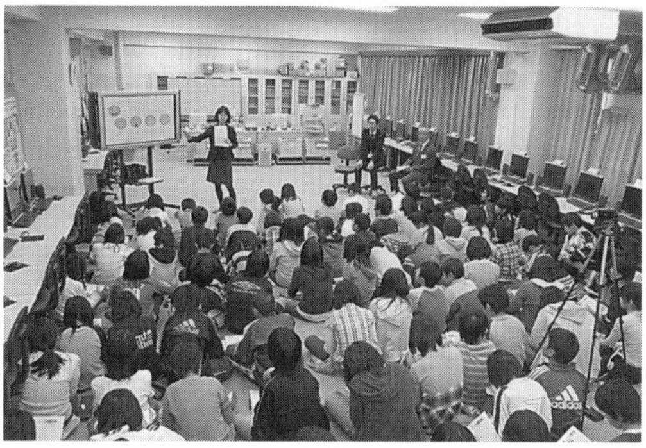

図Ⅱ-4　実際の授業風景

(5) 今後の課題

　糖尿病教室は毎年の講義として定着しているが，小学校での保健授業は開始してからまだ3年目である。継続的な活動の場として実績を積み，一時的な地域連携に終わらせることなく，ニーズに合った授業を提供できるかどうかが今後の課題である。

　　　　　　　　　　　　　　　　　　　　　　　　　　　　　　　　　　　　　（武田美穂子）

第Ⅲ部　災害時の赤十字のこころのケア活動の実際

第1章　総論

1. 災害時のこころのケア—IASC ガイドライン
2. 多様な災害ストレス
3. 日赤のこころのケア
4. こころのケア活動から得られた知見と日赤の役割

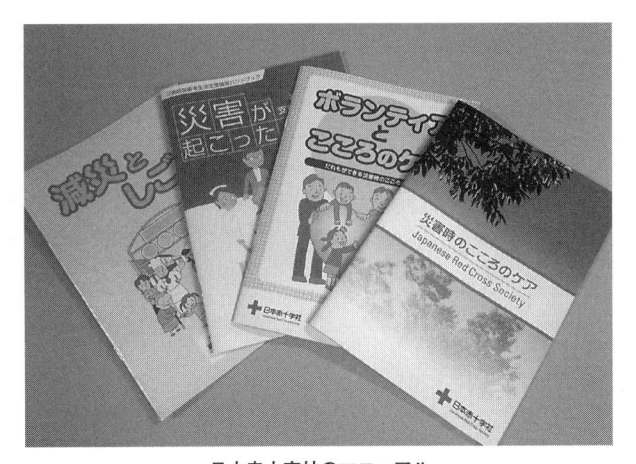

日本赤十字社のマニュアル

1. 災害時のこころのケア―IASC ガイドライン

　災害は，自然災害だけでも地震，津波，台風，寒波，雪害，干ばつや虫害など多様であり，戦争や紛争などの人的災害もある。また，事故，事件，虐待やいじめも被害は小規模であっても当事者にとっては生命の危機に見舞われる重大な出来事であり，人的災害と見なすことができる。そういう点で，世界は災害に満ちており，こうした災害が心身に深刻な影響をもたらすため，倒壊家屋の処理などの災害支援とともに被害を受けた人々の心身に対する支援が同時に求められている。特に日本は，災害大国と呼ばれるほど地震や台風，雪害などの自然災害が頻発する地域であり，災害支援活動は，日本の重要な課題である。

　災害を「生命の危機と喪失を伴うストレス事態」と定義するなら，ストレスを軽減する全ての活動はこころのケア活動であると言うことができる。2007年に国連が作成した「緊急事態におけるメンタルヘルスと心理社会的支援の IASC ガイドライン」は，安心と安全の確保や基本的サービスから精神医療の提供までも含んだ包括的な指針である。

　災害によって人々は安心と安全を脅かされ，基本的な生活物資にも困窮する。そういう点で全ての人が支援を必要とするが，精神医療を必要とする人は全体の中では一部である。そして，災害は広範囲に被害を生むので，多くの人や機関による多様な支援活動が求められることになり，支援者同士の協力や支援機関間の連携体制などが必要なのである。IASC ガイドラインは，こころのケア活動としてどのような支援を行うかということだけでなく，こうした様々な支援活動を担う人々の協力体制や機関間の連携の重要性を説いている。

　また，災害ストレスによるストレス反応は「異常な状況で認められる正常な反応」であり，過覚醒，麻痺・回避，侵入・再体験，解離などのトラウマ反応も，災害直後には正常反応である。安心を確保し，生活環境も整って，家族や人々とのつながりを回復することでストレス反応の多くは減じ，人々は新たな生活に向かっていけるようになる。IASC ガイドラインは，支援の方向性にも指針を与え，安心と安全や基本サービスの整備から支援は始められるべきであるとしている。生活環境の整備はこころの安定に深く関わっていることから，実際的な指針と思われる。また，こころの

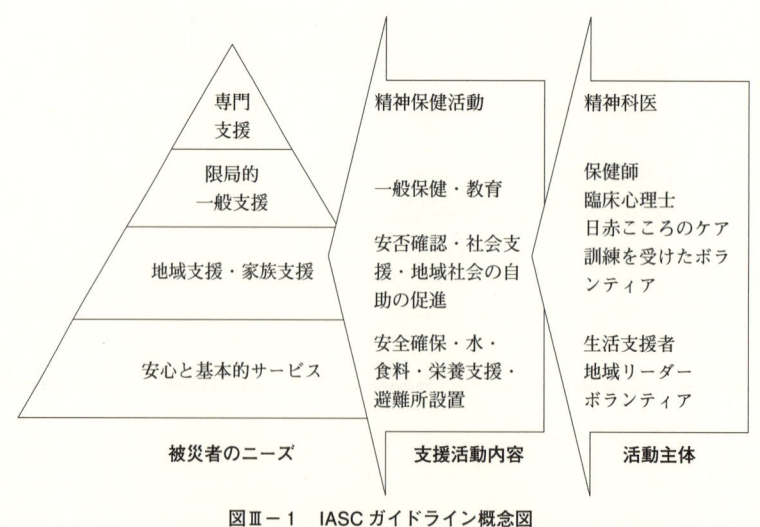

被災者のニーズ	支援活動内容	活動主体
専門支援	精神保健活動	精神科医
限局的一般支援	一般保健・教育	保健師 臨床心理士 日赤こころのケア訓練を受けたボランティア
地域支援・家族支援	安否確認・社会支援・地域社会の自助の促進	
安心と基本的サービス	安全確保・水・食料・栄養支援・避難所設置	生活支援者 地域リーダー ボランティア

図Ⅲ-1　IASC ガイドライン概念図

ケアの担い手は専門家よりも，多くは様々な支援者や訓練を受けたボランティアである。そしてこころのケアの対象は，全ての被災者であり，また支援者にもこころのケアが求められる。

図Ⅲ-1は，IASCガイドラインの基本的な考え方と具体的な活動やその担い手を，日本の現状に即して改編し，まとめたものである。

2．多様な災害ストレス

災害後，人々は危機的ストレス，避難所ストレス，仮設住宅ストレス，生活再建ストレスなどの異なった性質のストレスを時系列的に経験する。表Ⅲ-1は，これらのストレスをまとめたものであるが，災害後に人々は多様かつ多重のストレスを経験し，ストレスを蓄積していく。

PTSDは，災害トラウマによる反応として知られ，その影響は長期にわたるものであることが明らかとなっている（村上他，2006）。2000年の有珠山噴火のように死傷者のない災害であっても，家屋や仕事場を失うような被害があればもちろんのこと，避難所生活や仮設住宅生活を体験した人は，長期にわたって心身の不調をもたらす可能性が示されている（前田，2001）。それゆえ避難所や仮設住宅での生活環境を整える支援は，こころのケアという点で重要な支援となるのである。

また，支援者側も被災地にあっては同様のストレスを経験すると共に，支援者特有のストレス反

表Ⅲ-1

ストレス分類	ストレッサー
危機的ストレス	生死の危機にさらされる，怪我をする 大事な人をなくす，家を失う，思い出の品を失う，大事な人の危機に遭遇する，助けられなかった無念
避難ストレス	食料・水・生活物資の不足，トイレ・入浴の困難，集団生活，知らない人と過ごす，プライバシーの欠如，怪我人や病人がそばにいる
仮設住宅ストレス	安普請，狭い・隣家の音が響く，新しい近所付き合い，災害の記憶がよみがえる，孤独・孤立が深まる，商業地・職場・学校が遠い
生活再建ストレス	孤立感，不公平感，終わりのなさ，再建に向けた様々な手続き，新しい環境に適応する

表Ⅲ-2

支援者のストレス反応	状態	特徴
私にしかできない状態	支援活動を休みなく続けて，まるで自分にしかできないと思い込んでいるかのように，人に仕事が任せられなくなっている状態	本人は高揚した気分で，休息も取らずにいることがある。この状態が続くと燃え尽きてしまうことになる。
燃え尽き症候群	高いストレス下で能力や適応力を使い果たした後に陥る極度の疲弊状態。	同僚や被災者に辛く当たるようになり，冷笑的になる．被災地から帰っても仕事に没頭して周囲を顧みなくなる。逆にお酒やギャンブルに溺れる。
被災者離れ困難症	長く支援活動を続けているうちに，被災者から支援を拒否されているように感じたり，いらない存在であるかのような気持ちを味わう状態。	被災地がだんだんと平常生活を取り戻してくると，支援を必要としなくなることは自然なことであるが，援助者にとってはそこにいる意味を失った気になる。
元に戻れない状態	支援活動が終わって，被災地から戻って日常生活を送っても被災者のことが頭から離れなかったり，日常生活に価値を見いだせず，被災地こそが自分の居場所だという感覚が強烈に残る状態。	体はここにあるが意識は被災地にあるような感覚と，自分の支援実績が適切に評価されていないという失望や怒りを周囲に感じ孤立した感覚を味わうこともある。

応も知られている。

　最近は，PTG（Post Traumatic Growth：外傷後成長）と言って危機的状態に曝された後にそれまで以上に雄々しく，また大きな成長が認められようになることがあることも知られている。ストレスを軽減するだけでなく，人々の回復力や成長の力を引き出すようなこころのケアについての研究が求められている。

3．日赤のこころのケア

　日赤は，日本の災害救護の専門機関として，災害救護活動での心理的・精神的支援に早い段階から関心を持ってきた。しかし，実際の歴史はまだ浅く，阪神淡路大震災（1995），有珠山噴火（2000）を経て，2003年にこころのケア指導者養成研修を行うようになったのである。このこころのケア指導者には，各都道府県の救護班員へのこころのケアに関する知識と技術の普及が求められている。日赤では，こころのケア指導者と指導者に研修を受けた救護員を，こころのケア要員と呼ぶ。こころのケア要員は，医師，事務職員，臨床心理技術者も含んでいるが，ほとんどが看護師である。

　日赤のこころのケアは，全ての被災者を対象として，スペシャル・ケア，プライベート・ケア，マス・ケアという多層的な体制としてこころのケア活動を展開する（図Ⅲ-2）。

　スペシャル・ケアとは，専門家による対処を必要とする人に精神科チームを紹介したり，日赤のこころのケア要員である精神科医や臨床心理技術者が対応する支援活動である。プライベート・ケアは，救護所を訪れる被災者や避難所の巡回診療の中で，医療救護要員やこころのケア要員が，傾聴したり，肩や足をもんだりするなどの不安やストレスの軽減のための様々な活動を指す。マス・ケアとは，こころのケア要員が健康の維持と増進のためにリラクゼーション教室や講演，研修を行ったり，日赤ボランティアがスポーツやサークル活動を行うなどの集団を対象とする支援活動である。日赤は，さらに毛布や日用品セットなど物資の配布や日赤奉仕団による炊き出しなども行っており，これらの生活支援もマス・ケアとして行っている，ということができる。

　こうして見ると日赤は，IASCガイドラインで示されている全ての階層の支援活動を展開していることになる。ただ，精神医学的な対応が必要な場合は，被災地に派遣されている行政の精神科チ

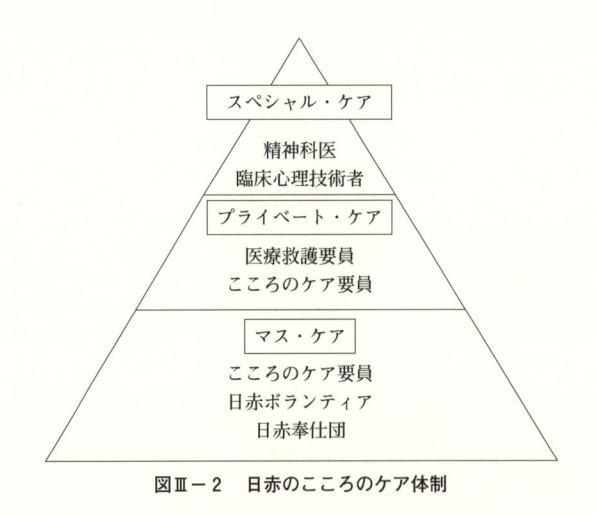

図Ⅲ-2　日赤のこころのケア体制

（ピラミッド図）
- スペシャル・ケア：精神科医、臨床心理技術者
- プライベート・ケア：医療救護要員、こころのケア要員
- マス・ケア：こころのケア要員、日赤ボランティア、日赤奉仕団

ームに紹介するのが実際的であり，IASCガイドラインの最上部をのぞいた心理社会的支援活動が日赤のこころのケア活動の中心となっている。また，日赤の支援も被災地での支援活動の全体としては一部であり，多くの人々や機関との協力と連携が円滑な支援としては重要となる。日本の場合，被災地の地域保健は保健所が担っており，日赤のこころのケア活動は被災地域の保健師に協力することが活動の基本である。

　また，日赤が災害支援活動を行うのは災害救助法が適応される期間であり，一般的には避難所が閉鎖されるまで継続される。こころのケア活動もこれに習い，2004年の新潟中越地震では，発災から一カ月間こころのケア要員が派遣された。それがこれまでの最長であったが，2011年の東日本大震災では，避難所の大半が閉じられるまでに半年ほどかかり，この間，こころのケア要員は，3泊4日から5泊6日というスケジュールで，全国から被災地に派遣されて活動を引き継ぎ，継続していったのである。

　被災地に日赤が支援活動を展開する際に，拠点となる病院などの施設がある場合とない場合がある。拠点施設がある場合には，こころのケアセンターを拠点施設に置いて，その施設のこころのケア要員がリーダーとなってこころのケア活動を展開することができる。つまりこの場合，被災地の職員が中心となってこころのケア活動を展開することになる。しかし，拠点施設がない場合は，外部から派遣されたこころのケア要員がこころのケアセンターを立ち上げて，リーダーを交代しながらこころのケア活動を展開していくことになる。

　派遣されるこころのケア要員を，円滑に引き継いで他の機関の支援者らと連携していくことは，大きな課題である。

4．こころのケア活動から得られた知見と日赤の役割

　災害時のこころのケアを展開することで，災害支援に関わる多くの知見が得られてきた。

　重要な知見の一つは，アウトリーチ，血圧計の効用，看護師は地域保健の要である，ということである。医療救護活動として救護所救護から離れて医療救護員が巡回することが重要なように，こころのケア要員も避難所や地域を巡回するアウトリーチ活動が重要で，そのとき看護師であれば血圧計は被災者と関わる有効なアイテムとなる。「血圧を測りましょうか？」と声をかけることで自然な交流が生まれるのである。ただ，日赤といっても超急性期は別として，なるべく早くから地域保健師と連携をとり，地域保健活動の一環として被災地全体の支援活動に組み入れられていくようにすることが支援の混乱を避けることにつながる。保健師は地域支援活動の要なのである。

　次に，派遣時期によってこころのケア要員として被災地で味わう経験や求められる役割が異なることが知られてきた。災害直後には，被災地は雑多で混乱した状況にあり，医療救護要員は被災者救護に追われ，こころのケア要員も不眠不休の活動が求められる。強い使命感が沸き起こると共に大きく影響も受ける。1週間，1カ月と徐々に時間が経過するうちに被災地は徐々に組織化され，他の支援団体との協力関係に基づく支援活動を展開するようになる。こころのケア要員としても組織立った支援を行って充実感を覚える一方で，避難所に被災者がいなくなって空振り感を覚えることもある。このように，どの時期に派遣されるかによって，こころのケア要員としての体験は異なってくる。ただ，時間が経過すると喪失感を深め，あるいは強烈な危機的体験によって苦しむ被災

者が徐々にはっきりしてくるので，精神科チームとの連携はかえって重要となってくることも留意しなければならない。

　また，こころのケア要員を派遣する病院施設もまた，派遣を実施するための組織的な取り組みを必要としている。派遣側も災害支援の当事者であり，派遣施設，派遣された要員，支部や本社との一体となった取り組みが，被災地でのこころのケア活動の質を決める要因となる。こころのケア要員も後方支援がなければ，十分な活動ができない。

　日赤は，様々な災害支援の実際的な活動を通じて多くの災害支援の心得や留意点，工夫を蓄積している。災害救護の専門機関としてそれを発信し，日本や世界の災害支援活動に寄与する使命が日赤にはあり，臨床心理技術者もその一翼を担う役割を負っているのである。　　　　　　　（前田　潤）

第2章　国内救護・活動事例

1. 阪神淡路大震災
2. 有珠山噴火災害
3. 新潟中越地震
4. 東日本大震災
5. 風水害

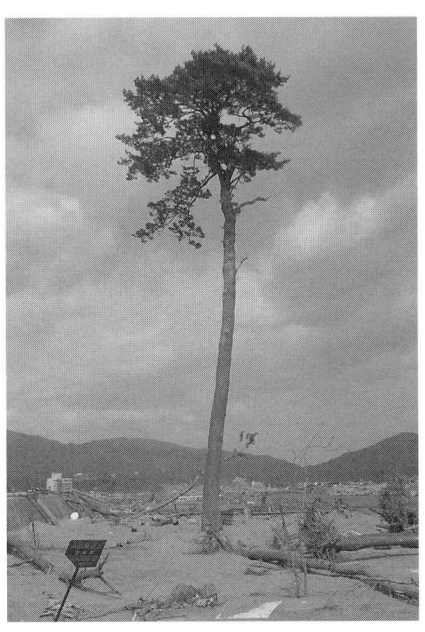

奇跡の一本松

1．阪神淡路大震災

(1) はじめに

　神戸赤十字病院心療内科は，阪神淡路大震災後の被災地での心身両面のケアを目的に，震災から1年後の1996年に院内に新設された診療科である。心療内科設置以前には，日本赤十字社による被災者を対象とした大規模アンケート調査や各赤十字の心理療法士らによる「こころの電話相談」が実施され[1]，こうした数々の組織的活動の後，当院心療内科（当初は常勤心療内科医，非常勤精神科医，常勤心理療法士の3名体制）が，被災地での長期的ケアのバトンを引き継いだ。
　本稿では，いわゆる「震災復興期」にあたる心療内科での活動について述べたい[2]。

(2) 震災後も続くストレス

　心療内科開設直後の1996年1月から12月までの1年間ののべ受診者数は約1500名，受診患者実数は196名で，うち男性が55名，女性が141名であった。受診患者者実数のうち，心的外傷後ストレス障害（PTSD）の診断基準を満たす患者は42名で，21.4％であった。同院心療内科部長の村上は，被災者の語りから，震災のストレスと一口にいっても「震災そのものによる一次的ストレス」と「震災に引き続いて起こる種々の環境変化からくる二次的，三次的ストレス」とに大きく分けられるのではないかとし，表Ⅲ-3のように分類した（村上，1997を一部筆者が改変）。
　心療内科開設直後の年は，先にあげたようにPTSDに該当する患者割合も一番多く，不眠や過覚醒などの症状や一次ストレスについても回想の中でよく訴えられたが，開設から2年目以降は，徐々に自律神経失調症，身体表現性障害，パニック障害など，発症の機序に二次的，三次的ストレスにあげたような心理社会的背景が大きく関与していると思われる心身症の患者がみられ，心身医学的ケアの重要性が浮き彫りとなった。この時期に受診した患者の中には震災直後に職務上，不眠不休の多忙な生活が数カ月にわたって継続した後，身体的不調で内科を受診するが，思うような回復にいたらず心療内科に受診となったケースも複数あった。震災後，過活動の状態が継続し，一段落したころに身体症状を訴えてようやく自身のケアに目が向けられるようになったともいえよう。また震災から3年たって，不登校や適応障害などで県内の中学・高校のスクールカウンセラーから紹介されて受診にいたるケースもみられた。そうした子どものケースの背景には，両親が生活再建

表Ⅲ-3　震災ストレスの分類

一次的ストレス（震災直後～1週間） 家屋の崩壊・家財の損失，ライフラインの断絶，自身の怪我や病気，近親者の死，避難所での生活
二次的ストレス（1週間～半年） 勤務先の崩壊や解雇による失業，二重ローンや失職などに伴う経済状態の悪化，遠距離通勤による疲労，仮設住宅での生活，疎開・避難した先での生活，既存のコミュニティの喪失
三次的ストレス（半年以降） 新しい土地での生活（転居，転職，転校，土地になじめない，その土地の人の震災への理解・意識の低さ），街の復興と自身の生活再建の目処がたたないギャップ，震災が多くの人から忘れ去られること，遅れて現れてくる健康障害（荷下ろしうつ，慢性疾患の悪化など）

1）本書の第Ⅳ部第1章参照
2）日本赤十字社（2008）の4つのストレス反応期の分類による。p.8

に追われている間，親戚宅で暮らさなければならなかったり，転校を余儀なくされたりという度重なる急激な環境変化を繰り返した後，ようやく自宅に戻ってから，不登校や適応障害，摂食障害などの多彩な疾患が現れてくるものもあった。そのようなケースの場合，両親も本人も震災から時間も経過しているため，震災の影響が見落とされがちであるが，震災ストレスに関しての問診票などで高得点を示していた。こうしたことから震災から歳月が何年経過していても，被災者の生活史や個人史に多大な影響を及ぼしている可能性があることが示唆された。

(3) 喪失と分断からつながりの回復へ

「すべてを失った」。自宅が全壊，焼失したＡさんは言葉では多くを語らなかったが，震災ストレスに関するアンケートで一言そう書き残していた。震災では揺れの後に続いて火災が多発，東日本大震災では津波で家屋を流された被災者の方々も多いが，そうした場合，これまでの自分の生活そのものの痕跡が跡形もなく消えてしまうという事態に突然遭遇する。家電製品は新しく買い替えることはできても，幼少期からのアルバムや思い出の品々は個人にとって代替えのできないものである。物だけではない。近親者や身近な人々を亡くす体験をしている場合もある。被害が甚大な地域では，街ごと壊滅状態になるため，復興時には，被災者が生まれ育った場所とは全くことなる景色となっていることもしばしばだ。仮設住宅や県外に疎開し，一旦散り散りになったコミュニティのメンバーが再び元の場所に戻ってくるとも限らない。必ずしも「復興」が元通りになることではないことが次第に現実味を帯びてくることで，再び落胆と抑うつ気分に陥る被災者もしばしばあった。一人暮らしの高齢者や単身者は慣れ親しんだ場所やコミュニティを失うことで，孤立感や孤独感をより一層募らせるケースも多く見られ，終の住処として仮設住宅からの転居先にもなった復興住宅先では「孤独死」が社会問題となっていった。震災は物理的，経済的，社会的レベルだけでなく精神的レベルにおいても大きな喪失感をもたらし，まさに「根底から」人々を揺さぶる出来事であったことがうかがえた。

したがって援助者には「喪失感情」と「分断」の危機にさらされている彼らとの間で，安心でき，信頼できる「絆（関係性）」を構築していくこと，同時に再び家族や友人，地域の社会との「つながり」を回復できるように環境調整したり，橋渡し機能を果たしたりする役割が求められた。

(4) 連携の重要性と長期的ケアの受け皿を保証すること

被災者が震災によるストレスを主訴として自らすすんで心療内科や精神科を訪れることはまれである，ということを援助者側は認識しておく必要がある。特に災害後は生活再建に追われ，「周囲ががんばっているのに自分だけ弱音を吐けない」という心性が強く働くことも多く，心身の不調があっても専門家につながるまでに時間を要することも多い。先にも述べたが，震災から２，３年後に心療内科受診に至ったケースでは他科やかかりつけ医，養護教諭，スクールカウンセラーらの紹介で受診に至っており，いずれのケースにおいても，はじめは「身体の不調」を訴えて内科などの診療科を訪れていた。その際に「器質的には問題がない」という所見によってケアが中断されることなく，当院心療内科が果たした役割のように，他科や地域と連携しながら長期的に受け皿となる場を保証していくことが，被災地支援においては大きな意義があると思われた。

阪神淡路大震災後のケア活動での知見を活かし，その後も当院心療内科では，事件・事故後の地

域住民や遺族へのケアも兵庫県支部，須磨赤十字病院，兵庫県災害医療センターなどと連携し実施した。診察室内のみの「医療」という枠を越えて広く地域社会へと貢献していくベクトルを持った活動精神は，阪神淡路大震災から十数年が経過した今もなお生き続けている。

（村松知子）

2．有珠山噴火災害

(1) はじめに——災害の特徴

　有珠山は，北海道南西部，洞爺湖畔に面し，噴火湾を望むおよそ30年周期で噴火活動を繰り返す活火山である。2000年3月に北海道大学火山観測所が火山性微動を観測し，これに伴って噴火前に住民に避難指示が出され，結果的に3月31日の噴火による死傷者を出すことがなく，事前予知という世界的にも稀な火山災害となった。ただし，最大1万6000名が避難生活を送り，中には半年間も避難所生活を余儀なくされ，あるいは住宅や農作物の被害もあった。

(2) 日本赤十字社こころのケアセンターの設置

　有珠山近郊には，伊達赤十字病院があり，日本赤十字社の現地災害対策本部が設置された。噴火直後に北海道支部を通じて日本赤十字社医療センターから槙島敏治国際救援部長が派遣され，心理士を担当として日本赤十字社のこころのケアセンターを設置する案が示された。病院長からも業務に支障なきよう十分に任務に当たるよう依頼があり，心理士が中心となって有珠山噴火に伴う日本赤十字社こころのケアセンターが発足した。これは，日本赤十字社が初めて組織的に行うこころのケア活動であった。

　この時のこころのケアの基本概念は図Ⅲ－1に示すように，ストレス概念を基本としており，被災した全ての住民はストレスを受けており，それを軽減する活動を展開することでストレスの悪化や，PTSDの予防を行う，というものであった。

　この基本概念の下にケア活動を，スペシャル・ケア，プライベート・ケア，マス・ケアという3つに分類し，活動計画を立てた。スペシャル・ケアは，精神科医や心理士による専門的治療である。プライベート・ケアは，赤十字の医療救護班によるメンタル面でのサポートやケアであり，また心理士団体などの協力を得た活動も含んでいる。マス・ケアは，理学療法士や作業療法士，また，防災ボランティアや赤十字奉仕団，学生奉仕団，他のボランティア団体による健康教室やレクリエーション活動であり，個別というよりも集団に働きかけながら被災者のストレスを軽減し，深刻化を防ぎ，健康維持のサポートを行おうとするものである。

(3) こころのケアセンター活動の概要

　こうした基本概念と計画の下に，4月3日から伊達市災害対策本部が解散した8月11日まで，こころのケアセンターの活動が実施された。この間に行われた活動をスペシャル・ケア，プライベート・ケア，マス・ケアに分類して整理したのが表Ⅲ－4である。

　この表を見ると，赤十字職員に限らず多数の近隣の病院や専門家，学生やボランティアと協力して様々な活動に取り組んでいたことがわかる。スペシャル・ケアとして電話相談を開設し，伊達赤十字病院の当時産休に入っていた水上志子心理士と近隣の心理士らが担当した。一方，伊達赤十字

表Ⅲ-4

	担当機関・実働回数	実施者延べ数	利用者数
スペシャル・ケア 4/2-8/11	精神神経科診療，心理相談室電話・来院相談	94名	21名
プライベート・ケア 4/3-8/26	赤十字医療救護班，道都大学小沢助教授，伊達赤十字病院，北海道災害心のケア会，北海道臨床心理士会，室蘭心理療法研究会		
マス・ケア 4/4-7/1	理学療法士による健康教室，作業療法士による活動，伊達レクリエーション協会による活動，伊達赤十字看護専門学校の活動，パークゴルフ大会（協賛），コンサート（協賛），（赤十字奉仕団による炊き出し），（赤十字防災ボランティアによる活動）	700名	1400名
その他	赤十字こころのケアセンターミーティング 赤十字医療救護班とのミーティング	46回 35回	

病院精神科は，避難所を巡回する医療救護班から紹介される専門的支援が必要となった避難者への対応を行った。プライベート・ケアとしては，交代する医療救護班とのミーティングを重ね，巡回診療が精神的サポートでもあることを確認し，さらに北海道臨床心理士会や室蘭心理療法研究会が避難所で支援活動を展開できるように協力した。たとえば，最初は臨床心理士と避難所を一緒に巡回して避難所責任者に紹介したり，赤十字奉仕団のバッジをつけて救護班と一緒に巡回できるように手配を行ったりなどした。マス・ケアとしては，作業療法士や理学療法士，伊達レクリエーション協会の健康教室やレクリエーション教室を避難所で実施するための調整や，伊達赤十字看護専門学校の学生の奉仕活動の調整を行った。

また，赤十字こころのケアセンターの開設は当初報道機関を通じて大々的に宣伝されたので，いつの間にか終わるということがないようにすることを当初から課題としていた。そこで，伊達レクリエーション協会の主催するパークゴルフ大会を共催し，また有志による被災地を応援するコンサートを後援することで，赤十字としてのこころのケア活動の終結とするような工夫も行った。

赤十字のこころのケアセンターとして重要な活動の一つは，災害支援に関わる多くの関係機関と連絡を取り合い，避難所に情報を伝えるなどの連絡調整であった。特に重要だったのは行政との連絡で，保健所や北海道の精神保健福祉センターとの活動内容についての共通理解形成と，避難所を管理する各市町村への赤十字のこころのケア活動を行うことへの周知だった。噴火1カ月後くらいまでは，各避難所運営は，バラバラに散らばった被災市町村の役人が責任者となっており，たとえば避難所で赤十字として健康教室を行いたいと申し出ると，決まって「上は知っていますか？」と尋ねてきた。このとき，「道は知っている」と答えると，ほっとした表情で「ではお願いします」と了承してくれるのである。行政機関の特徴と思うが，この調整は室蘭保健所障害者保健係の係長が行ってくれ，その重要性は徐々に明らかとなり，こうした調整こそ現場責任者のストレスを低減させるのだと痛感することとなった。

(4) 活動成果と課題

有珠山噴火におけるこころのケアセンターの活動の成果の一つは，こころのケア活動を組織的に，災害の初期から一定の終息まで継続して赤十字が取り組んだということである。

ただこれらの活動が，目的である被災者のストレスの軽減や深刻化の予防にどれほど寄与したか，ということについては明らかではない。この有珠山噴火災害は行政も精神科医をリーダーとするこ

ころのケア班という医療チームを派遣した初めての災害でもあった。このこころのケア班の班長の一人であった精神科医師と，かなり早期に効果測定について話し合う機会があり，この度は測定の弊害を考え効果測定はしない。やりっ放しで行うことを互いに確認したのであった。

しかし，このこころのケアセンター活動を通じて，幾つかの事実を確認した。

第一は，行政職員は被災者かつ支援者という二重の立場に置かれる，ということである。そのため，行政職員を支援するには何重にも工夫を要する。第二には，地元保健師は災害支援の要であり，この地元保健師を支援するというスタンスが外部の支援者にも，地元の支援者にも基本となる，ということである。第三には，被災者と関わるにはきっかけが必要で，看護師は「血圧を測りましょうか？」と自然に関わることができる。血圧計は強力なアイテムだという発見である。第四には，センターとして活動を維持継続するには，ミーティングを重ねることが有効であるということである。災害支援は，手探りの，終わりの見えない，手応えの得にくい活動なので，互いに支えあう必要があるからである。

(5) 10年後の影響調査

災害は人々に長期的な影響を残すことが知られており，阪神淡路大震災の10年後に神戸赤十字病院の心療内科の患者を対象に調査が行われた。それによると，10年後でも震災と現在の病気に関連があると40％の患者が答え，震災で大きな生活変化があった人の場合は70％近くに達していた。

有珠山の噴火災害では死傷者は出なかったが，避難生活が長期に及ぶ場合もあり，災害の影響がどのような形で住民に残っているかを調べるため，2010年3月に伊達赤十字病院全診療科の外来患者を対象に調査を実施した。

この結果によると，2000年の有珠山噴火から10年後の現在の病気が噴火災害に関連あると捉えている患者は全体の3％程度であった。しかし，避難所生活を体験した住民では7％となり，避難生活を送りさらに多少なりとも被害があった住民では15％に上った。詳しく分析すると避難生活を経験した住民は，避難生活をしなかった住民の6倍近く，現在の病気と噴火は関係あると答えていた。

この結果は，いわゆるトラウマティックなストレスだけでなく，避難所生活という環境ストレスも長期的に影響を残すことを示すものと考えられる。避難所ストレスを低減することは，重要な災害支援なのである。

(前田　潤)

3．新潟中越地震

(1) 中越地震概要

2004年10月23日，新潟県中越地方を震源としたM6.8の地震が起こった。川口町（現長岡市）では震度7が記録され，小千谷市や山古志村でも震度6強の震度を観測した。住宅の全半壊は1万5000棟を超え，死傷者も多数発生した。

日本赤十字社では避難所や救護所において医療救護活動を実施した。小千谷市には「こころのケアセンター」が設置され，専門の研修をうけた「こころのケア」要員が被災者のこころのケアにあたった。

(2) こころのケア活動体験

2004年10月25日から10月27日まで，長岡市内の避難所にてこころのケア活動を行なった。地震によって孤立状態になった山古志村の全村民避難が決定され，自衛隊のヘリにて長岡市内の避難所に被災者が避難を終えた翌日から長野赤十字病院救護班に帯同する形での活動であった。

前年に本社にて「こころのケア指導者養成研修」を受けていたものの，救護活動に参加するのは初めてであり，不安と緊張を抱えたまま出発した。長岡市内のライフラインはすでに復旧されており，店舗も通常通り営業しているようであった。夕方に出発し長岡赤十字病院に到着したときには夜であった。長岡赤十字病院で簡単なブリーフィングを行った。山古志村の全村民が市内の避難所に避難しているので巡回診療をして欲しいということであった。

巡回診療で一カ所の避難所に留まれる時間はせいぜい1時間だった。避難所の規模も様々で公民館のようなところから，大きな体育館のような避難所もあった。限られた時間で1人でできることはわずかであった。そこで2つのことを念頭に置いて活動を行なった。1つは「災害のステージ」であり，もう1つは「連携」だった。

災害のステージ

災害現場に入る際には，現在の災害のステージはどのくらいなのかといったことを把握しておくことは最低でも必要である。簡単にわけても超急性期，急性期，亜急性期，慢性期といった災害のステージの知識は必要で，各ステージによって現場の状況や被災者のニーズはまったく異なってくるからである。

また「こころのケア」に関して言えば，被災者のストレスの段階がどのような段階にあるのかを考えながら活動を展開していくことを考えなければならない。「急性期」「反応期」「修復期」「復興期」といったストレスの段階でケアの仕方は全く異なる。筆者が入った中越地震は発災3日目であり，「急性期」にあたる。この段階では被災者の安全・安心を確保することが最優先される。避難所を巡回して話をうかがっても，着の身着のまま自衛隊のヘリに乗せられて避難してきて，ヘリによって巻き上げられた砂で髪の毛がジャリジャリするというような状況だった。いち早く救護班が

表Ⅲ-5 中越地震におけるこころのケア活動概要 (実要員144名，延べ人員176名)

小千谷市 (派遣者数75名)
10月24日　こころのケア要員が救護班に同行して活動開始
10月30日　小千谷総合福祉センター内にこころのケアセンターを開設。
11月5日　市保健師，各県から派遣された精神科医療チーム (こころのケアチーム) との合同カンファレンスに参加
11月21日　活動終了
11月22日　こころのケアセンター撤収
十日町市 (派遣者数6名)
10月24日　こころのケア要員が救護班に同行して活動開始
11月7日　救護班の撤収。こころのケア活動終了
長岡市 (派遣者数63名)
10月25日　救護班に同行して活動開始。
その後，長岡赤十字病院をこころのケア活動の拠点とし，同病院に集結し，避難所の訪問活動を開始。
12月8日　各ブロックの応援派遣終了
以後，長岡赤十字病院のこころのケア要員が，週2回の活動を継続
12月20日　こころのケア活動終了

第Ⅲ部　災害時の赤十字のこころのケア活動の実際

表Ⅲ-6　こころのケア活動における対応者の内訳

子ども (15歳以下)		成人 (16歳～59歳)		高齢者(60歳以上)		区分不明	総　数
男性	女性	男性	女性	男性	女性		
94	100	304	619	991	1824	396	4328

表Ⅲ-7　救護場所概要（2004年10月24日～10月27日救護活動時）

救護場所	避難者数
明徳高校体育館	約500人
長岡工業高校	約200人
教育センター	約100人
高齢者センターけさじろ	約200人
長岡高校セミナーハウス	約200人
長岡大手高校体育館	約500人

駆けつけて，被災者を安心させることもこの時期の大きな役割の一つであろう。

　数百人規模の避難所での限られた時間での活動となると声かけ一つとっても重要になってくる。誰に声かけするかというときに「CWAP（Children：子ども，Women：女性，特に小さい子どもをもつ母親や妊婦，Aged people：高齢者，Patients：病気を抱えている人）」の知識も役立つ。山古志村の避難者は高齢者の方が多く，避難所でも誰とも話す人がおらず孤立しているようなお年寄りに心がけて声かけするようにした。

連携の重要性

　数百人規模の避難所でこころのケア要員1人にできることは限られている。避難所で一番被災者のことを把握しているのは最前線にいる保健師であった。避難所に常駐している保健師に自己紹介をして，こちらのできることをお伝えすると，ある保健師から避難者の中にうつ病の患者さんがいて，自衛隊のヘリに載せられるまでは追跡できていたが，どこの避難所へ収容されたのかわからなくなってしまったのでできれば探して欲しいとの申し出だった。なんとか力になりたいと思ったのだが，全避難所で2000名を超える避難者の中から当該の患者さんを見つけることはできなかった。また後続の班が決まって引き継ぎなどができればその旨を伝えることができたかもしれないが，そういった引継ぎを行なうことができなかったのは反省点の一つである。しかしこの救護での保健師との連携の体験は，災害救護における筆者の重要な財産となっており，どこの避難所へいっても保健師さんとの連携を取るように心がけているし，保健師との連携なくして，活動は難しいとすら今では思っている。

　また避難所で声をかけられた女性は，重い病気を患い退院して自宅で療養しているときに地震にあって避難してきたという女性であった。感染症に気をつけなければならない病気で集団生活のなかでの生活に不安を抱いているということであった。身体疾患などについての専門的な知識が必要とされる場面であり，筆者では対応が難しいと思い，救護班の看護師に対応をお願いした。大規模災害になればなるほど，1人でできることは少ない。しかし一人一人の努力を形にしていくものは，いろいろな人との連携以外ないと思っている。

（大川原憲司）

4. 東日本大震災

(1) こころのケアセンターの立ち上げからその後──宮城県 1

石巻赤十字病院に到着するまで

　発災前日の 3 月 10 日（木）から筆者と齋藤和樹（日本赤十字社秋田看護大学）は上京していた。それは，ニュージーランド地震被害家族の支援のために現地に赴くにあたり，日本赤十字社（日赤）国際部でブリーフィングを受けるためであった。ブリーフィングを受けた後，筆者らは成田空港に向かうシャトルバスの中で 3 月 11 日（金）14 時 46 分を迎えた。成田空港は閉鎖され，ニュージーランド行は中止となり，日赤本社に戻った。本社に設置された災害対策本部のこころのケア班の調整の下，筆者らは石巻に向かう日赤神奈川県支部の車両に同乗させて貰い，そのまま 3 月 13 日（日）に現地に行くことになった。

　午前中に東京を出たが宮城県に入ったのは夜となり，街灯はなく真っ暗で，車のライトに浮かび上がるのは散乱した車や瓦礫の姿であった。携帯電話も通じず，ただ石巻赤十字病院だけは明かりがついていた。

　石巻赤十字病院（以下石巻日赤）は，次々訪れる被災者や救護班でごった返していたが，災害医療統括官（以下医療 GM（General Manager））の指揮のもと，医療救護活動が精力的に展開されていた。筆者らは，現地の状況を把握し，今後の日赤のこころのケア活動の礎を築くことを課題とした。

こころのケア活動の展開

　筆者らは 3 月 13 日から 3 月 19 日まで，1 週間滞在した。その間行ったことは，石巻赤十字職員への支援体制を構築し，こころのケアセンターを開設し，こころのケアセンターの統括者とこころのケア要員の当面の活動内容を定めることであった。

　石巻日赤に到着後，現状について理解したことは，第一には，石巻日赤の職員もまた被災者であり，しかも発災直後から災害医療救護活動に当たっていて疲労が蓄積している，ということである。第二にはいまだ通信途絶のため食料や支援物資が届かず，被災者にも支援者にも基本サービスの充実が急務だということである。

　ほどなく，石巻日赤には 2 人の臨床心理技術者がおり，彼らは交代なく遺体安置所（黒エリア）の担当をしていることを知った。まず交代制を導入することが必要と考え，日赤こころのケア要員の第一班には，交代で黒エリアを担当してもらい，以後，こころのケア要員の基本的な活動として引き継いでもらった。

　次に，医療 GM の休養のためのベッドを院内に確保し，さらに石巻日赤の職員が少しでも休める場所を作るために，病院応接室をリフレッシュルームという職員専用の休息室とすることを提案した。そして，このリフレッシュルームの運営も，派遣されるこころのケア要員の仕事の一つとした。

　次々に派遣されてくる日赤のこころのケア要員が，こころのケア活動を円滑に引き継ぎながら刻々と変わる被災地の状況に柔軟に対応していくためには長期に活動を推進する統括者が必要である。すぐに気がついたのは，石巻日赤の 2 人の臨床心理技術者こそが，石巻日赤のこころのケアセンターの統括者になるべきである，ということであった。2 人に石巻におけるこころのケア GM

となることを求め，赤十字のこころのケアに関する概要をピラミッド図に基づいて説明し，今後の活動の基本的な方向性を確認した。その後，院内においては，セルフチェックやストレスマネジメント法のプリントを石巻日赤内のトイレに張り，職員の心理教育を図った。

　この時期，石巻日赤の医療GMのもと，石巻市内の避難所の実情を知るための巡回医療救護班によるローラー作戦が実施されており，こころのケア要員としても，徒歩や車両にて避難所の巡回を行い，基本的物資が足りず，燃料や衛生環境も不十分である状況を認めた。石巻日赤も入院患者や職員の食料備蓄が底をつきそうになったが，マスコミを通じて窮状を発信するとすぐに反響があって，発災後1週間で食料などが届き，備蓄庫からあふれるようになった。そこで，こころのケア要員が避難所巡回をする際には，車両に詰めるだけの食料や衛生用品，哺乳瓶，ミルクなどを持って，避難所に届け，基本的物資の提供にも努めた。

　一方，医療救護班とのミーティングで，避難所での悲嘆感が強い，イライラや不眠，表情がないなどの様子を示す気になる人がいるとの報告があった。これらの被災者は，こころのケアの対象者となることが考えられるためカルテの氏名欄に○付けをして資料とすることを提案した。

　こころのケア活動として，精神科医も石巻日赤を訪れており，精神科医によるこころのケア活動と日赤のこころのケア活動の役割分担を図る必要があった。精神科医によるこころのケア活動は，医療救護活動と考えられるため，日赤のこころのケア活動との混乱を避けるため，医療GMの指揮下に入るよう提案し，3月18日にはこころのケア要員の第二班が到着して第一班と仕事の引き継ぎを行い，翌19日には筆者らも本社に戻り，石巻日赤を後にしたのである。

石巻日赤のその後のこころのケア活動

　こころのケア要員はその後8月末まで延べ300名以上が派遣された。黒エリアでは5月上旬までに200体以上のご遺体を扱い，リフレッシュルームは7月半ばまで開設されて500名以上の利用者があった。石巻日赤こころのケアセンターは，石巻市内の避難所を巡回するとともに，院外活動として，地域保健師，こころのケア関係者（日赤こころのケア要員や外部の精神科こころのケアチームなど）とのミーティングを朝夕実施し，活動計画を立てた。

　4月上旬からは全国赤十字精神科連絡協議会の協力の下に精神科診療支援が石巻日赤で開始されており，こころのケアGMは，行政機関，大学機関，各専門学会，ボランティア団体等との調整を精力的に行っている。

初動の役割

　災害直後には，混乱した状況の中で現状のアセスメントを行い，必要とその場の資源を見極め，こころのケア活動を展開するための体制を整えていくことが求められる。このとき大切なことは，できるところから始める，ということであり，グランドデザインとして，IASCガイドラインにあるように「安全と基本サービスの提供」，「コミュニティと家族支援」，それから「個別支援」や「専門的支援」を提供する，という順序を忘れないことである。そして，活動が継続できるようなその場に即した組織を作る，ということである。

　石巻日赤においては，院内で黒エリアに交代性を導入し，リフレッシュルームを作り，それから院外へと活動を発展させていくことができた。そして何よりも，この地域のこころのケア活動の中

心を担うこころのケアGMを見いだし，こころのケア活動の展開を託すことができたことは，初動としての大きな仕事であった。もちろんGMの役割を託された2人の臨床心理技術者は，被災地の専門家であり，日赤のこころのケアの中心として重責を担ったことになる。次の項で詳しい状況が語られている。

まとめ

　初動は混乱期であり，地元の支援者は疲労をピークとしている。しかし，地元支援者は自分達のための休息場所の確保などを自分たちからは提案しにくい。また，そうした発想も出てこないのが普通であり，外部の支援者だからこそ提案し実行できることなのである。地元の支援者は地元のキーパーソンであり，長く支援活動を継続していかねばならない。それゆえ同じ支援者と言っても，外部の支援者の役割がある，ということも災害支援の心得なのである。　　　　　　　　　　（前田　潤）

(2)　地方からの支援──宮城県2
第21班こころのケア班

　2011年3月14日から8月29日までに，九州，中国・四国，中部，関東甲信越より，全37班のこころのケア班（329名）が宮城県に派遣された（救護班帯同型こころのケア要員109名は除く）。われわれ第21班は，同年6月30日から7月5日の6日間，石巻市で活動した。メンバーは福岡，山口，三重，福井の各県支部から派遣された看護師，精神保健福祉士，臨床心理士，主事の1班12名であった。石巻赤十字病院に設置されたこころのケア班のためのプレハブを活動拠点とし，各支部で巡回先の避難所や石巻赤十字病院の職員を対象としたリフレッシュルームを分担した。

活動の概要

　初日は，担当避難所別に，前任チームや地元大学院の臨床心理士から引継ぎケースの申し送りを受けた。避難所のケースは，多くが経過観察の依頼であり，復興期にあって，こころのケア活動の必要性が徐々に縮小していた。翌日からは各避難所の本部に挨拶や申し送りを済ませた後，こころのケア活動を開始した。地元支援者やボランティアとのスムーズな連携が重要であるため，活動終了後は避難所の責任者，あるいは統括者に報告を行った。リフレッシュルームでは，マッサージの専門家の協力を得ながら，アロマを使ったフットバス，ハンドマッサージやボディマッサージなどを通して傾聴し，リラクゼーション音楽や飲み物を用いて気持ちの安らぐ空間作りに努めた。その日の活動を終えると，こころのケア班全員が集合し，それぞれの活動を報告しあった。そして「こころのケア活動日誌・活動状況」の記入や，引継ぎを必要とするケア対象者について継続的な記録を行った。最終日は早朝から帰途につくため，前日の内に派遣期間内の活動のまとめを行い，第22班へ引継ぎを行った。

巡回先避難所での活動

　巡回先の体育館は連日30度を超える酷暑で，被災した水産加工場が近いために住民はハエの大量発生に悩まされていた。日中は多くの方が学校や仕事，片付けで不在のため，高齢者の姿が目立ち，一部には学校に行けない子ども達の姿も見られた。避難所を巡回する地元看護師からの情報による

図Ⅲ-3

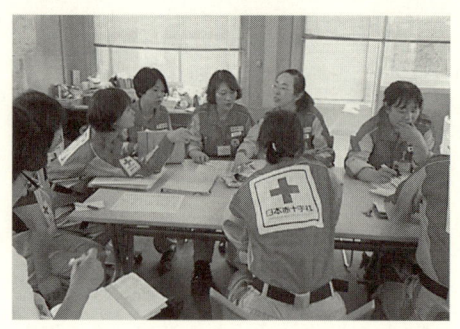

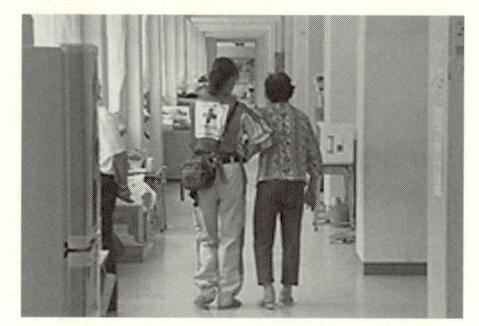

と，被災の問題よりも，元々その人が持っているストレス耐性の弱さなど，個々の資質による問題が表面化し始めているとのことだった。実際に多くの訴えが，被災による直接的な心理反応よりも，現在の環境へ適応できずに生じているストレス反応や，再建に伴う将来への不安，暑さによる血圧上昇，食欲不振，不眠，疲労感といった健康不安についてであった。われわれは，できるだけひとりひとりに声をかけ，血圧測定，健康相談，ハンドマッサージや肩もみ，呼吸法やタッピングタッチといったリラクゼーションなどを通して会話を交わし，時に不安や不満の訴えを傾聴して住民のストレスの緩和に努めた。

またこの時期，仮設住宅への転居や避難所の統合が進んでおり，避難住民は落ち着かない日々を過ごしていた。仮設住宅の抽選結果発表によせる期待が大きい反面，これまでに何度も落選の失望感を味わっていた。たとえ当選しても，親しくなった隣人との別れや，これまでの生活援助を失うという新たな喪失体験が生じるため，孤独への予期不安や先々の生活上の不安など，複雑な思いに翻弄されていた。そうしたストレスフルな状況であるため，不満の訴えも多かったが，われわれはそれらを，被災者の「自分たちの本来の生活を早く取り戻したい。現状のつらさを誰かに知ってほしい，理解してほしい」という思いとして受け止め，耳を傾けてそのつらさに共感した。中には全壊してしまった店の再建に意欲を燃やす方もいて，そうした方の存在にわれわれは復興への希望を感じ，心からの応援を送った。

こころのケア活動のひとつに，本来はケアを必要とするのに見過ごされている被災者の発見がある。時間経過とともに出現してきた症状を誰にも相談できずに悩んでいたケースがいくつかあった。家族を助けられなかった罪悪感と後悔を吐露した方や，発災時刻への恐怖心を訴える方，もともと持っている症状が悪化している方もいた。このようにメンタル面での訴えが深刻なケースは，治療ではなくケアを目的とするこころのケア班には扱える問題でない。傾聴や呼吸法などで一旦落ち着きを取り戻した後で，症状を放置することの危険性を伝えて医療機関にかかるよう強く勧めた。また，特にフォローを要するケア対象者として，先の地元看護師に報告し，石巻赤十字の臨床心理技術者や市の保健師にも引き継いだ。

こころのケア班のストレスケア

こころのケア班員は「ケアする者」であると同時に，被災者に共感することで自らも痛みを感じる「ケアされる者」でもある。自らのストレスケアにも配慮が必要である。山口県支部を例に挙げると，事前にブリーフィングをかねて，支部の前任チームから活動報告の申し送りを受けたり，子

どもや高齢者の悲嘆とケアに関する資料や災害支援者のメンタルヘルスについて情報を共有したりした。こうした準備により，派遣への不安や緊張を和らげ現地でのストレス耐性を強めることを試みた。現地では移動中の車内で頻繁にデフュージングを行い，被災者の苦痛に思いをはせて，心残りや反省，学びを語り合い，その日の内に問題を整理した。そうすることで，翌日には気持ちを切り替えて活動することができ，メンバーのストレス軽減となった。過酷な任務であったが，宿泊施設では他県の班員と共に大いに語り，マッサージをしあうなどして日々連帯感を強め，共に活動できる安心感や感謝の気持ちを心の支えとした。さらに，当院の帰還式で「無事に行って無事に帰ってきた」実感を得て，活動終了の区切りとし，その後は休暇で心身を休め整えることができた。その後も何度かメンバーで活動を振り返る場を設け，互いのストレスケアに配慮した。

臨床心理技術者の専門性を生かした活動

避難所の地元看護師に活動報告をしたところ，「心理士さんは問題だけでなく，見立てと対応策まで言っていただけるのでホッとします」と，少し表情が和らいだ。日々，多方面から情報を受け取り，その量の多さと先行きの見えなさでパンク状態にあったのだろう。ある程度の今後の見通しがつき，わずかながら安堵感が得られたのかもしれない。多職種で編成されたこころのケア班だが，こうした心理的アセスメントの提供は，臨床心理技術者だからこそできる支援のひとつであり，現地支援者の負担軽減に役立つと実感した。

おわりに

われわれが到着した頃は復興期に入り，経過観察のケースが増えていた。しかし，深刻な問題を抱える人を新たに発見することもあった。こころのケア班は短期滞在者であり，たとえ，後任チームに詳細な報告を引き継いだとしても，このような長期フォローを要するケースではケアの連続性を保証できない。われわれにできることはストレス反応や症状が深刻化したり長引いたりすることを防ぐための精神保健的な関わりであって，治療ではない。しかし，時間経過と共に被災者のこころのケアのニーズは変化する。復興期では，急性ストレス反応時の対処療法的な関わりよりも，さらに専門的で治療的な対応がクローズアップされてくる。こころのケア要員は，現場で見出された問題を，長期的にフォローできる地元支援者や専門家へ，確実に繋げて行く責務があると意識しながら活動していく必要があるだろう。

（島津由美）

(3) 石巻赤十字病院を拠点とした赤十字こころのケア活動——宮城県3

東日本大震災以前の準備状態

政府の地震調査研究推進本部により，宮城県沖地震の発生確率は2010年1月1日を基準として30年以内に99％と公表されていた。災害救助法の中には日本赤十字社の役割が明記されているが，石巻赤十字病院は1997年に宮城県地域災害医療センターの指定を受けたこともあり，日頃から災害医療についての意識が非常に高い病院であった。必ず来ると言われる宮城県沖地震に備えて，2010年には院内災害対策マニュアルがより具体的なものに改定された。石巻赤十字病院は，二次医療圏の急性期医療の機能を果たす病院である。震災以前は病床数402床，26診療科を有していたが，精神科や心療内科の常設はなかった。その中で，筆者を含む心理士2名が勤務していた。同僚の佐々木

暁子心理士は，2011年2月に入職したばかりであり，ケース数が増えてきた小児科外来での心理臨床業務の充実化に取りかかり始めたところだった。筆者は，2009年4月に入職し，入院患者の緩和ケア業務を中心として細々と心理臨床を行っていた。ただ，入職後間もなく災害医療に関する意識の高さが伝わってきた。病院の災害救護担当者より，心理士は災害救護の中で治療の優先順位が最も低いとされる黒タグのついた方の家族への対応，遺族への対応に必要になってくると思うと話された。そのときに向けて，可能な限り災害救護や災害時のグリーフケアに関わる研修を受け，ある程度の心の準備をしていた。

発災後の院内活動

2011年3月11日，いつものように病室のベッドサイドでがん患者と心理面接を行っていた。そのとき，大きな揺れが起こった。岩手県沖から茨城県沖を震源としたM9.0の地震であり，石巻市は震度6弱を記録した。この地震は大きな津波を引き起こし，石巻地域にも甚大な被害を生じさせ，多くの人々の生命や生活そのものを奪っていった。

地震発生後，院内災害対策マニュアルに従って黒エリアに就いた。しかし，黒エリアに院外から運び込まれてくる傷病者はいなかった。夜になり，院内災害対策本部より赤十字こころのケア指導者と心理士が招集されて，職員に対するこころのケアについての検討が求められた。心理士としては，まずはショックな出来事の後に起こる心理反応についてリーフレットを作ることにした。黒エリアでの家族対応を初めて行ったのは12日の朝であり，その後，3月13日までに4ケースの対応を行った。日頃使っている院内PHSには，発災直後からこころのケアが必要そうな患者や傷病者に関する情報が時々入ってきた。3月13日までに6件の連絡があり，過換気症候群様の症状への対応が3件と最も多かった。それを受けた際は入院外来問わず対応を行った。

3月13日午後10時頃，災害対策本部より筆者に連絡が入った。災害時のこころのケアのエキスパートである齋藤和樹と前田潤が到着した。2人は，前月に起こったクライストチャーチ地震の邦人の被災者の家族支援のため，ニュージーランドに向かう予定だったが，それを中止して石巻赤十字病院に到着した。続けて，3月14日午後10時頃には，赤十字こころのケアチームが到着した。彼らは，赤十字こころのケアセンターを立ち上げ，石巻地域に赤十字のこころのケアを展開しようとしていた。筆者たち（田中と佐々木）は，発災からそれほど多くのケースを対応したわけではないが，かなりの緊張感が継続していた。これらの支援者の到着を受けて安堵したが，それも束の間だった。3月16日，2人の先生は筆者たちに赤十字こころのケアセンターのGMとサブGMとなるように求めた。それまで地域精神保健に直接関わることなく院内に限った心理臨床を細々と行ってきた者が，地域のこころのケアを行っていくことは無謀に思えた。2人は，石巻地域における赤十字こころのケア活動の基礎を作り，石巻赤十字病院の職員のためにリフレッシュルームを作り，私たちを最後までサポートしてくれると約束し，3月19日，石巻を後にした。それから9月1日までの約7カ月間，私たちは院内でのこころのケア活動に加えて，石巻地域における赤十字こころのケア活動に携わることになった。

石巻地域における赤十字こころのケア活動の展開

2人の先生はいろいろなこと教えてくれた。その中で，筆者が最後まで心に留めていた重要事項

が3つある。

　1つは，災害時のこころのケアに関する考え方についてである。2人は筆者にIASCのガイドラインの介入ピラミッドを紹介してくれた。これにより，一気に災害時のこころのケアについてのイメージを捉えることができた。こころのケアの視点としては，基本的な安全安心を提供すること，グループやコミュニティの支援を考えること，できる範囲で個別支援をすること，専門的な支援は精神科医や精神保健福祉士を含む「心のケアチーム（精神科医療チーム）」に対応をお願いすることの4つがポイントとなると考えた。また，筆者たちが気づいたときには，2人は既に地域の保健師と関わりを持ち，それが地域に入る際の窓口となっていた。筆者は，普段から保健師と関わりのある地域連携室の社会福祉士にお願いして，市の保健師と顔つなぎをしてもらった。これらにより，災害時のこころのケアを行う基礎ができた。

　2つ目は，実際にこころのケアを進めていく方法についてである。初め，赤十字こころのケアセンターのGMとサブGMとして石巻地域のこころのケアを計画的に進めていくにはどうしたらよいか，赤十字のこころのケアチームを効果的に動かすにはどうしたらよいかと途方に暮れた。2人の先生は，その時々に必ず生じてくるニーズに対応していくことを教えてくれた。この言葉によって，筆者たちは気持ちが随分楽になった。また，災害後から自分たちがなんとかして被災者のこころを回復させなければいけない，変化させなければいけないと思いつめていたことに気がついた。プロセスに沿うという心理臨床の視点がこの場でも生きるのかと感銘を受けた。

　3つ目が，派遣されてくる赤十字のこころのケア要員への配慮だった。2人は，被災者だけではなく，支援者のこころのケアについても考えることを教えてくれた。派遣されてくる災害支援者が，活動中にショックな出来事を体験することがある。また，何もできなかったと不全感を抱えたまま活動を終了することもある。このような場合，帰還後も日常の生活に戻るのが難しかったり，メンタル面の治療が必要になったりする場合がある。被災地で派遣を受ける側としては，赤十字のこころのケア要員がこのような状況になることは可能な限り避けなければならないといった気持ちで取り組んでいた。

石巻地域こころのケアと赤十字のこころのケア

　石巻地域こころのケアは，全体を通して地域保健師を中心とし，精神保健・精神医療の観点から行われた。石巻地域のこころのケアに赤十字のこころのケアが携わる際には，石巻地域のこころのケア従事者に赤十字のこころのケアが行う心理社会的支援について説明する必要があった。また，石巻赤十字病院は全国の赤十字病院精神科から継続的な精神科支援医師派遣を受けていたが，それらの精神科医師に協力いただき，精神医療の視点から助言をいただきながら赤十字のこころのケアの活動を行った。

石巻地域の赤十字のこころのケアに携わって

　赤十字こころのケアセンター立ち上げ直後，筆者たちがGM，サブGMとしての役割を担い，地域のこころのケアを行っていくことは無謀だと思っていた。そう思っている間にも，全国から次々と多くの支援者に来ていただいた。支援者は，地域で活動する筆者たちに元気をくれた。筆者は，こんなにも多くの方に力になっていただけるのだと心強く感じた。震災直後から全国の支援者とと

もに石巻地域のこころのケアに取り組むことができた。そして今も，筆者たちは，その力に支えられながら地域のこころのケアに携わっている。

(田中雄大)

(4) 岩手県 1

災害被害状況

2011年3月11日14時26分ころに三陸沖で発生した東日本大震災で，岩手県も甚大な被害を被った。この地震のマグニチュードは9.0で，岩手県の最大震度は6弱（大船渡市，釜石市，滝沢村，矢巾町，花巻市，一関市，奥州市，藤沢町）であった。特に沿岸部は地震と津波とで壊滅的といえる被害を受けた。津波の最大波は，宮古市で8.5m以上，大船渡市で8.0m以上を記録した。人的被害は死者4664人，行方不明者1599人（認定死亡者1273人含む），負傷者188人（一部把握できていない市町村あり）と報告されている。住家のみの家屋被害でも2万4738棟が全・半壊の被害を受けた（人的および家屋被害は平成23年10月4日現在）。産業被害の推計額は，6087億円，公共土木施設被害の推計額は，2573億円に上るといわれている。ライフラインの最大被害状況は，停電約76万戸，ガス供給停止約9400戸，断水約18万戸，電話不通約6万6000回線であった。また，避難者は最大で5万4529人に上った。

日本赤十字社の救護活動

日本赤十字社（日赤）は，日赤岩手県支部や全国の日赤支部（特に第一，第二，第四ブロック支部）との連携で，発災直後からの救護活動を開始した。岩手県は，北海道に次ぐ広大な面積を持ち，支部のある盛岡市から沿岸部への移動には，自動車で2時間以上もかかること，余震が続いていること，沿岸部の被害が甚大で宿泊場所を確保できないことなどから，支部の他に遠野市の健康福祉センターに現地災害対策本部を置いて活動を展開した。釜石市（鈴子広場）にdERU (domestic Emergency Response Unit/国内型緊急対応ユニット：診療所）を，また，陸前高田市立第一中学校内に救護所を設置した。釜石市と陸前高田市へは，遠野市から通い，診療所での診療や巡回診療を展開した。宮古市には，盛岡市から通い，巡回診療などを行った（図Ⅲ-4）。

こころのケアに関しては，4月上旬，岩手県支部にこころのケアセンターを立ち上げた。ニュージーランド地震の邦人被災者家族のこころのケア活動から帰国したばかりの槙島敏治（日本赤十字社医療センター国際医療救援部長）が日赤から岩手県支部に派遣され，岩手県支部のこころのケア指導者である阿部幸子参事と一緒にこころのケアセンターの運営に当たった。また，筆者が岩手県支部からこころのケアセンターのコーディネーターに任ぜられた。さらに，日赤のこころのケア指導者研修の講師である前田潤（室蘭工業大学・伊達赤十字病院）もたびたび岩手県に入り，コーディネートへの協力をした。

日赤のこころのケア要員は，看護師が中心であるが，複数の心理職のこころのケア要員も派遣されている。中には，同一の心理職の要員が複数回派遣されるということもあった。こころのケア要員の派遣形態は，医療救護班と一緒に活動する医療救護班帯同型の場合もあり，こころのケア要員だけの独立チーム派遣の場合もあった。医療救護班帯同型ではのべ113人のこころのケア要員が，こころのケアチームでは39班のべ399人のこころのケア要員が岩手県に派遣されている。

この災害で日赤は，一般社団法人日本臨床心理士会と一般社団法人日本心理臨床学会が合同で立

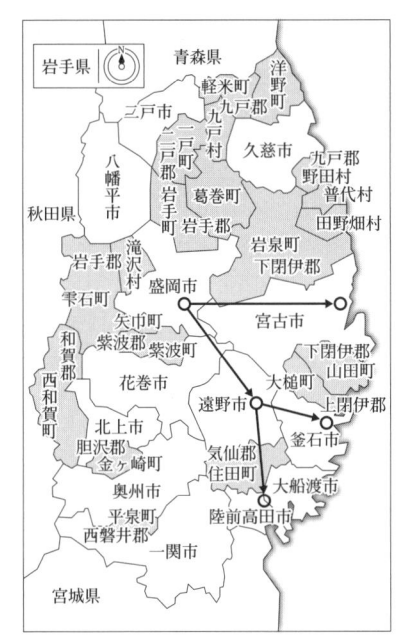

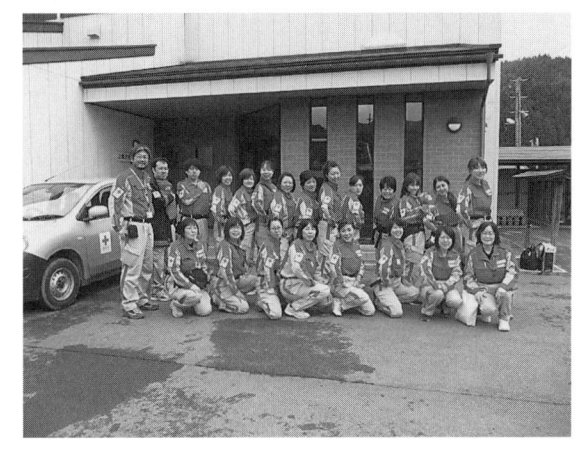

図Ⅲ-4　岩手県での救護活動

ち上げた「東日本大震災心理支援センター」と協働する契約を結び，臨床心理士とのコラボレーションを行った。そのため，こころのケアセンターでは，日赤のこころのケア要員プラス臨床心理士のコーディネートを行い，宮古市，釜石市，陸前高田市で活動を行った。

エピソード

　ゴールデンウィークを利用して，日赤幹部看護師研修センターの研修生有志19名と教員が陸前高田市で四泊五日の「こころのケア」のボランティアを買って出てくれた。筆者は，彼らをコーディネートすることになった。宿舎は岩手県が紹介してくれていた。しかし，活動前夜になって，彼らのことが，陸前高田市にきちんと伝わっていないことが判明したのである。そこで，市の担当課長に頼み込み，なんとか初日の4カ所の活動場所だけは，確保してもらった。それ以降は，調整がつかないので社会福祉協議会の一般のボランティアとして活動して欲しいとのことであった。しかし，日赤の救護服を着て，一般のボランティアというわけにはいかないと考えた筆者は，研修生たちに向かって「必ず，明日も来てくださいと言われるような良い仕事をしてきてください」と初日の朝に伝え，祈るような気持ちで送り出すしかなかった。当日のお昼頃，連絡が不行き届きだったことのお詫びと二日目以降の活動場所の依頼に担当課長に伺った時には，課長は疲労困憊の様子で，床にへたりこんでしまっていた。支援のつもりの活動が，被災地自治体へ負担をかけてしまったことに対して申し訳ない気持ちでいっぱいになった。

　しかし，さすが日赤の看護師，それも看護師長や係長になるほどの看護師である。夕方，活動を終えて帰ってきた彼らは皆，活動場所から「ぜひ明日も来てください」という言葉を引き出して帰ってきたのであった。はじめは，けんもほろろの対応だった受け入れ先も，自分たちで仕事を見つけて黙々と働く彼らの姿に次第に対応が変わってきたという。避難所の玄関掃除を始めた看護師に向かって，「今まで，玄関周りを掃除するというところまで気が回りませんでした。ありがとう」

と言ってくれた避難所管理者もいたという。また，憮然としている避難所管理者に対して，なんとか笑ってもらおうと煤だらけのヤカンの半分だけをピカピカに磨いて見せて笑ってもらったりと，随分と苦労があったようである。

　このエピソードを通して，被災地での連絡調整の重要さと難しさを学んだ。同時に，被災地に負担になることは厳に慎まなければならないことも身にしみて感じた。それにしても，日赤の看護師の素晴らしさである。ストレスの低減ということが，「こころのケア」の基本であるとすれば，看護の仕事にも共通する。彼らは，ユーモアのセンスも加味して，あの苦境を立派に乗り越えたのである。

まとめ

　この災害は，津波災害が中心であり，生き残った被災者は，軽傷または無傷であることが多かったが，複数の家族や親戚，友人等を亡くしており，こころのケアは重要であった。喪失や悲嘆の他にサバイバーズギルト（surviver's guilt：生存者の罪悪感）への対応が必要であった。岩手では，過去の津波災害から「津波てんでんこ」という言葉が言い伝えられている。これは，津波の時には，他人に構わなくてよいので，自分の身は自分で守りなさいという意味である。この言葉は，被災者のサバイバーズギルトを軽減するのに役立つようである。

　また，日赤の「こころのケア」要員は，看護師が多く，心理社会的支援に加え身体面のケアができるのが強みである。血圧測定や睡眠の話などからストレスの話に自然に移行できた。さらに，臨床心理士との協働も相互補完的にうまく活動できた。

　最後に強調したいのは，国民の赤十字マークへ寄せる信頼感と安心感である。日赤以外の精神科医療チームの中には，避難所で門前払いされるケースもあった。しかし，赤十字の救護服を着た「こころのケア」要員は，スムースに避難所に出入りできた。これは，赤十字のボランティア・ジャケットを着た臨床心理士たちも同様であった。安全と安心の提供をして被災者に近づくことは，「こころのケア」の第一歩である。赤十字マークは，そのための大きな力を持っていると実感した。

（齋藤和樹）

(5) 被災地の子どもたちに楽しい創作活動の出前講座――復興期における子どもたちの笑顔と元気を引き出す支援

復興期におけるこころのケアの課題

　災害直後はまず何より生理的ニーズや身体医療的ニーズを充足させることが，被災者のストレスを低下させ安心感の回復につながる。それゆえ急性期においては，救援物資や医療行為そのものを通して，そして救援従事者の支持的かつ実際的な支援態度を通して，こころのケア支援が果たされているといえる。一方，慢性期から復興期にかけてのこころのケアの命題は，生活の不便さや喪失といった累積ストレスを抱えながらも被災コミュニティの人々が自律的に生活を営んでいけるよう，ストレスへの抵抗力やレジリアンス（resilience：困難を跳ね返す復元力・回復力の意。加藤・八木，2009）を高めることへとその力点がシフトしていく。また時間経過とともにニーズが個別化，多様化してくる時期であり，対象や地域文化に応じた支援の工夫が必要となる。したがって中長期的視点に立って被災者あるいは被災地域の回復力を強化していくためには，災害医療を入口として提供

されていた初期のこころのケアを，たとえば教育，介護，子育て支援，地元伝統行事の再興といった，他のあらゆる支援活動に組み込む形で実施していくことが求められる。

　また，支援対象が子どもの場合，言語表現能力や内なる感情に自ら気づく力がまだ未成熟であるがゆえに，時間が経っても体験の整理がスムーズにいかなかったり，周囲の大人，特に保護者の動揺を感じ取って過剰に影響を受けてしまったりすることがある（亀岡，2010）。よって被災から時間が経過した後も，中長期的なこころのケアの視点が重要となってくる。そこで本稿では，子どもを対象とした復興期におけるこころのケア活動の一例として，岩手県釜石市における支援実例を紹介する。

釜石市における創作活動を通した支援の実際
　2012年8月，被災地の子どもたちに笑顔と元気を届ける「日赤キッズクロスプロジェクト」の一環として，創作活動の楽しさを体験してもらう出前ワークショッププログラムが岩手県釜石市にて開催された。対象となったのは釜石市内の保育園児，未就学児童，小学生児童らで，保育園や学童保育クラブ等の市内4会場を拠点に実施された。釜石市は津波被害が甚大であったため，震災から約1年半が経過したこの時期も多くの市民が狭い仮設住宅での生活を余儀なくされており，子どもたちにとってもその遊び場の多くが失われていた。本支援実例は，こうした状況下にあった被災地の子どもたちに少しでも伸び伸びと遊べる機会を提供しようと，日赤と地元釜石市の教育委員会が協働することにより実現した。なお，子ども向けのワークショップノウハウはこの分野の経験に富んだ千葉県立美術館より提供され，異業種団体が互いの強みを相互に活かしながら取り組んだ協働プロジェクトであった。

「発見！自分色」虹色パレット缶バッジ制作
　小画用紙に水彩絵の具で着色し，その一部を丸型に切り抜き缶バッジへと加工するワークショップである。何を表現するかは子どもの自由であり，子どもたちの好きな色，模様を描くことで，世界に一つだけのオリジナル缶バッジを身につけることができる（図Ⅲ-5）。

「夢の○○を作ろう」夢ビルダーカードで創作活動
　円形ダンボール「夢ビルダーカード」による創作活動のワークショップ。縦横斜め自由自在に組

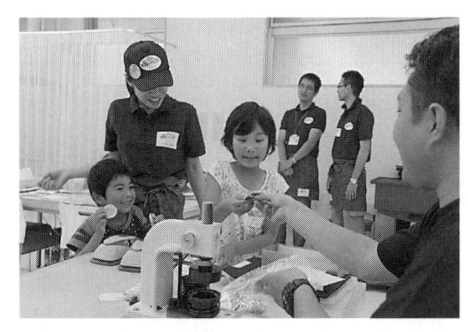

図Ⅲ-5　自分だけのオリジナル缶バッジを作る子どもたち

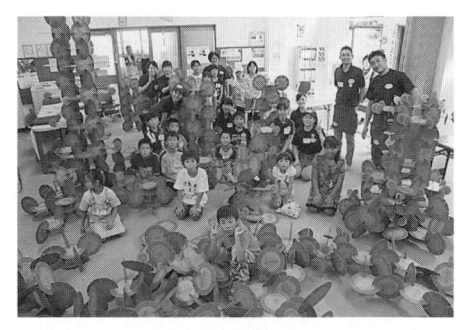

図Ⅲ-6　子ども達の思い思いの作品でいっぱいとなった会場

み合わせられるカードは，子どもたちの無限の発想を形にすることが可能である。タワー，壊れない家，戦隊ロボットや架空の昆虫など，子どもたちは思い思いのオブジェづくりに嬉々として取り組んだ（図Ⅲ-6）。

創作活動をこころのケアの一環として用いることの意義
　本支援事例は，美術や工作といった創作活動をワークショップ化して被災地の子どもたちにデリバリー形式で提供しようとする試みであり，手法そのものは広義の遊戯療法の一つと考えられる。遊びは子どもの身体的，情緒的，社会的発達に欠かすことのできない基本的要素であることから，子どもが子どもらしく伸び伸びと遊べる環境を整えることは重要な支援といえる。また，遊びは子どもにとって言語化が困難な感情や未消化な想いを，非言語的に表出する機会ともなり，これが子どもの心理的安定と日常の累積ストレスに打ち勝つレジリアンス強化につながると思われる。また，創作活動には自由な自己表現がありのまま受容され，さらに作品を介して周囲の大人から肯定的フィードバックや承認を得る機会ともなりうる利点がある。
　本ワークショップに参加した釜石市の子どもたちも，自由に伸び伸びと，そして嬉々として作業に没頭する姿が認められた。このように自分をあるがままに解放して遊ぶことが許される場は，不自由な生活に我慢を強いられがちな被災地域における生活の特殊性を考えれば，貴重かつ価値の高いものだったと思われる。すなわち，復興期の被災地域におけるストレスの本質は，生活の不便さや喪失体験といった自分たちではいかんともしがたいストレスに継続的にさらされ，これを我慢せざるを得ない状況にあるだろう。したがって，自由に自らの意思で活動する場と時間が与えられることは，被災地域の子どもたちにとってはとりわけ必要であり，自己効力感や自己肯定感の回復に役立つものと期待される。
　一方，創作表現を支援として用いる際には留意点も存在する。それは自由な自己表現はその主体となる子どもたちの安全・安心感が保たれた状況下で行ってこそ効果が発揮されるという点である。したがって，無理な導入や表現の強要は避けること，子どもにとって慣れ親しんだ場所や周囲に仲間がいる状況で実施すること等に配慮する必要がある。

中長期的支援におけるコーディネーションの重要性
　本支援事例は，地元の教育委員会と連携し地域に根差した社会教育活動の一環として企画され，かつ，美術館との協働によりそのノウハウが提供されたものである。つまり，時期や対象に即した支援が可能となるように異業種との協働を試み，さらに当該地域における支援提供の核として地元のカウンターパートとコラボレーションすることでなしえた支援といえる。
　災害後の受益者のニーズは，時間経過に伴って刻一刻と変化していくため，こころのケアの要素はそのいずれの段階にも形を変えながらシームレスに組み込まれることが期待される。たとえば，子どもの安全な遊び場・機会の確保，教育，介護支援，地元伝統行事の再興といった被災者ニーズに沿った社会的活動に，こころのケアが徐々に組み込まれていくことが，中長期的支援の視点となる。そのためには現場ニーズに沿った社会的活動を模索し，さらにその活動を実現するために必要なノウハウや技術を持つ業種・団体とコラボレーションして支援活動を展開していくことが中長期的こころのケア活動には重要と思われる。

（森光玲雄）

5. 風水害

(1) 被害状況

2009年8月9日，台風9号により集中豪雨が発生し，兵庫県佐用町（人口1万9273人）では，死者18名，行方不明者2名という人的被害があり，家屋の被害も全壊140棟，大規模半壊246棟，半壊534棟，床上浸水155棟の計1075棟にのぼった。この地域では，5年前を含め過去30年間に4回の床上浸水を経験しているが，今回の集中豪雨では，24時間雨量326.5ミリという観測史上最大雨量を記録し，激甚災害に認定された。被災者が当時を振り返った話の中では，被害の大きさを予見するような，これまでにない降雨状況であったことが語られている。

(2) 目的，活動

2009年8月12-20日の9日間で，日本赤十字社兵庫県支部を災害対策本部として，神戸赤十字病院，大阪府支部，京都府支部，滋賀県支部，奈良県支部，姫路赤十字病院，柏原赤十字病院の各支部（各施設）からこころのケア要員が計12名派遣された。医療救護班に同行しての活動，および医療救護班と並行しての単独活動となった。こころのケア要員は，近畿ブロックでも多くが看護師であり，今回派遣された要員も看護師中心であった。

水害では，行方不明者が多く，助けを求める者を助けられなかったという場面に遭遇する人も多かった。そのため，「こころのケア」が必要であるとの本社意向があり，派遣に至った。活動期間

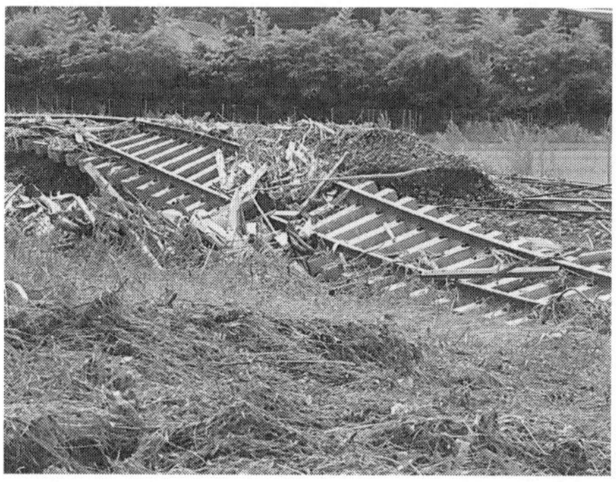

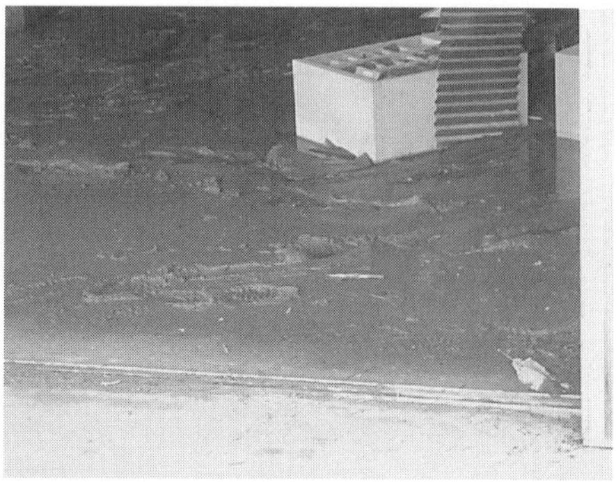

図Ⅲ-7　発災直後の佐用町の様子および被害の爪痕

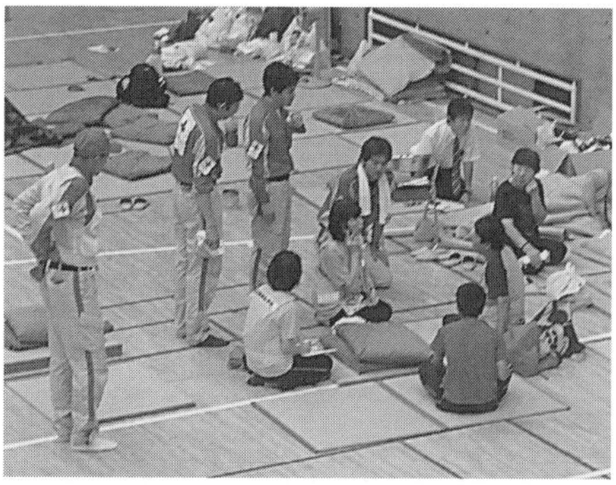

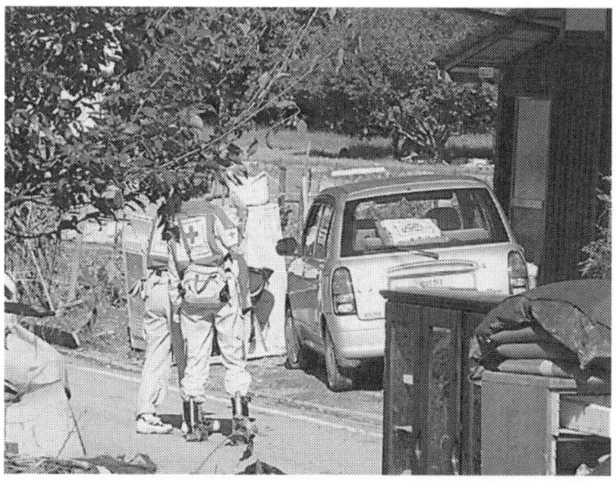

図Ⅲ-8　巡回診療および巡回訪問の様子

中ののべ対応件数は65件であった。活動は，避難所の被災者へのケア（6名），救護所を訪れる被災者へのケア（5名），巡回診療および巡回訪問による被災者へのケア（25名）と大きく3つに分かれた。

　被災者の訴えとしては，不眠および倦怠感，ストレス反応と思われるケースがほとんどであった。精神疾患や精神障害を持つ人やその家族への対応，一時的な体調不良など，顕著な心身反応はないものの傾聴を必要とするケースが多くあった。

　対応としては，高齢者には保健指導をはじめ，足浴やマッサージ，ストレス反応を示す人には傾聴と休養のすすめを行った。また，やや強いストレス反応を示すケース，精神疾患や精神障害に該当するケースについては，経過を見ながら地域の保健福祉センターに引き継いでいくこととした。

(3) エピソード
超急性期の救護所での活動
　前班からの引継ぎもままならぬ内に次々と被災者が来所し，熱中症，脱水，瓦礫処理中の創傷，虫刺され，不眠，ストレスによる便秘などの症状が訴えられた。多くの方が発災当時の様子を「いっきに水が流れてきて，全部さらっていきよったわ！」と早口で話し，片づけのために足早に帰った。急性期は，ほとんどの方が被災のショックから興奮状態にあり，「ガス抜き」というこころのケアはすでに始まっていると感じられた。そうした中，脱水症状と不眠で受診をした，ある高齢者のお話をうかがった。自宅が流されてしまい，友人が手伝いに来てくれたが，片づけの見通しがついたために1日で帰ってしまったという。いずれボランティアも引き上げてしまうことを考えると，取り残される焦りと孤独感で眠れなくなってしまったのだ。苦労して積み重ねてきたものへの強い喪失感と先行きの不安から抑うつ症状が出ていた。筆者が点滴のベッドサイドで傾聴する内に，その方のこわばった表情は緩みはじめ，仮眠の後に，ある程度の落ちつきを取り戻して帰宅となった。このケースのように，住居の片づけに見通しがつけば，被災者の緊張が緩みはじめ，疲労感や喪失感，将来への不安感などによる心身の不調が増すであろうことが予想された。

急性期の活動状況
　巡回診療に向かうために山間に上っていったが，倒木で道がふさがっており，止むを得ず引き返すこととなった。その日の災害対策本部からの報告でも，この道路は通行止めになり，その先の集落が孤立しているという情報が入った。土砂や倒木の撤去が追いつかない中で，新たな二次災害が起こりうる現状を目の当たりにした。このように，こころのケアといっても，急性期では現地の状況把握を行いながら，限られた状況の中でニーズを探る部分が特徴である。活動1日目夕方からは避難所で過ごされる方や救護所を訪れる方にお話をうかがった。2日目は前日に情報収集した地域のニーズに合わせて，巡回訪問を行った。子どもや精神的な不調を抱える被災者への影響を心配する声，交通手段が遮断されたことで，服薬が途絶えて困っている話が目立った。

　この活動期間中はお盆にあたる時期であり，診療所は休診で，町にある救急病院しかない中で，薬を流された人や軽症の被災者たちにとって，救護所のニーズは高かった。

避難所での活動

　日中の避難所では，子ども達を見かける機会がほとんどなかった。夏休み中で親戚に預けられていたためである。その一方で後期高齢者の姿が目立っていた。この地区では5年前にも水害に遭ったばかりで，彼らは「また流されてしまった」という無力感や失望感を抱いていた。何時間も独りでじっと前を見つめて座っている方や，「家族の邪魔にならんように，独り体育館に避難してますのや」と，災害時にあって役に立てない無価値感と疎外感を語る方もいた。こうした高齢者の陥りがちなネガティブ感情は，体調不良にあっても「大変な時だからわがままを言えない」という我慢を引き起こし，周囲が変化に気付かず重症化する危険性があった。中には，「ボランティアは犯罪者が刑を軽くしてもらうために来ているらしい」といった風評に不安な表情を見せる方がいた。即座に訂正し，疑問に思うことや不安なことは独りで抱えずに赤十字の救護班に相談して欲しいと伝えた。こころのケア要員はできるだけ多くの方と顔を合わせ，挨拶やちょっとした会話を大切にすることで，気安く声をかけてもらいやすくすることが重要であると感じた。

　夜間は，片づけから戻った方々の多くが興奮状態にあり，過去の被災体験や自宅の被害状況が語られた。不眠や疲労など体調不良を訴える方には救護所を紹介した。この地区は血縁が集まる小規模なコミュニティであるため，避難所では話が筒抜けになることを恐れて財産や再建の話をしづらいが，外部の者が相手だからこそ，その心配やつらさ，不満を語ることができる面もあった。

　印象的だったのは，ある高齢者が，救護班員を労って一杯ずつ冷水を振る舞っていたことだ。救護班に差し入れをすることで役立ち感を持つことができていたように思う。こころのケアは傾聴だけとは限らない。被災者の好意を受け入れることも彼らの自尊心を取り戻すきっかけになるといえよう。大切なのは，被災者の側に誰かがいて，人と人との関わりを持つことだと感じられた。

地元支援者との関わり

　地元支援者は自らも被災者でありながら，昼夜交代で物資の管理をしていた。避難住民への責任感から弱音を吐けず，誰もいない場所で「疲れた。誰かにかわってほしい……」「夏休み明けの子どもたちにどう対応したらいいのか……」と話し，疲労の極みにあることがうかがわれた。労いの言葉かけとともに支援者も救護所を遠慮無く利用できることを伝え，拠点中学のスクールカウンセラーへ相談できることなど，人的資源についての助言を行った。

(4) 他職種との関わり

　救護班帯同型では，日本赤十字法による通常の災害救護派遣時と同様のチーム編成となり，事務員2名，医師1名，看護師長1名，看護師2名，こころのケア要員2名，災害対策本部要員2名，という構成になる。そのため，通常の医療救護活動の中での「こころのケア」という要素も含まれ，より被災者の全人的ケアを行えるという点で理にかなっている。「医療→こころのケア」「こころのケア→医療」と循環する支援は望ましい。熱中症患者や後片付けで怪我をする被災者も増える中で，処置中に少しでもつらさを話せる環境は安らぎになったようである。

(5) 今後の課題

　特別な配慮を要する高齢者や子ども，身体・精神・経済的問題を抱えている個人は，ストレス耐

性の弱さが問題となりやすい。疾患のコントロールや服薬状況といった，医療や予防保健活動を通して，つらさや感情を適度に表出できるような，自然なかかわりやケアが多くあることが望まれる。できるだけ早期から関わり，連続性をもったこころのケアを提供することは，被災者の不安を軽減しその後の重篤な精神状態への予防につながると考えられる。そして，臨床心理技術者はその専門性を生かし，地域の特徴，すなわち，過疎化の程度や年齢層，風習や地域住民の気質，過去の災害の有無や災害の種類などが，災害の非常時において互いにどのように影響しあい，時間経過とともにどのように心身の健康に影響を及ぼす可能性があるかといった力動を読みながら，こころのケアのあり方を模索し，後に繋げていくことが求められるであろう。

　また，救護要員（こころのケア要員）として，自然と相手に寄り添うことができ，さらには，客観的に被災者の状況や潜在的な回復力を見出せる人材を増やしていきたいと思っている。そのためには，「こころのケア」に関する知識の普及，事例やかかわり方への理解をより広めていく必要があると思われる。これに関していえば，市民にPTSD（心的外傷後ストレス障害）やASD（急性ストレス反応）の正しい知識を伝え，理解を広めることも，「こころのケア」における重要な活動となりうる。このような予防・啓発活動も，予防保健活動と同じく，今後組み込まれていくことであろう。

　最後に，急性期の現場でなにより実感したのは，こころのケア要員の早期介入の必要性である。医療活動が非常に多忙である急性期において，医師や看護師であるこころのケア要員は，医療活動に追われ，こころのケアに十分な時間を割くことができず，不全感が生じやすい。本活動では救護班全員がこころのケアを意識して医療活動にあたったが，できるだけ早く「こころのケア班」を派遣し，医療班と役割を分担することが望ましい。それぞれが役割に専念し，連携しあうことで信頼感と絆が生まれ，それがメンバー同士のこころの支えやケアに繋がると考える。

（髙瀬みき・島津由美）

第3章　国内救護・後方支援

1. 支援者（救護者）のこころのケア——救護員研修の概要
2. 支援者のこころのケア（派遣時）

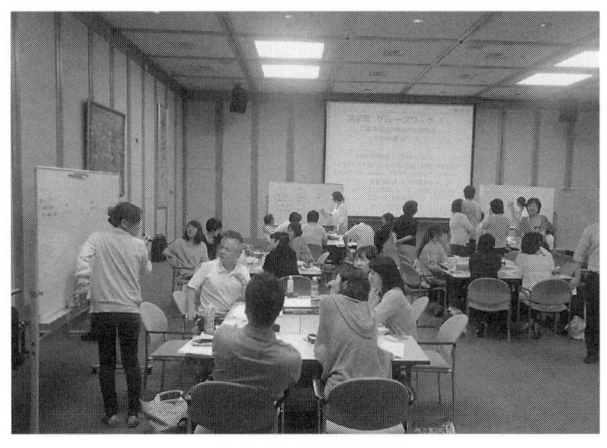

こころのケア指導者研修

1. 支援者（救護者）のこころのケア──救護員研修の概要

(1) 赤十字職員の責務と臨場体制

　赤十字の職員（各都道府県支部職員，赤十字病院職員など）を特徴付けることの一つは，日本赤十字社法などに基づいて，災害時には自発的な現地活動が求められていることである。そして災害時の出動に備えて，基本構成として医師1人，看護師3人，主事（事務・渉外担当）2人の6人が1チームとなった救護班が毎年編成され，職員に告示される。大きな病院では十数チーム，小規模病院でも数チームが編成される。災害が発生し出動のミッションが下されると，あらかじめ決められた順番通りに，赤十字マークが入った車でチームが派遣されるというシステムが敷かれている。

　医師は派遣の時期によって外科系から内科系に移行していくのが一般的で，医師たちは災害派遣を希望して入職する方も珍しくない。看護師の場合，日赤に就職すれば早々に「災害看護」の特別講習を受講し，災害派遣に備える。日赤看護学校の出身者は卒業までにすでにカリキュラムを終えており，いつでもスタンバイ状態で勤務している。

(2) 救護班の任務の見直し

　日赤の災害時の救援活動は医療救護（血液製剤の供給を含む）と生活支援（物資・義援金の供給）という二本柱が伝統的に受け継がれてきた中身であった。その中身が見直されたのは阪神淡路大震災（1995年）のときで，救護活動の経過中から被災者の心身のストレス状態がクローズアップされたからである。阪神淡路大震災直後から，被災者のトラウマ体験がPTSD（外傷後ストレス障害）を生むのではないかと懸念され，心理的な支援の重要性が専門家の間でも重視されたこと，さらには全国に避難された被災者に各地の日赤病院で心理士が電話相談窓口を開設し，ストレス緩和と心理的支援活動を行なったことなどが日赤の救援活動の変化を促したといえるだろう。

(3) 「こころのケア」活動のはじまり

　日赤は阪神淡路大震災以後，内外の研究と実践をふまえて2003年から日赤の救護員を対象に「こころのケア指導者養成研修会」を本格的にスタートさせた。そこで指導者研修を受けた人たちは全国各地の赤十字施設で「こころのケア研修会」を開き，浸透を図ってきた。そして，新潟中越地震（2004年）では災害派遣チームに初めて精神科医や心療内科医，心理士が加わるようになった。そして災害派遣チーム全員による「こころのケア」の理念に基づく活動が始まった。しかもこの「こころのケア」活動は被災者のみならず，現地で救援活動に従事する支援者をも視野に入れたものであった。

(4) 支援者への配慮とケア

　被災地に赴けば，救護班チームが出会うのは被災住民だけではなく，支援者として昼夜を分かたず働く地元の役場の人たちや保健師，病院職員，学校の教員，消防隊員など，多くが地元の被災者でありながら支援者として活動している人たちである。避難所を訪ねるとボランティアも寝ずの番をしていることが多い。

　外部から支援に入る者は，現地で釘付けになって働く支援者をサポートすることが大切である。

激励よりも「ねぎらい」を心掛け，混乱の収拾がつかないなかで業務の不備を指摘して負担を増やすのではなく，「分担」を旨とし，少しでも現地支援者が「休養の機会」をもてるようにと働きかけるのが支援者へのこころのケアである。

(5) 支援者のストレス

災害直後に救護にあたる支援者は，災害の余波で自分自身も危険にさらされることがまれではなく，遺体や遺族と接することも多い。トリアージという生存可能性の順位を判断するなど，生死に直接かかわり，トラウマティックな状況にさらされる。また，ときには被災者のもっていきどころのない感情の矢面に立たされることもある。不慣れな重い職務からは逃れようがない。遠方から派遣された支援者の場合，支えとなる自分の家族からも遠く離れ，救護者同士の不慣れな共同生活でストレスが累積する。

このような観点から，被災者支援と同時に「支援者のこころのケア」が災害派遣チームの活動項目の一つとなったのである。

(6) 派遣チーム内でもストレスマネジメントを

「支援者のこころのケア」は現地で活動するさまざまな支援者だけではなく，自分たち派遣チーム内でもお互いが心にとめておくべき事柄である。同じ病院の顔なじみのメンバーでも，それぞれの役割に忙殺されてお互いの健康状態を気遣う余裕を失いやすいものである。近年，救援者のストレスとして知られているのは「惨事ストレス」という二次受傷である。被災者への共感の余り疲弊し，支援者としてこころのバランスが危うくなってしまうことが知られている。

支援者はまず，①派遣前はもとより，派遣中も帰還後も「自己管理」に努めること。そして②チームのメンバー同士がお互いの健康状態を相互にチェックしあい（バディシステムと呼ばれる），③チームのリーダーはチームの円滑な人間関係を築くように努め，④必要におうじてチームでのミーティングを持ち，ガス抜きすること（デフュージングともいう）を基本にしている。

(7) 惨事ストレスの事例

私がお会いした方で，公開することを了解していただいた例を2つ紹介する。

1つは国境なき医師団の活動に参加し，東南アジアでの津波被害者への支援活動中に急性のストレス反応をおこし，緊急入院した経験があった方の例である。3人の子どもを津波で流されて失った母親が彼女にとりすがり「子どもを返して！」と号泣されたという。しかしその後の記憶がなく，気がつくと病院のベッドだった。彼女はかつて中絶経験があり，その心の痛手が被災者の訴えで再燃したのも一因かもしれないと話した。また，日本人が自分1人でだれも相談相手がなく，連日，長時間働きづめだったことなどが背景にあったようだ。その後自宅で休養し，1年を経てようやく社会復帰できそうだと笑顔で語った。

もう1つは，2001年に大阪教育大学附属池田小学校で多数の子どもの犠牲者が出た襲撃事件のとき，救急搬送された大学病院で新人救急医として働いていた男性医師から，「僕はあのときずっと吐き気が止まらなかった。惨事ストレスだったんですね」と同席した研究会で打ち明けられた。

このような激しい反応を引き起こす状況は多くはないが，被災者と同様のストレス反応が支援者

にも「惨事ストレス」として生じることが知られるようになった。救援のプロともいえる自衛隊，消防庁，海上保安庁などの組織でもこのようなストレス反応を予防する観点から，隊員へのさまざまな惨事ストレス予防対策がすでに始まっている。

(8) 帰還後のフォローアップとストレスマネジメントの確立

1985年に日本航空ジャンボ旅客機の墜落事故が起こり，乗客・乗員520名の生命が奪われる惨事があった。日赤職員は241名が派遣され，その時の救護体験記が残されている。それを読むと，苛酷な現場での困難に留まらず，帰還したあとも困難が尾を引いたことが分る。しかし当時は「支援者のこころのケア」という考えはなく，すべて自己管理だけに委ねられていたのであろう。

このような過去の経験と先行研究の成果をふまえて，被災地から支援者が帰還した後には，一定の休養期間（この休養期間が重要）の後にできるだけ早期に心理士が派遣メンバー全員に面接をおこない，可能ならIES-R（改定版出来事インパクト尺度）などを実施し，心理的影響が大きいと判断された場合はフォローしていく体制が各病院で進んでいる。

今後は派遣前の心理教育を含むブリーフィングの充実，派遣中の留意点や帰還後の勤務への復帰の仕方など，派遣前後を含む全体を視野にストレスマネジメントシステムを確立していくことが必要であろう。

（大野秀樹）

2．支援者のこころのケア（派遣時）

(1) 東日本大震災における全国赤十字臨床心理技術者の会の動き

発災翌日の2011年3月12日，全国赤十字臨床心理技術者の会メーリングリストで情報共有の声かけがなされ，5月末までの約3カ月間に65通のやりとりが行われた。3月13日から各病院のDMAT（災害派遣医療チーム），救護班，こころのケア要員の状況報告と同時に，家族（遺族）支援マニュアル，災害支援者メンタルヘルスマニュアル，災害精神保健医療マニュアルなど，各種マニュアルが共有された。3月16日には，「強い不全感や罪悪感に押しつぶされそうな帰還職員が出始めている」と，各所属施設での派遣職員メンタルヘルスケアの提案があった。それに伴い，派遣職員向け，および，派遣を支える（派遣を見送り出迎える）職員向けのリーフレットの雛型が共有された。また，メーリングリスト上では，デブリーフィングの是非や，職員への心理検査を実施する場合は誰が何をどのような形で行うのが望ましいか，そして心理検査のような客観的指標を用いることの功罪などが議論された。3月17日，日本赤十字本社東日本大震災災害救護実施対策本部から日本赤十字社ブロック代表支部事務局長に，帰還職員のメンタルヘルスケアの支援体制を図るよう通知があった。

(2) 徳島赤十字病院の取り組み

上記を受け，徳島赤十字病院では，下記の通り，後方支援を開始した。

リーフレット作成

3月17日に，『派遣予定の皆さまへ～こころのセルフケア～』『被災地に派遣された職員への支援

～大切な仲間へのこころのケア～』を作成し，院内決裁を得て，即日，職員に周知できるよう全部署のパソコンから閲覧できる形で保存した。このリーフレットは，実際に派遣された職員から，「被災地に向かう時に，チーム皆で一緒に読んで，心が落ち着きました」という感想をいただいた。

帰還後のフォロー面談

実施する時期，回数，内容について，管理職と話し合って決定し，関連部署に報告した。

対象者は帰還職員全員（2011年12月現在96名）である。女性職員は女性臨床心理技術者，男性職員は男性臨床心理技術者が担当した。被災地の生活状況など生理的な話題をしやすいようにするためである。場所は院内臨床心理室とした。時期は帰還後，初勤務日に1回目を実施し，1回目の1週間から10日後に2回目を実施した。時間は1回30分程度であった（必要時は随時延長し，50分まで）。内容は被災地の状況と活動内容の傾聴とした。客観的指標としてIES-R，POMSの2種類を実施した（拒否は自由）。1回目，2回目でスコアが下がっているかを帰還職員と臨床心理技術者が一緒に確認し，数値が高いまま，あるいは逆に高くなっている場合は継続してフォローした。必要時は専門機関の受診を勧めることも念頭に置いた。予約は臨床心理技術者から帰還職員の所属長を通して行った。所属長を通す理由は，所属長が帰還職員に勧めることで，病院が組織として対応してくれている（労い，守ってくれている）という安心感を得られるためである。

(3) 取り組みから分かること

面談時は，「お疲れさまでした」「ありがとうございました」と同僚として活動について教えてもらう姿勢を心がけた。面談で語られた内容として多かったのは，次の4点である。

①貴重な経験をしたことや，送り出してくれた仲間への感謝。

②視覚，触覚，嗅覚などの五感体験と，感情体験。感情としては，疲労感，不全感，自責感，無力感の一方で，「できる限りのことをした」という自己効力感や，チームの連帯感，「徳島赤十字病院の職員であることを誇りに思った」という病院への帰属意識の向上などが多かった。

③救援活動を通して，自分を見つめ直して人として成長したという実感。過去，現在，未来という連続性から，命，家族，仕事，職場の人間関係などの意味や価値，役割，使命を捉え直していた。

④国内外のボランティアを直に見て，人はこんなにも支え合えるのかという人間愛への気づき。

次に，客観的指標として用いた心理検査において，高いストレス反応や気分の変調が認められた割合は表Ⅲ－8の通りであった。面談1回目では，帰還職員の約1割が急性ストレス反応を，約半数に気分の変調を認めたが，面談2回目（帰還後2週間以上経過）にはそれぞれ3分の1程度に低減していた。必要に応じてフォロー面談を継続したが，専門機関の受診が必要な例はなかった。心の整理をするスピードは個々で異なるが，充分な休養をとることで，ほとんどの職員が主観的にも客観的にも，緩やかに落ち着きを取り戻していった。

表Ⅲ－8　帰還職員のストレス反応や気分変調のスクリーニング結果推移

質問紙	面談1回目	面談2回目
IES-R（カットオフポイント24/25）	12%	4%
POMS（1項目でも注意域に該当）	43%	16%

(4) 派遣職員のこころのリスクと強み

リスク

　先行研究でもよく述べられる通り，派遣前後に心的外傷体験がある場合や，ストレスを溜め込む性格特徴の場合，ストレス反応が激しく生じたり，遷延化しやすいことがあげられた。また，過去に心的外傷体験があっても，その体験が心の中で整理できている場合，一時的にストレス反応が高まったとしても，速やかに落ち着くことが認められた。

強み

　派遣職員にとって，先に派遣されたチームからの引き継ぎや申し送りは，任務をスムーズに行う目的だけでなく，派遣職員の不安を和らげることに大きく寄与していた。また，全ての帰還職員が「このチームで良かった」「このチームだったから乗り切れた」と語ったことからも，チームの連帯感は大きな心の支えであったことが分かった。

　さらに，帰る場所である職場や家族からの「お疲れさま」という労いの言葉や，理解を示す態度に，癒されている職員は多かった。帰還後，ぐっすり眠り，好きな食事を摂り，ゆっくりと入浴しても，罪悪感を感じることなくリラックスできている自分を実感できる頃，帰還職員は本当の意味で日常生活を取り戻しているようだった。

(5) 後方支援の意味

気付きとカタルシス

　面談で話しているうちに泣き出し，「自分が傷ついていることに，今，気付きました。私，ショックを受けていたんですね……」と自身に驚いている方がいた。まずは，自分の状態に気付いてもらう機会を提供することに意味があるだろう。また，心に繰り返し沸きあがる感情（何ができたのか，かける言葉が見つからなかった，逆に傷つけてしまったのではないか，など）を充分語ることができる時間を保証することでカタルシス効果もあると思われる。次に，不全感や自責感，高揚感などから，「早く元の自分に戻らなければ」「溜まった仕事を早く処理しなければ」と無意識に焦っている方がいた。面談を通して，被災地で充分任務を果たしたことを伝え，客観的指標の結果を一緒に振り返りながら，決して焦らないことを約束したり，過活動の場合は「休めない」というストレス反応の可能性があることを心理教育として伝えることも大切だった。

自己理解

　面談や客観的指標によって，自己理解が深まることで安心感に繋がる方が多かった。例えば，「落ち込んだり疲れているのではなく，混乱しているのだと分かってスッキリした」「これからどうしたら良いのか分かった」「自分では大丈夫だと思っていても，もしかして無理してるのか，麻痺してるのではないかと不安だった。こうして話したり，数値で見ることができて安心した」という感想をいただいた。また，ストレス反応は認められなくても，「終始冷静で泣かない自分は冷たいんじゃないか」と自己評価が低下している場合もあった。ゆっくりと心の動きを聴いていくと，「実は心が折れないように予防線を張っていた」と強い役割意識による現実適応の結果であることが分かった。それを資質として尊重し，自己評価の回復を支援する例もあった。

(6) おわりに

　ある帰還職員の話である。被害の甚大さに圧倒され，自分の救護活動に無力感や不全感を感じたり，一定期間で地元へ帰ってゆく罪悪感に苛まれていた時，一人の被災者の方に次のような言葉をかけられた。「救護班の方々が避難所にいてくれるから，僕たちは安心して掃除や作業をしに働きに出かけられます。ありがとうございます」。その言葉で，それまでの思いが払拭され，目が覚める思いがした，と語られた。

　この言葉は，被災地だけでなく，後方支援の立場でも，全く同じではないだろうか。自分が見えているもの，していることが全てではない。その背景や未来につながるように「支える」ことに大きな意味があるのだと，気づかせていただいたことに改めて感謝したい。

(高芝朋子)

第4章　国際救護

1. 国境を越えてつながる赤十字の心理社会的支援——国際赤十字における心理社会的支援研修
2. 国際救護の実際（イラン南東部地震災害）
3. イタリア中部地震

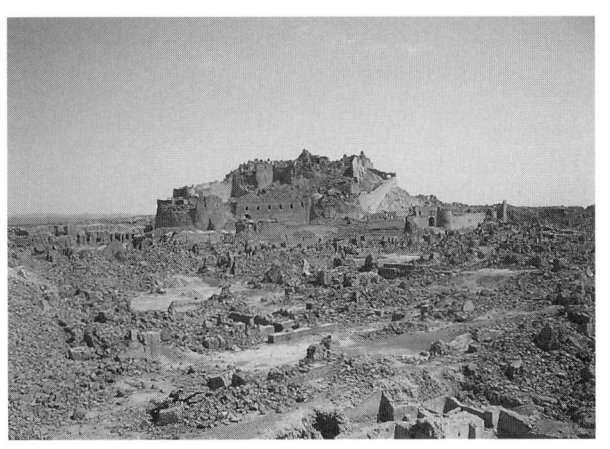

2003年の地震で倒壊したアルゲバム（イラン）

1. 国境を越えてつながる赤十字の心理社会的支援──国際赤十字における心理社会的支援研修

(1) はじめに

　国際赤十字・赤新月社連盟（International Federation of Red Cross and Red Crescent Societies：IFRC）は，ジュネーブ条約を批准した国が置くことのできる赤十字社（宗教上の理由で赤新月社と称する地域も存在する）の連合体であり，自然災害・緊急災害時の救援活動をその主な使命としている。2012年現在，世界187カ国が加盟しており人道支援機関としては世界最大規模といえるが，加盟のためには中立性や公平性といった赤十字の支援理念の順守や，緊急事態に備えた平時からの準備等の審査基準をクリアしなければならない。そのため赤十字は各国にその拠点を置く人道支援機関でありながら，共通の支援理念を有し，平時においては支援ノウハウの相互共有，大災害時には合同で国際救援ミッションを行うなど，国の垣根を越えたつながりをもつのが特徴といえる。IFRCはその心臓部として各国における支援活動の調整，指揮にあたるほか，各国赤十字社への支援ノウハウの普及および啓蒙を行っている。心理社会的支援（こころのケア）についても同様で，IFRCは1993年にデンマークのコペンハーゲンに現在の心理社会的支援センターを開設し，以来これを拠点として各国赤十字社における心理社会的支援の普及および能力強化に取り組んできた。

(2) IFRCの推進する心理社会的支援

　現在，IFRCを初めとする国際人道支援機関では，緊急支援時に物資や医療的支援のみならず，心理社会的支援を主要な支援項目として組み込むことが常識となっており，2007年に国連やその他の国際人道支援機関らが協働し策定した「緊急時における精神保健と心理社会的支援の指針」（IASCガイドライン。IASC, 2007）と呼ばれる国際指針がこの基盤となっている。IFRCもこのIASCガイドライン策定に協力した諮問機関の一つであり，これに沿った心理社会的支援を推進している。ここで重要なのは，心理社会的支援には精神的な病理を前提としたいわゆるメンタルヘルストリアージや専門家による治療・カウンセリングは含まれておらず，むしろこれらの予防段階として，受益者の心理社会的安定度を向上させていくことを目的とした取り組みであるという点だ。

　IFRCにおいて心理社会的支援は「受益者の心理社会的安定度を向上させ，メンタルヘルス疾患の発現を予防することを目的としたあらゆる活動を指す」と定義されており，「受益者のレジリアンスを高めるプロセス」と理解されている（IFRC Reference Centre for Psychosocial Support, 2012）。レジリアンス（resilience）とは，人間に生来備わっているダメージを跳ね返し回復する力のことであり，IFRCの推進する心理社会的支援もこのレジリアンスを最大限高めることで，メンタルヘルスに関連した疾患の顕在化を予防していくことに主眼が置かれている。このレジリアンスを高めるための方法が，心理面，社会面両面からの支援であり，そのための必要条件が基本的欲求の充足なのである（図Ⅲ-9）。

(3) 国際救援活動における心理社会的支援

　また，IASCガイドラインやIFRCにおいては，心理社会的支援は単独で提供されるものではなく，他の必要な支援に組み込まれながら統合的に提供されることが推奨されている。つまり，図Ⅲ-9の最下層と中間層を同時に提供しようとするのが，まさにIFRCの緊急災害時の支援の柱である。

第 4 章　国際救護

```
          専門家による            紹介
          精神保健              (可能であ
            医療               れば)

         レジリアンス          心理社会
         促進支援             的支援

    安全と基本的欲求を満たす支援       衣食住,医
                          療,衛生面
                          の支援
```

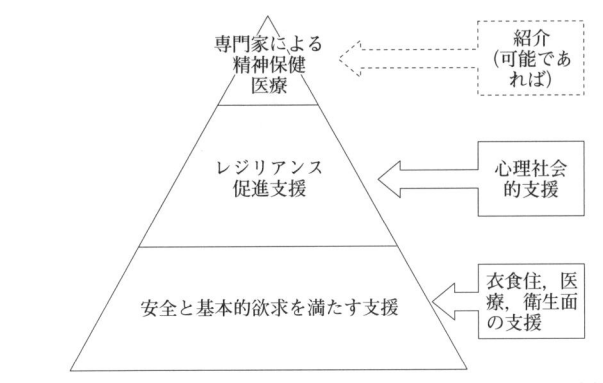

図Ⅲ-9　IFRC の災害時緊急救援支援ピラミッドにおける心理社会的支援の位置
IASC（2007）および森光（2011）をもとに改変

　これは自国災害への対応のみならず，海外の大規模災害における国際救援活動においても当てはまる。そのため IFRC も，2009年から災害時の国際救援活動に実質的に心理社会的支援を組み込む方針を固め，各国赤十字社から担当者を集めて研修会を定期的に行い，要員の人材育成に努めている。2011年末で，IFRC の監修する研修を修了した者は世界で約90人であり，今後も育成が図られていくことだろう。筆者は日本赤十字社の国際救援要員として，2011年にノルウェー赤十字社で開催された前述の研修会への参加機会を得たので，以下にその内容を紹介する。

(4) 研修の実際

　研修会は各国から集まった心理社会的支援の担当者ら約25名が寝食を共にする形式で，全 5 日間の日程で行われた。国際救援において，心理社会的支援要員は，ERU（Emergency Response Unit：緊急対応ユニット）と呼ばれる標準化された緊急救援チームのうち，保健医療を担うチームと共に同隊しこれと協働する。心理社会的支援要員の主な役割は 4 つあり，①子どもを対象としたゲームなどのレクリエーション機会の提供，②大人を対象とした実質的，情緒的，社会的なサポートの提供，③地域へのアウトリーチ活動，④現地ボランティアの指導，である。研修ではまずこれらの具体的行動目標が示され，必要な基礎知識として，IFRC の心理社会的支援（総論），災害後のストレス反応，心理的打撃を受けた被災者と接する際に身につけて置くべき基本的態度（サイコロジカルファーストエイド），活動の立ち上げ，報告，引き継ぎ，撤収方法等について，講義とグループワークを織り交ぜながら学んだ。また，研修では，主にロールプレイを通じて実践的な感覚を養うことに重点が置かれた。まずは，現地赤十字ボランティアに対するトレーニングセッションの進め方をロールプレイを通して学んだ（図Ⅲ-10 ①）。これは，国際救援の場合，言葉も通じず文化も異なる外国人支援者が被災者にいわゆるこころのケアを直接行うことには効果が薄いばかりでなく，ときには害を及ぼす恐れもあるため，現地人をボランティアスタッフとして養成・指導していくことが必須だからである。また，サイコロジカルファーストエイドの練習，異なる状況下でいかにアイデアを絞り活動を展開するか等，これらも全てロールプレイ中心の学習であった（図Ⅲ-10 ②-④）。さらに，研修では参加者同士がこれまでの心理社会的支援に関する実経験を共有することにも力が注がれ，パキスタン洪水，ハイチ大地震，ノルウェーテロ事件，東日本大震災等，各国における様々なこころのケア活動について積極的な情報交換が行われた。災害を想定したロールプレイに加え，

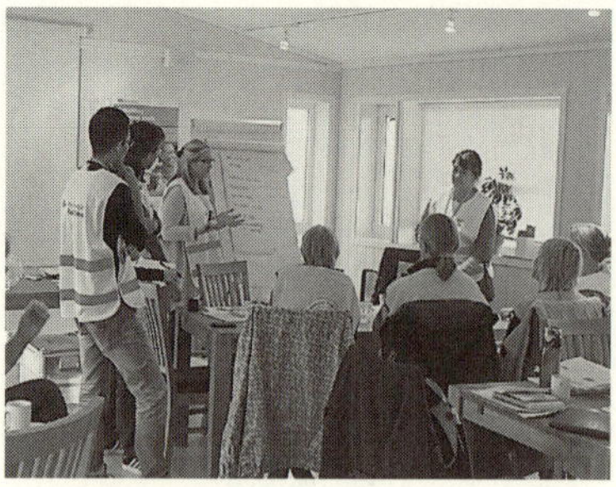

①現地ボランティアのトレーニング 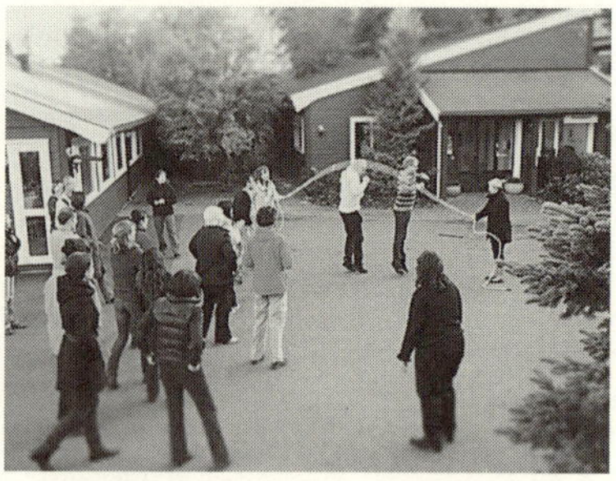　　②状況に応じた心理支援活動の実施
　　　　　　　　　　　　　　　　　　（屋外で青年対象の場合：身体遊び）

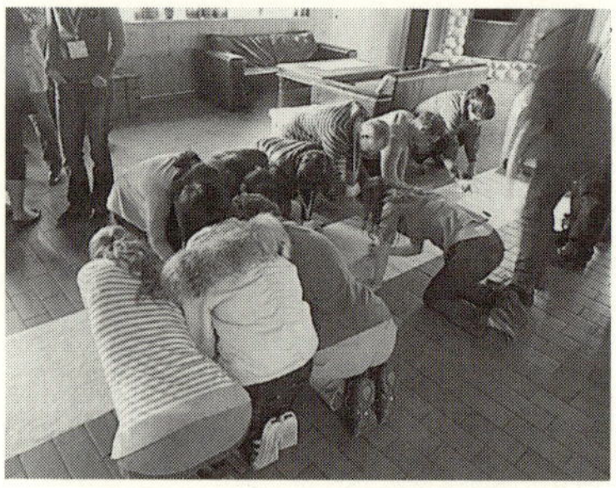

③状況に応じた心理支援活動の実施　　④状況に応じた心理支援活動の実施
　（子供が対象の場合：お絵かき）　　（小児用の治療テント訪問場合：人形劇）

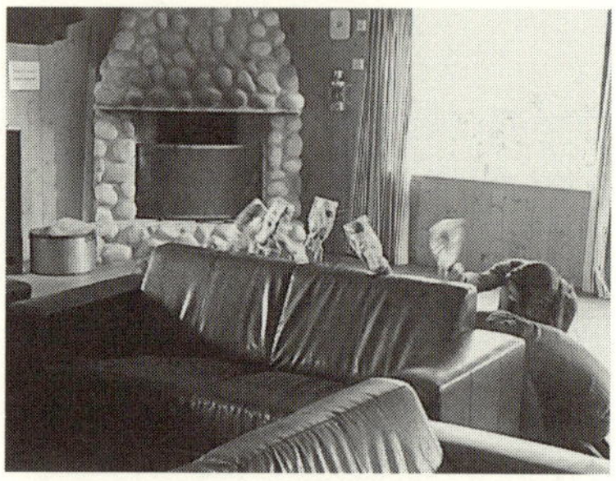

図Ⅲ−10　ロールプレイ

実際の災害現場における活動の情報交換により，具体的かつ実際的な支援方法を学べる重層的な研修であった。

(5) おわりに

　災害支援は，規模，被災状況，被災者の文化的背景などによりその様相はさまざまであり，その分，支援のニーズやあり方も多様といえる。IFRCによる心理社会的支援の研修において多様な場面設定のもとロールプレイが多く取り入れられていたのも，実際の災害場面でのニーズを適切に把握し，適正な支援を無理のない形で提供するプロセスを学ぶためであったのだろう。国内外の支援スキルや研修形態を積極的に取り入れうまく融合させることで，今後のわが国における心理社会的支援のさらなる充実を期待したい。

　　　　　　　　　　　　　　　　　　　　　　　　　　　　　　　　　　　　　（森光玲雄）

2．国際救護の実際（イラン南東部地震災害）

(1) 災害の特徴

　2003年12月26日午前5時28分（現地時間）にイラン南東部バム市でマグニチュード6.3の地震が発生し，中心部が壊滅的な被害を受けた。バム市は，テヘランから直線距離で約1100km離れた周辺人口12万人の小都市で，中心部に9万人が暮らしていた。死者数は4万人と推計されており，中心部である旧市街の80％以上の建物が倒壊した。この地震により有史以来の遺跡であるアルゲ・バム

が全壊したが，これは2000年以上この地域に同程度の地震がなかったことを示すものであった。

(2) 国際赤十字連盟の心理社会的支援活動

イラン政府およびイラン赤新月社は，発災当日から医療救援および支援物資の提供を国際赤十字赤月社連盟（以下国際赤十字）に要請した。イラン政府はバム市を13のセクターに分けて行政の統治を図った。国際赤十字は心理社会的支援（Psychosocial Support: PSS）活動に先立って，セクターごとにテントを回り評価を行った。一方，外国人によるPSSには限界があるので，イラン赤新月社を通じて専門家や学生のボランティアを募り，集まった200名のボランティアに対して連盟のスタッフが教育に当たってPSS活動を実施してきた。実施内容は，お話をしたり絵を描いたり遊びや劇を行うことであり，いわば個人や集団への心理的治療であった。

被災者のストレス要因として，壊れた建物を見続けること，テント生活を余儀なくされているので安全感や安心感が損なわれていることが挙げられた。イスラム社会では特に女性は人前では髪も見せぬよう頭を覆うのが常識であり，こうした普段の生活における他者と身内での関わり方の顕著な違いを考えると，簡単に人が入り込む可能性のあるテント生活は，日本人が想像する以上に安心感が損なわれているのかもしれない。

連盟としてのPSSの目標は，人々がこれまで送っていた生活を取り戻し，バムの人がバム市を支えていくことであったが，バム市の中心部に居住していた医師や教員などの専門家の半数以上が今回の地震で亡くなってしまった。自助には相当の歳月が必要と思われた。

連盟のPSS活動はイラン赤新月社が徐々に活動を引き継ぐが，6カ月ごとに連盟として再評価を行う予定であるとのことであった。発災3カ月後現在，連盟のPSS活動はテヘランの精神科医1名が日赤診療所に常駐し，心理学専門スタッフおよびその助手が活動に当たっているとのことで，つまり日赤診療所が連盟のPSSの中核的機能を担っていたのであった。

(3) 日赤の支援体制と心理社会的支援活動

日赤医療救護スタッフがバム市を訪れた当初は，道路もがれきに埋まり，医療スタッフ自身の日用品を手に入れるのに片道200km離れたケルマン市まで買い出しに行かねばならない状態であった。それから3カ月ほど経過すると，道路は整備され，日用品も十分整い，仮設住宅も建設されていた。しかし，市街地の建物や住宅は手つかずの状態で，人々は住居の道路側にテントを張って生活していた（図Ⅲ-11）。

日赤は，バム市中心からやや南にナツメヤシ農園の一画を借りてERUと共に診療所を設置し，さらにハマダンキャンプと呼ばれる避難テント集落の一つにサテライト診療所を建てて，医療救援に当たっていた。

日赤の診療所は，精神科医のテントと心理支援テントとが同じ敷地に併設しており，いわゆる医療救護とメンタルヘルスとPSSが上手に連携協力できるような配置となっていた。被災者が道路に面しているPSSテントに入っても，医療的処置が必要な人は，診療所に案内され，そこで精神科的処置が必要となると精神科テントに案内されるのである。診療所を最初に訪れても，PSSテントや精神科医のテントが紹介されることもある。こうした，医療救護と精神科及びPSSが併設して連携協力していることがまずとても新鮮に思えた。

第Ⅲ部　災害時の赤十字のこころのケア活動の実際

図Ⅲ-11　路上でのテント生活　　　図Ⅲ-12　日赤の診療所

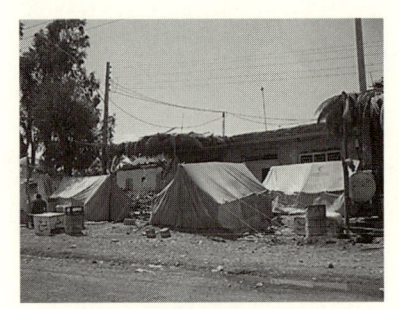

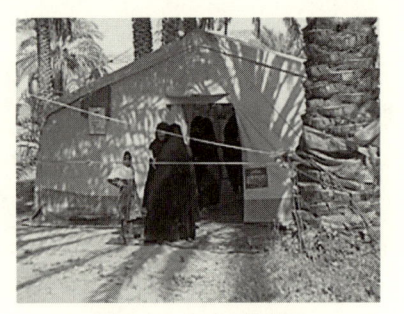

表Ⅲ-9　PSPテントを訪れた被災者の主訴（午前の診療）

主訴	その他	身内の死亡者数	年齢	性別
嗜癖		1	20	男
嗜癖		8	24	男
震え		5	44	女
頭痛	不眠，うつ	0	22	男
頭痛	めまい，不安，うつ	0	42	男
嗜癖		5	32	男
不眠	暴力（他害），不安	8	26	男
不眠	不安定，歯ぎしり	30	45	女
嗜癖		0	28	男
嗜癖		0	26	男
不眠	不安定，寝言	2	31	女
夜怖い	無気力	7	40	男
寝言		4	23	女
てんかん		4	22	女
うつ		1	53	女
歯ぎしり，爪噛み		2	9	女

　PSSテントには，ペルシア絨毯が敷かれていて，毎週水曜日の夜には女性のためのグループカウンセリングが行われているという。

　2004年1月から2カ月間のPSS活動のデータによると，2カ月間で8000人ほどの被災者がPSSテントを利用しており，このうち80％近くは家族や個人のコンサルテーションで，10％が子供についてのコンサルテーションであった。PSSテントから精神科医に紹介した被災者は全体の3％ほどであるが，精神科医が1000人ほどの被災者を訪問してもいる。1000人のうち7割は精神疾患患者で，残りの20％以上は嗜癖患者である。

　表Ⅲ-9はある日の午前中の診療録であるが，訪れた被災者は亡くした家族の人数が多く，主訴はPTSD関連症状が多く，やはり嗜癖も多い。

　イランは，アフガニスタンからヨーロッパに覚せい剤など麻薬を密売する通過国になっていて，地震以前からの社会問題の一つなのだという。

(4)　イスラム文化と被災者の反応

　日本からイランに在住して45年になるという女性が日赤チームの通訳をしてくださっていた。彼女の話によるとイスラムの教えでは死は永遠の命を得る通過点である。それゆえ死は一時の分かれ

に過ぎず，永遠の命を得るか地獄に行くかは生きている間の行いによって決められ，それは全て本人の責任である。命は神からの賜物であり，バムの地震のような災害で近親者をなくすことは一種の試練で，それを乗り越えることが永遠の命を得て神の祝福を受けることにつながるのだと言う。このような教えが，バムの人々に共有されているとすると，人々の悲しみの癒しにも関係しているであろう。

イランのある心理学専門家は，地震の体験を被災者が語り合うことは良いことなのだろうかと疑問を呈し，いつまでも悲しい話をするのではなく気分を変えることが大事だと言い，泣く被災者を叱咤するほどであった。

被災者のテントを訪ねたとき，今も恐怖が襲って来て体が震えるとか，なくなった人を思い出しては涙が出る，と訴える女性に幾度も出会った。そして息子や夫にいつまでも泣くなと戒められるのだと言う。そこには国や宗教を超えて人々が経験する個人的感情があったのである。悲しむ人を叱咤する心理治療というのは日本では考えにくく，治療者の力量の問題もあるかもしれないが，彼らのイスラム文化としての死生観，人生観も関与しているかもしれない。宗教的に期待されているような方向で認知を統合していくことが強いられていることと嗜癖への親和性の高さは無関係ではないのかもしれない。

発災後3カ月の時点で診療所を訪れる被災者の大半が，不眠，頭痛，震え，不安定感などのPTSD様症状を示していたが，そうなると大半がPTSDと診断される可能性がある。しかし，まだまだ復旧が遅れていて，生活状況が災害直後とほとんど変わらないのに精神状態だけが時間と共に改善していくとは考えにくく，症状と時間経過だけでPTSD診断を行って良いのだろうか，環境条件も考慮しなければいけないのではないかと疑問を持った。

一方，PSSテントは被災者に非常に良く利用されていた。日本では，心理相談などのテントをたてても開店休業状態になることは良く知られた事実である。イランの人々は，そういう点で，抵抗感が少ないのか，または，診療所と併設されていることが利用率を上げていることも考えられる。日本でも医療救護とPSSテントを併設した救護方式を導入してはどうだろうと考えた。ただ聞くところによると外国人専門家に対する信頼感が篤いとのことであり，PSSテントを日本という外国が運営していることが利用率を高めている可能性もある。

(5) まとめ

イラン南東部地震が起きた2003年は，日赤がこころのケア指導者の養成を始めた年であった。このとき，すでに国際赤十字は，PSS活動を実際にイランで展開していた。現地ボランティアの育成から始めて，お話や，お絵描きや劇，個人やグループワークが行われ，女性だけのグループがあり，イスラムの教えに基づいた指導的働きかけもあった。この国際赤十字のPSS活動は，日本にとって先駆けであるが，日赤の診療所がその舞台であったことは意義深い。

(前田　潤)

3. イタリア中部地震

(1) イタリア中部地震災害の特徴

2009年4月6日午前3時32分（現地時間），ローマの北東約100kmにあるアブルッツォ州のラクイラ市付近を震源とするマグニチュード6.3の地震が発生した（図Ⅲ-13）。震源の深さは約10kmといわれている。ラクイラ市の人口は約6万8000で，この地震により284名の死者，1500名以上の負傷者，4万名以上の人が家を失ったという（2009年5月10日の現地調査時）。しかし，その後の報告では，死者は309名，家を失った人は6万名以上と報告されている[3]。この地震は，2009年1月から4月までの群発地震で，「ラクイラ地震」あるいは「アブルッツォ・ラーツィオ地震」とも呼ばれている。

アブルッツォ州は，2000m級の山に囲まれた風光明媚な山間地帯である。ラクイラ市は，歴史的価値のある古い建物が多く，総合大学のラクイラ大学があり，観光と大学の街といわれている。

地震は明け方に起こったため，就寝している人が多く，市街地の被害が大きかった。ラクイラ市中心部は古い建物が多く，建物の崩壊があり危険なため，入り口が封鎖され，関係者以外の立ち入りは禁止された。4月でも山頂には雪が残る気候のため，日中の気温は18℃くらいになるものの朝夕は5℃くらいまで冷え込むので，避難した人々は寒い思いをしているようであった（図Ⅲ-14）。

(2) イタリア政府およびイタリア赤十字社の対応

この地震被害に対して，イタリア政府およびイタリア赤十字社は，復興に関する経済的支援は別にして，医療救援を含む救助隊や心理社会的支援などの人的支援を求めなかったので，日本赤十字社（日赤）を含む各国の赤十字社をはじめとするNGOなどの救援活動は行われていない。筆者らは，研究者として現地に入ることができた。

イタリア赤十字社は，イタリア内務省管轄の組織であるシビルプロテクション（civil protection）

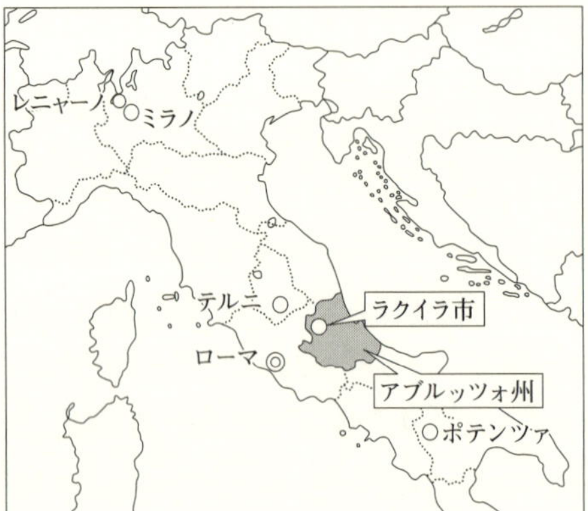

図Ⅲ-13　ラクイラの位置

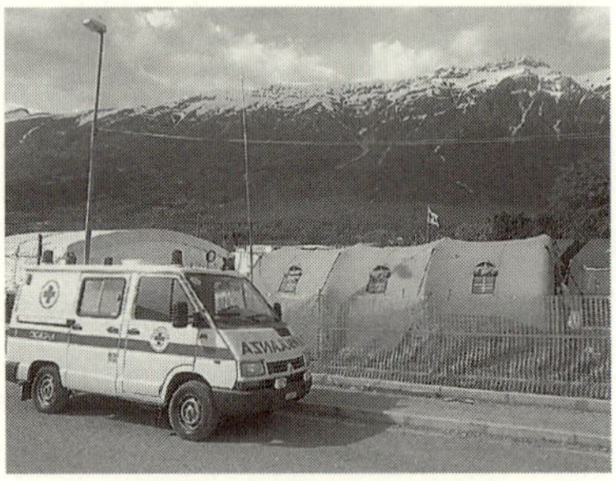

図Ⅲ-14　アブルッツォ州

---
3) 共同通信2012.10.23

第4章　国際救護

図Ⅲ-15　避難所テント村　　図Ⅲ-16　ドクトル・クラウン

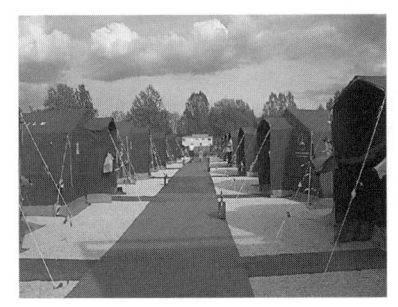

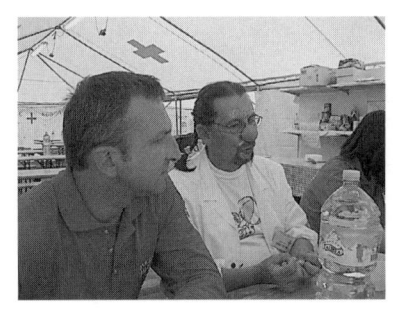

と協力して救援にあたっていた。被災者たちは，シビルプロテクションが用意した統一規格のテントで避難所生活をしていた（図Ⅲ-15）。避難所のテント村は，整然としており，テントの数も非常に多く，平時からの準備の良さがうかがえた。

イタリア赤十字社の現地救援本部でも，スタッフやボランティアの宿泊には，同規格のテントを使用していた。イタリア赤十字社のスタッフはイタリア全土から集まってきており，地元の大学生などの奉仕団のような組織もさまざまな形で支援活動を行っていた。

(3) イタリアの心理社会的支援活動の特徴

イタリア赤十字社は，独自のプログラムに基づいて，心理社会的支援を行っていた。その中でドクトル・クラウンというボランティアの活動は目を引いた。パッチ・アダムスのようにユーモラスな格好をした十数名のボランティアが，ユーモアで被災者や支援者たちの「こころのケア」を行っていた（図Ⅲ-16）。彼らは，ドクトル・クラウンとしての訓練を受けたボランティアであり，ドクトルとはいうものの本物の医師ではない。またイタリアでは病院などのそばに教会を設置することになっているとのことであるが，避難所になっているテント村にもキリスト教の教会がテントで設置されており，宗教が重要なこころのケアになっていることがうかがえた。

避難所には花壇が作られ，被災者によって手入れがされていた。植物の成長が未来への希望となり，さらに綺麗に咲いた花は，被災者のこころを慰めてくれるという目的で行われている一種の心理社会的支援であった。

避難所ではテント村の中にレストランがあり，被災者たちはそこに集まって食事をしていた。食事は，イタリア赤十字社の現地対策本部の厨房で，イタリアンレストランのシェフによって作られ，1時間経っても1℃しか温度が下がらないという特殊な容器に入れられてボランティアによって運びこまれていた。暖かくて美味しい料理を食べられることも心理社会的支援として重要なことである。この食事の配膳をするのは，被災者たち自身で，中には子どもたちも混じっていた。これも心理社会的支援の一環で，被災し多くのものを失った被災者が自分たちでできることをしたり，他人の役に立つ存在としての自分を認識することによって，自尊心や自己効力感を高めることができるのだとのことであった。避難所のテント村の設備は充実しており，テント村には，シャワー室や保育所までが設置されていた。

一方，支援者のストレス低減に役立つものも多く見られた。ひとつはスタッフの食事の豪華さである。スタッフの食事も本格的な厨房でシェフによって賄われており，メニューも多彩であり，日

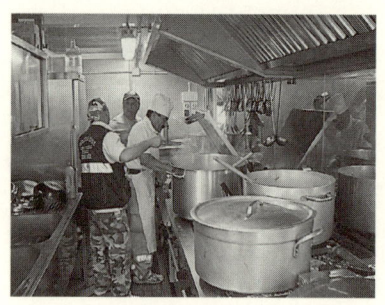

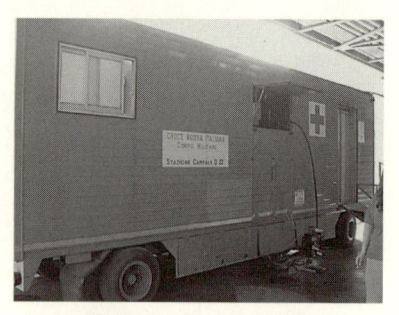

図Ⅲ-17　厨房の車両　　　　　図Ⅲ-18　シャワーの車両

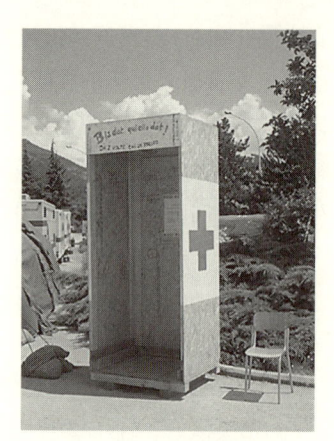

図Ⅲ-19　瞬間移動装置

常の食生活がほぼ維持されていた。驚くことに，本格的厨房設備を持つ車両までもがあり，避難所まで出向いて食事を作ることも可能であった（図Ⅲ-17）。

さらに，スタッフがシャワーを使えるようになっている車両もあり，男女別に同時に複数のスタッフがシャワーを使えるようになっていた（図Ⅲ-18）。

特筆すべきは，全国から集まった長期滞在して支援しているスタッフが故郷に帰りたくなったときの「瞬間移動装置」である（図Ⅲ-19）。これは，救援物資が入っていたと思われる木製の箱なので実際に瞬間移動できるわけではない。しかし，この箱に入って行きたい場所を箱に書けば，その場所に行くことができるという装置だと想像して，その中に入っては，その場所に行った気分を味わうのだそうである。箱には，びっしりと地名が書かれており，利用回数の多いことがうかがえた。筆者らがこの説明を受けた翌日には，「瞬間移動装置」はもうひとつ増えていた。スタッフのユーモアが感じられた。

ラクイラ大学の医学部附属病院も甚大な被害を受けながらも，精神科の医師や心理士が中心になり，「スマイルプロジェクト」と名付けられたグループカウンセリングが実施されていた。また，被災者の心理的健康のチェックを行っていたが，それには，IES-RやGHQが使われていた。

(4) まとめ

イタリア赤十字社は，災害時にイタリア政府と密接な協力をして活動していた。シビルプロテクションは，テントなどを平時から潤沢に準備していた。イタリアの災害対応の特徴は，災害対応機

材の豊富さとユーモアであると考えられる。日本には，自衛隊を除いて厨房車両を持っている組織はない。シャワー車両などを含め日本でも導入を検討すべきであると思う。日本の技術と経済力を持ってすれば容易なことである。

　イタリアに学ぶべき点は多い。それは，①質が高く日常生活をできるだけ損なわない配慮ある衣食住の提供，②被災者の自尊心や自己効力感を高める配慮，③瞬間移動装置を発想する心の余裕やドクトル・クラウンをこころのケアとして活用するユーモアの精神などである。

〔齋藤和樹〕

第Ⅳ部　本会について

第1章　全国ネットワークの開設とこれから

1. １人職場で38年
2. １人の気楽さの裏に
3. 国家資格化問題がきっかけ
4. さまざまな職種，職場の人との交流
5. ネットワーク作りへ始動
6. 本社研修会の立ち上げ
7. 日赤病院での被災者「心の相談電話」の開設
8. 被災地での協労
9. 赤十字での心理職の新たな役割
10. ふだんの臨床の質の向上を

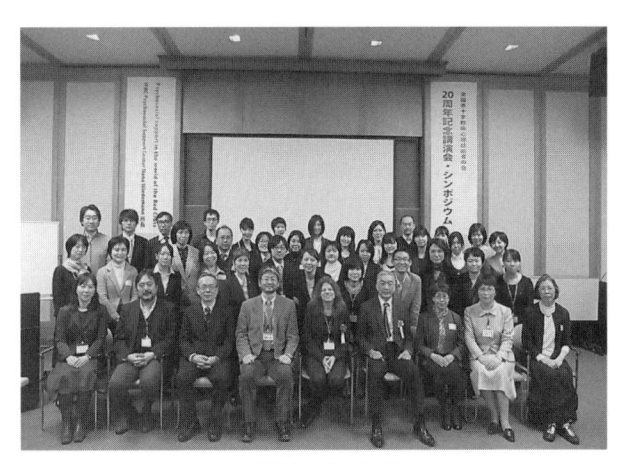

20周年記念集合写真

1．1人職場で38年

　私は人から時々「どうしてその仕事に就いたんですか」と聞かれることがある。いまでこそ臨床心理士という職種は珍しくないけれど，当時は「職場ってあまりないでしょ」といわれた。「物好きな人」というニュアンスである。自分でも心理職に就いた動機がなんであったかは思い出せない。院生時代に大阪市の児童相談所でアルバイトをしていた時に，日赤の精神科でオープンな研究会をしていると聞いて押しかけたのがきっかけだった。公務員職を蹴って病院に就職したものの，そこには1000人余りの職員がいて，精神科医は7人もいたが，私の職場は1人だった。当時精神科病棟は本院とは2キロ程離れた木造の古い旧陸軍兵舎だった。後に取り壊され本院に併合されたものの，1人職場は変わらず，結果として40年近くもいたのだから，結構この環境も仕事も嫌いじゃなかったのだろう。

2．1人の気楽さの裏に

　思うに私は人とはいくらか距離をおいているのが気楽なほうだった。クライエントともある程度距離をおいているタイプかもしれない。1人での仕事が続くと息抜きに看護師詰所に出向いてお喋りすることもあったが，また1人に戻る。1人でいることは気楽ではあるが，仕事をする上ではよほど自分に厳しくしないと，自分に甘くなり，自己満足で終わってしまいがちだった。行き詰ると投げやりになることも多かった。まったくやる気を失っていたときもあった。患者さんの回復は喜びだったが，成果が得られることよりも状態が悪くなっていくのをなんとか防いでいるだけと，自分の無力さを感じることがしばしばあった。青年の患者さんの母親から「いま救急外来にいる。息子がビルから飛び降りた」と聞いて駆けつけたこともあった。自死した患者さんは退職するまでに4人を数えた。私自身何もかも捨てて人生を歩き直したいという衝動がしばしばあった。

3．国家資格化問題がきっかけ

　私のことはどうでもいいことだが，そんな私が50歳近くになって，思い立ったように日赤の心理職のネットワークを作ろうと思い立ったのは，心理職の「国家資格化が間近に迫ってきた」という認識があったからである。そしてもう一つの理由は，上記のように1人職場で気楽な半面，仕事上行き詰ったときや誰かの意見を聞きたいと思ったとき，仕事場に同僚がいないということの辛さ，物足りなさをずっと抱いてきたからである。時には知人や先輩，後輩のいる職場を訪ねても行った。学会で知り合った武蔵野日赤の齋藤慶子先生を訪ねたこともあった。長年職場で実績を積んでこられただけあって，複数の心理職がおられ羨ましかった。「寂しかったのね」と問われれば，その通りだった。そんな環境をなんとかしたいと考えたことも動機のひとつであった。「日赤のネットワークを作ってみよう」。日赤はどこでも1人職場の人が多いはずだし，たとえ遠方の職場でも相談できる仲間や同僚がいれば，役に立つはずと思った。職場の医師，看護師，理学療法士，薬剤師の皆さんに聞いてみると，日赤内部で職能団体を持っており，学会や研究集会を定期的に開いていた。何もない心理職をどうにかしなければと思った。今にして思えば，自分自身の立て直しの意味もあ

4. さまざまな職種，職場の人との交流

　現在では全国レベル，地方レベルでの臨床心理士会の研修会や，さまざまな集まりが組織され，案内される会合も選択に困るほど多いともいえる。しかし20年前にはそんな場はまれだったし，自分で開拓して見つけるか，作っていくしかなかった。私は入職間もなくから20年以上，仕事が終わってからの月1回の研究会を，職場の精神科医とMSWと一緒に開き，ガリ版を刷って事務局をしていた。職場の看護師や医師，近隣の心理士，教師，開業医，保健師，施設職員らが参加していた。小冊子を7冊も編集発行し，販売もした。さまざまな仕事場で，さまざまな現場があることを知った。メンバーも入れ替わりながら退職前まで研究会は続いた。その集まりは私にとっては社会の「窓」だったともいえる。そのような人との繋がりから，40代後半には周辺の学校の教員研修の場や，保健所に呼ばれて話をする機会ができ，鍛えられた。その頃毎日新聞に月1回1年間「精神科カウンセラー」の肩書でコラムを連載し評判もよかったので，いささか気分が高揚していたのかもしれない。

5. ネットワーク作りへ始動

　武蔵野日赤の齋藤先生や，少し面識のあった日赤医療センターの今泉岳雄先生と連絡を取り，「全国の日赤の心理職のネットワークをつくろう」と呼びかけたのは，そういう時期だった。齋藤先生は医療機関に勤める心理職を中心にした全国組織で国家資格化を推進する先導役として活躍しておられ，私の提案にもすぐに賛同された。今泉先生とも目的を共有できた。

　私は国家資格化については賛否を云々する時期ではなく，法制化に備えて現場の心理職が準備をしていく時期だという認識だった。しかも，心理職の職場はさまざまで，公立の相談機関や単科の精神病院の集まりはあると聞いていたが，総合病院の心理職の組織はどこにもなかった。だから法制化に当たって総合病院の心理職の仕事を整理し，基礎資料を提供できる人はいるのかという危惧があった（その後，当時の厚生省の「資格制度検討会」で齋藤先生は精力的に心理職の仕事の枠組みを作る努力をされたが，次々に委員が入れ替わり，残念ながら今なお法制化に至らないように，90年代以降泥沼に入り込んだような状況になった）。

　そして，1992年（平成4年），上記のお2人と私が呼びかけ人になって，全国92の赤十字病院と赤十字が運営する7施設の人事課ないしは総務課宛てに「心理職の在職者調べ」を行なったのが始まりだった。

6. 本社研修会の立ち上げ

　その結果90の病院・施設から回答が寄せられ，35の病院・施設で在職していることが確認できた。続いて，そこに在職する心理職の方に「全国赤十字CPの会（準備会）の呼びかけとアンケートのお願い」というタイトルでアンケートを送付し，心理職の勤務実態（職務内容，支払い請求の仕方，

待遇など），国家資格制度への意見を問うた。同時に「全国赤十字CPの会」の結成について問うと「本社主催の研修・交流会」および「職能団体としてのネットワーク作り」を大部分の常勤職員が望んでいることが分かった。

さっそく3人でアンケート結果を持って本社医療事業部の幹部の方にアポイントを取った。そして全国の心理職の声を伝え，本社での研修会の開催を要望すると「いまは本社主催でこのような専門職の集会は行わなくなっているが，自発的に自分たちが企画し，運営するのであれば側面から協力する」という趣旨で快諾された。その嬉しい回答を得て，早速準備にかかり，1993年（平成5年）9月24日に第1回の「全国赤十字臨床心理技術者の会」の研修会が開催されるまで一気に動き出した。現在の本社研修会の誕生だった。この会の発足を紹介するために「赤十字の動き」No. 226（1993年12月号）およびNo. 229（1994年4月号）に寄稿した。

第1回の研修会には全国から21名の仲間が本社会議室に集った。他方，会の設立と同時に「赤十字CPネットワーク通信」を発行し，研修会の案内と結果報告だけではなく，国家資格法制化問題などの記事を掲載し情報交換の場としてきた。そして会が発足して2年目，1995年1月17日に阪神・淡路大震災が起き，生まれて間もないこのネットワークが思いがけずフルに活きることとなった。

7．日赤病院での被災者「心の相談電話」の開設

発災直後から，被災地に近い日赤大阪府支部は次々と医療救護班を派遣していた。未曾有の大規模災害で全国から救護班が被災各地で拠点を設けていた。心理職の私はただ手をこまねくしかなかったが，日赤の地域福祉活動の一環として大阪府支部で市民対象に1986年から「親と子のこころの相談室」（日本赤十字社，2007）を開設していた関係で，支部の職員に無理をいって救護班に便乗して被災地に入り，最前線の医療救護の現場を見学させてもらいながら，心理職ができることを模索していた。

その時，被災者へのさまざまな支援活動を総称することばとして「こころのケア」という言葉が生まれ，話題になっていた。また，被災地から全国に避難して行かれた方は1-2万人に上るとも報道され，避難していった町での困難も取り上げられていた。そこで，全国に散らばって行った被災者のために，各地の日赤病院で被災者への「心の相談電話」の開設を呼びかけた。同業者のネットワークが活きた場面だった。本社の了解とそれぞれの病院長の許可を受け，当初8病院から間もなく22病院まで拡がった。雑誌や新聞でも広報され，多くの相談が寄せられた。その集計レポート（大野，1996）は「阪神・淡路大震災――救護活動の記録」（日本赤十字社）に収録されている。

8．被災地での協労

さらに発災後しばらくして今泉先生から連絡があり，日赤本社が被災者のストレス調査の実施を初めて行うことを決め，本社と日赤医療センターから医師，看護師，主事に同行して神戸に調査にやってくるという。今泉先生からの要請は大阪にいる大手前整肢学園の山本良平さんと私に手を貸して欲しいということだった。このミッションは数日間，しかも3カ月間隔で3回行われた。途中から高松日赤の島津昌代さんも加わり，避難所での聞き取りインタビューが連日続いた。野戦病院

のように簡易ベッドを並べて眠った。その3回の調査の結果を受けて，本社は1年後に神戸赤十字病院で心療内科を新たに開設した。この調査報告は今泉先生を筆頭報告者に山本さん，島津さんと大野が連名で発表した（今泉他，1995）。

9. 赤十字での心理職の新たな役割

このように組織としてできたての赤十字のネットワークは，災害を機に全国の心理職が連携して活動する礎となった。その後，本社は従来の災害時の医療救護活動に加えて，「こころのケア」活動を重視し，被災地での活動はもとより「こころのケア」指導者の養成でも心理職に重要な役割をあたえてきた。2005年（平成17年）に起きた新潟中越地震では，日赤救護班の一員として多くの心理職が被災地で活動した。この間，日赤が導入してきた「こころのケア」活動での心理職への期待はこれまでにないほど大きなものであった。さらに2011年（平成23年）の東日本大地震では心理職は現地での活動に留まらず，後方支援者として救護班の健康管理に携わるまでにその役割が拡がっている。

10. ふだんの臨床の質の向上を

このネットワークができてから20年。この間大小いくつもの災害があり，被災地に出向いた心理職も多くなった。病院の中で顔を知られるようになった方も多いだろう。被災地での心理職の役割は検討すべきことがまだまだ多いとはいえ，災害時の活動は普段の臨床と応用力が試される場でもある。他の医療者や多様な職種の人々と連携し，コラボレートする力量が問われもする。心理職の慣れない分野が鍛えられるときである。だからこそ，ふだん総合病院という多種多様な疾患を抱えた病者への臨床活動のなかで力を養い，この全国のネットワークが相互に刺激しあう場となり，鍛えあう場となっていくことを期待してやまない。

また，やがて国家資格化が具体的になってくるのではないかと予想されるが，国家資格化の中身を作り上げていくのは我々自身であることをふまえて，このネットワークを有効にいかしていただきたいと念願する。

（大野秀樹）

第2章　本会の組織と活動

1.「全国赤十字臨床心理技術者の会」の組織
2.「全国赤十字臨床心理技術者の会」の活動
3. 今後の課題

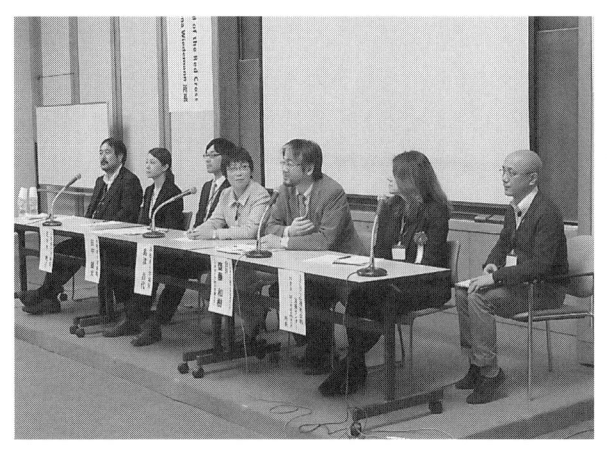

20周年記念シンポジウム

1.「全国赤十字臨床心理技術者の会」の組織

　日本赤十字社は，東京に本社を置き，全国47都道府県に支部があり事務局を置いて地域に根差した活動をしている。さらに，病院104・看護師養成施設（大学，専門学校等）26・血液事業施設224・社会福祉施設29，等の事業を行っている。2012年4月1日現在，442施設6万2188人が働いている。本会は全国の日本赤十字施設に在職する臨床心理技術者によって自発的に結成され，研修と情報交換を行う職能団体である。全国の赤十字施設の全職員数からみると，在職者数が極めて少ない職種であるが，1993年9月24日の第1回研修会を機に26施設35名の会員で発足し，2012年9月に20周年を迎え，39施設72名に拡大している。本会の役員は，毎年1回の総会で選出し，会長・副会長・会計・事務局長・事務局員・会計監査で構成される。任期は各2年，再任可能であるが，退職などによる途中交代もある。OBは準会員として参加ができる。日本赤十字社では救護活動を行うにあたり全国を6ブロックに分けており，本会もそれにならい，ブロック単位で研修会を企画し準備を行っている。

2.「全国赤十字臨床心理技術者の会」の活動

　主な活動は，研修会開催，会報「全国赤十字CPネットワーク通信」と名簿の発行である。

(1) 研修会

　毎年1回の自主企画の研修会を日本赤十字社（以下日赤本社）の会議室で開催し，20年間継続してきた。日赤本社医療事業部企画課から多大な協力と援助を得ており，研修に先立つ医療事業部長からの挨拶と講話は，赤十字職員としての自覚を新たにする貴重な機会となっている。

　会員は，ブロック単位での実行委員会によって持ち回りで企画し，内容は多岐にわたる。各会員が持つ知識や人的ネットワークを利用しての企画開催である。小規模の会ならではの，全員で会を作り上げているといった雰囲気に満ちており，発足当初から数年の間「赤十字施設における心理職の役割と課題」のテーマが取り上げられた。また，発足2年目に阪神淡路大震災が発災し，いち早く会のネットワークを利用して「災害電話相談」を立ち上げた。第3回では日赤本社の協賛を得て「災害ストレスとメンタルヘルス」のオープンセミナーを開催した。シンポジストとして会員の他に精神科医，日赤医療センターの内科医と看護副部長，日赤本社医療事業部企画課長が加わり有意義で活気のあふれた研修会となった。その後は，各施設の多岐にわたる臨床心理業務に関するテーマと，災害時の「こころのケア」に関するテーマを繰り返し取り上げて研鑽を続けている。第Ⅳ部第3章付録2にあるように，第11回（2003）以降，新たな若い世代の会員の活躍が目立つ。第14回（2006）から徐々に参加人数が増している。これは，会員の日常の院内業務で係わる診療科の広がりや，緩和ケアなどのチーム医療，職場のメンタルヘルスケア，災害時の「こころのケア」などへの，会員の関心の高まりが関連しているようである。

(2) 年間の活動

　事務局が会員名簿の作成更新と「全国赤十字CPネットワーク通信」を発行し，全国に点々と在職する会員の連携に役立てている。CPとは，Clinical Psychologist（臨床心理士）の略語である。

東日本大震災の支援については，会員のメーリングリストを通して，発災後の最初期から派遣要員への「こころのケア」等の後方支援に関する情報交換が活発に行われた。毎年1回の研修会ではあるが，確実に顔の見えるネットワークが作られているからこそ，こうした活動を起こす際に素早い機動力が発揮されたといえよう。

(3) 活動の振り返り―発足当時から在籍する会員へのアンケートから―

　20年の歴史を刻む本会の活動であるが，第Ⅳ部第1章にあるように，発足当時の臨床心理技術者はほとんどが1人職場であった。それまでは他の赤十字施設との交流も無く，ましてや日赤本社を訪れる機会も無かった。他の職種に比べ所属もさまざまであり，国家資格問題で揺れている時期でもあった。今回，「会の活動の印象深かったこと，苦心したこと」について，発足当時からの会員である奥御堂麻紀（高山），金子和子（元医療センター），嶋﨑淳子（医療センター），島津昌代（高松），藤井純子（元長野），山本良平（元大手前整肢学園）から，アンケートによる回答を得た。アンケートには，会員にとって，本会の存在が，心理的に大きな支えになったことが述べられている。

印象深かったこと

　第1回目の研修会で詳しい日赤本社見学会があり歴史を感じ取れた。日赤会館の宿泊や，交流会により有益な情報交換ができた。ネットワークが災害時の支援の為だけでなく通常の業務面やそれ以外の公私にわたり役立っている（山本）。他の学会に比べて中年男性が多いことが印象的だった。国家資格問題で揺れている時期に，総合病院や関連施設で働いている先輩方と出会って心強く感じた（島津）。病院間の繋がりを持てたことで，閉塞感，孤独感から解放された。心理職にも各施設により所属や業務内容に違いがあることを知った（奥御堂）。自分の領域で無いことを学ぶことができた。旅行の際にその県の赤十字施設への関心と親しみを感じるようになった（金子）。日赤本社に職能団体として認知され始めたことを実感した。他の学会では学ぶことのできない，施設内の多職種との連携等の実務的な面の研修も出来た。点々と散らばる全国の仲間が一堂に会して帰属意識が生まれ，エンパワメントされた（藤井）。

苦労したこと

　発足に際して，全国の赤十字病院・施設に勤務する臨床心理技術者を探すことに苦労した。国家資格の問題で，会の設立に警戒を持つ方もおり，互いの信頼関係を築くことに数年を要した。会員同士の率直な意見交換を通して現在の会へ発展した。会の歴史を若い会員に知っていただき，現在の赤十字に勤務する臨床心理技術者の使命と課題を考える機会になればと思う（嶋﨑）。研修会当日に全て会計処理を済まさねばならなかった。会員の入退会の出入りが多く，会員数の把握と会費納入の確認に苦労をした。非常勤職員も多いことが原因か（山本・金子・奥御堂）。会員が国家資格問題についてさまざまな立場と考えを持っており，それらを尊重し，公平な会の運営となるよう気を使った（藤井）。研修会の準備では，遠く離れた所の役員達と連絡を取り合う手間が大変だった。しかし研修会はいつも時間が足りなくなるほどの盛況で，面倒を上回る充実感を得る事ができた（島津）。

第Ⅳ部　本会について

表Ⅳ－1　組織の記録

年度	会長	副会長	事務局長	事務局員	会計
1994・1995	大野秀樹（大阪）	なし	（武蔵野）	なし	嶋﨑淳子（武蔵野）
1996・1997	藤井純子（長野）	大野（大阪）	島津昌代（高松）	秋山三左子（成田）山本良平（大手前）	上岡義典（ひのみね）
1998・1999	藤井（長野）	同上	前田潤（伊達）	島津（高松）	山本（大手前）
2000	今泉岳雄（武蔵野）	藤井（長野）	江藤礼子（医療センター）	前田（伊達）	金子和子（医療センター）
2001	藤井（長野）	大野（大阪）	同上	同上	同上
2002・2003	藤井（長野）	島津（高松）	大野（大阪）	村松知子（神戸）	奥御堂麻紀（高山）
2004	藤井（長野）	同上	上岡（ひのみね）	村松（神戸）大野（大阪）	同上
2005	藤井（長野）	同上	大川原憲司（長野）	同上	同上
2006	島津昌代（高松）	藤井（長野）	同上	同上	吉野美子（深谷）・奥御堂（高山）
2007	島津（高松）	同上	同上	同上	形岡美穂子（武蔵野）・同上
2008・2009	島津（高松）	同上	同上	久保山武成（秋田）	奥御堂（高山）
2010・2011	島津（高松）	同上	橘稚佳子（成田）	同上	同上
2012	齋藤和樹（秋田）	池田美樹（武蔵野）	同上	森光玲雄（諏訪）	倉山正美（和歌山）

会計監査：1998・1999，横井（深谷）・上岡（ひのみね）。2000・2001，山本（大手前）・丸山（秋田）。2002〜2010は常任の金子（医療センター）と毎年入れ替えの係り。2012〜奥御堂（高山）。

3．今後の課題

　当会の会員の赤十字施設での業務は，日常の臨床活動から災害時のこころのケア活動まで，広い範囲にわたっている。しかし臨床心理技術者の国家資格化がなされておらず，身分が不安定である。また，業務内容にも影響を受けることがある。これまで以上に研鑽を積み，日赤本社との連携を保ちながら，職能団体としての活発な活動が期待される。

　　　　　　　　　　　　　　　　　　　　　　　　　　　　　　　　　（藤井純子・島津昌代）

第3章　全国赤十字関連施設における臨床心理技術者の所属・臨床活動

1．全国赤十字関連施設と臨床心理技術者の所属
2．臨床心理技術者の臨床活動

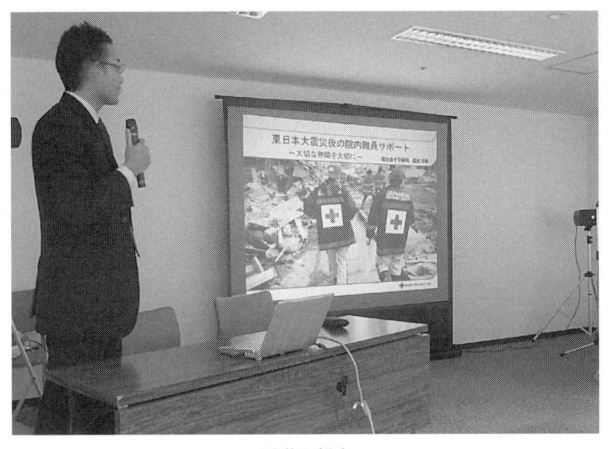

活動の報告

1. 全国赤十字関連施設と臨床心理技術者の所属

　全国の赤十字関連施設中，当会の臨床心理技術者が在職しているのは，赤十字病院および乳児院の計36施設である。現在の会員数は，常勤56名，非常勤15名，準会員6名の計77名である（2013年5月現在）。発足当時，主たる所属は精神科であったが，20年を経た今は精神科にとどまらず，神経科，小児科，緩和ケア，医療社会事業課など多岐にわたっている（付録1参照）。

2. 臨床心理技術者の臨床活動

　全国赤十字臨床心理技術者の会が1993年に会員37名にて発足した当時，心理士の臨床活動は，他職種とのカンファレンスやコンサルテーション・リエゾンを行うなど，活動の広がりが垣間見られていたものの，主たる活動は精神科における個人精神療法や各種心理検査であった。現在は，第Ⅰ部から第Ⅲ部にてご紹介した通り，院内外における臨床心理活動は非常に多岐にわたるものとなっている。また，毎年行っている当会の研修会では，幅広い臨床心理業務に関したテーマや，時代のニーズに合わせたテーマ，災害時のこころのケアに関するテーマなどを繰り返し取り上げ，専門的資質の維持・向上に努めている。（付録2参照）

　当会発足後の20年間の社会背景に目を向けると，1998年以降14年もの間続いた自殺者3万人超えや，うつ，発達障害，いじめ，虐待，DV，引きこもりなど，臨床心理学が関与する諸問題の増加がみられる。医療保健領域では，医療技術の進歩にともない慢性疾患や進行性疾患をもつ患者への心理的支援のニーズは高まっており，厚生労働省のチーム医療推進方策検討会議においても臨床心理職の必要性が叫ばれている。さらには，そこで働く医療スタッフのメンタルヘルスサポートの重要性など，臨床心理学に基づいた支援の必要性も求められている。

　また，2003年から国際赤十字・赤新月社連盟（IFRC）のトレーニング・マニュアルに従った「こころのケア」指導者養成が開始され，度重なる災害に対して，赤十字の救護班と一緒にこころのケア班としてアウトリーチ型の活動を行うことへのニーズも高まっている。

　心理士の臨床内容が多岐にわたってきたのには，以上のような社会的ニーズが高まっているからである。しかし，そのニーズにいち早く応えてこられたのには，心理士ひとりひとりが広い視野を持ち柔軟に臨床にあたってきたことが非常に大きい。また，赤十字病院（総合病院）の心理士は常勤職という安定した勤務体制であることも関与していると考えられる。それは，社会のニーズに応えるためには，治療の枠組みを大切にしつつも，柔軟に臨む姿勢と基盤が必要となるからである。

　今後も社会のニーズに応え，また，医療現場において患者に多角的な心理的支援をしていくためにも，広い視野と柔軟な姿勢および行動力を身につけるよう心がけていくことが，臨床心理活動にはますます必要となってくると思われる。

（橘　稚佳子）

付録1　全国赤十字病院リスト

	病院名	常勤心理士 所属科（人数）	非常勤心理士 所属科（人数）
北海道地区	旭川赤十字病院	精神科（1）	
	伊達赤十字病院	心理療法課（1）	心理療法課（1） 小児科（1）
	釧路赤十字病院	精神科（1）	
	北見赤十字病院	医療福祉課（1）	
	栗山赤十字病院		
	浦河赤十字病院		
	小清水赤十字病院		
	置戸赤十字病院		
	函館赤十字病院		
	清水赤十字病院		
東北地区	八戸赤十字病院		
	盛岡赤十字病院		
	仙台赤十字病院		
	石巻赤十字病院	医療技術課（2）	
	秋田赤十字病院	精神科（2）	心療センター（1）
	福島赤十字病院		
関東地区	水戸赤十字病院		
	古河赤十字病院		
	芳賀赤十字病院	精神科（1）	
	那須赤十字病院		
	足利赤十字病院		
	前橋赤十字病院		
	原町赤十字病院		
	さいたま赤十字病院		
	小川赤十字病院		
	深谷赤十字病院	精神科（1）	
	成田赤十字病院	医療社会事業課（3）	医療社会事業課（2）
	日本赤十字社医療センター	第二小児科（1） 附属乳児院（1） メンタルヘルス科（2）	小児保健部（2） 新生児科（1） 第二小児科（1） 附属乳児院（2）
	武蔵野赤十字病院	精神科（3）	
	大森赤十字病院		
	葛飾赤十字産院		
	横浜市立みなと赤十字病院	精神科（1）	精神科（1）
	秦野赤十字病院		
	津久井赤十字病院		

甲信越・北陸地区	長岡赤十字病院	精神科（1）	
	富山赤十字病院		
	金沢赤十字病院		
	福井赤十字病院	精神科（1）	
	長野赤十字病院	臨床心理課（2）	
	下伊那赤十字病院		
	諏訪赤十字病院	精神科（2）	
	安曇野赤十字病院		
	川西赤十字病院		
	飯山赤十字病院		
	山梨赤十字病院		
東海地区	高山赤十字病院	心療内科（1）	
	岐阜赤十字病院		
	静岡赤十字病院		精神神経科（1）
	浜松赤十字病院		
	伊豆赤十字病院		
	引佐赤十字病院		
	裾野赤十字病院		
	名古屋第一赤十字病院	小児科（2）	
	名古屋第二赤十字病院	精神科（2）	
	伊勢赤十字病院	神経科（3）	
		精神科（1）	
近畿地区	大津赤十字病院	医療技術課（1）	
	大津赤十字志賀病院		
	長浜赤十字病院	精神科（1）	精神科（1）
	京都第一赤十字病院	精神科（2）	
	京都第二赤十字病院		心療内科（1）
	舞鶴赤十字病院		
	大阪赤十字病院	精神神経科（2）	
	高槻赤十字病院		
	姫路赤十字病院	小児科（1）	新生児センター（1）
	柏原赤十字病院		
	多可赤十字病院		
	神戸赤十字病院	心療内科（1）	
中国地区	和歌山医療センター	心療内科（1）	
	鳥取赤十字病院		
	松江赤十字病院		
	益田赤十字病院		
	岡山赤十字病院	心療科（1）	
	岡山赤十字病院玉野分院		
	広島赤十字・原爆病院	小児科（1）	
	庄原赤十字病院		
	三原赤十字病院		
	小野田赤十字病院		
	山口赤十字病院	精神科（1）	
四国地区	高松赤十字病院	医療社会事業課（1）	
	松山赤十字病院	地域連携課（1）	
	高知赤十字病院		
	徳島赤十字病院	精神科（3）	
	徳島赤十字乳児院	（1）	
	徳島赤十字	診療部（2）	
	ひのみね総合療育センター		

付録1　全国赤十字病院リスト

九州・沖縄地区	福岡赤十字病院	
	今津赤十字病院	
	嘉麻赤十字病院	
	唐津赤十字病院	
	日本赤十字社 長崎原爆病院	
	日本赤十字社 長崎原爆諫早病院	
	熊本赤十字病院	診療支援課（1）
	大分赤十字病院	
	鹿児島赤十字病院	
	沖縄赤十字病院	

付録2　全国赤十字臨床心理技術者の会研修リスト

(敬称略)

回	日時	内容	担当
第1回	1993/ 9/24	講義：【神経心理学的検査の意義と検査法】 講師：宮森孝史（七沢リハビリテーション病院心理科）	大阪
		シンポジウム：【総合病院における心理職の役割と課題／私の職場の歴史と現状】 話題提供者：藤井純子（長野日赤），島津昌代（高松日赤），前田潤（伊達日赤）	
第2回	1994/ 7/22	講義：【HIVの現状と臨床心理技術者に求められるもの】 講師：三浦琢磨（芳賀日赤血液科部長）	深谷
		シンポジウム：【心理職の業務　―他科，他職種との連携と問題点と課題―】 話題提供者：齋藤和樹（秋田日赤），小松誠之助（長浜日赤）	
第3回	1995/12/ 7	シンポジウム：【赤十字関連施設における心理職の役割と課題part2】 話題提供者：山本良平（大手前整肢学園），五十嵐滋（諏訪日赤）	高松
		調査報告：【臨床心理業務の依頼・報告書・記録・案内・パンフレット等について】 報告者：藤井純子（長野日赤）	
	1995/12/ 8	オープンセミナー：【災害ストレスとメンタルヘルス】 講師：小川恵（東京都・青木病院精神科　医師），狩野友行（前日赤医療センター内科　医師），金田和子（日赤医療センター看護副部長），本田典久（日赤本社医療事業部企画課長），今泉岳雄（日赤医療センター小児保健部心理指導係長）	
第4回	1996/ 7/26	講義：【PIL（Purpose In Life test）について】 講師：田多香代子	伊達
		シンポジウム：【心理職の役割と課題　―心理検査を中心に―】 話題提供者：前田潤・水上志子（伊達日赤），村松知子（神戸日赤）	
第5回	1997/ 6/28	講義：【「性」障害と心理療法】 講師：金子和子（日赤医療センター婦人科）	大阪
		講義：【精神科デイケアの現場から】 講師：小松誠之助（長浜日赤精神科）	
第6回	1998/ 7/10	講義：【黄黒交互彩色法（YB法）について】 講師：酒木保（京都文教大学）	武蔵野
		事例検討：【絵画を用いた症例】 報告者：藤井純子（長野日赤）　助言者：酒木保	
第7回	1999/ 7/9	講義：【虐待事例に対する心理職の役割　―いかに関わるか】 講師：佐藤千穂子（北里大学病院精神神経科臨床心理士）	長野
		事例検討：【「子どもが愛せない」という母親の事例】 報告者：島津昌代（高松日赤）　助言者：佐藤千穂子	
		シンポジウム：【臨床心理士の役割　―日常業務を通して―】 話題提供者：大野秀樹（大阪日赤），今泉岳雄（武蔵野日赤）	

付録2　全国赤十字臨床心理技術者の会研修リスト

		活動報告:【有珠山噴火に伴う赤十字「心のケアセンター」活動概要】 報告者:前田潤(伊達日赤)	
第9回	2001/ 7/19	講義:【心療内科医の視点から見た摂食障害】 講師:藤田光恵(京都・堀川病院心療内科　医師)	神戸
		事例検討:【自殺企図を繰り返す青年期女性への家族療法的関わり】 報告者:橘稚佳子(成田日赤)	
第10回	2002/11/29	講話:【日本赤十字社法制定50周年　赤十字事業のあゆみと今後について】 講師:青木光男(本社医療事業部企画課管理係長)	ひのみね
		講義:【コミュニティ心理学的アプローチ　〜不登校・ひきこもりを中心に〜】 講師:織田孝裕(登校拒否文化医学研究所)	
		研究報告:【徳島県における臨床心理的地域援助の展開〜療育支援ネットワーク構築をめざした試みから〜】 報告者:上岡義典(ひのみね整肢医療センター)	
第11回	2003/11/21	講義:【注意欠陥多動性障害をもつ子どもへの支援〜ペアレント・トレーニングと担任へのグループ実践より〜】 講師:太田智佐子(東京都教育相談センター臨床心理士)	成田
		事例検討:【「宇宙人から地球人へ〜 ADD 女子中学生の事例〜」】 報告者:丸山真理子(秋田日赤)　助言者:太田智佐子	
第12回	2005/ 2/ 4	活動報告:【新潟県中越地震災害と「こころのケア」活動】 　1)本社からの中間報告(全般的な救護及びこころのケア活動のまとめ) 　2)「こころのケア」活動の実践報告(派遣会員からの報告) 　3)今後の課題と展望	高松
第13回	2004/ 6/17	講義:【トラウマ―急性期,慢性期の評価と対応】 講師:小西聖子(武蔵野大学人間関係学部教授　精神科医・臨床心理士)	秋田
第14回	2006/ 6/16	講義:【頭部外傷による高次脳機能障害のアセスメントと支援】 講師:池田美樹・形岡美穂子(武蔵野日赤)	武蔵野
		講義:【赤十字での臨床心理活動　―「災害時の心のケア」を中心に―】 講師:大野秀樹(大阪日赤)	
第15回	2007/ 9/14	講義:【子どものロールシャッハ】 講師:佐藤至子(前国立精神神経センター国府台病院児童精神科　臨床心理士)	成田
		全体討議:【日赤病院における臨床心理士の現状と今後について―アンケート調査をもとに―】 話題提供者:橘稚佳子・小林公・江川麻由美(成田日赤)	
第16回	2008/11/14	講義:【被災者支援活動について】 講師:前田潤(室蘭工業大学),齋藤和樹(日本赤十字秋田短期大学)	大阪
		講義:【緩和ケア活動の現状と課題】 講師:秋山修(日赤医療センター緩和ケア科医師)	
第17回	2009/12/18	講義:【周産期の心理臨床】 講師:橋本洋子(山王教育研究所)	名古屋 第1第2
		全体討議:各施設の現状報告会	
第18回	2011/ 1/21	講義:【発達障害について　医療センターでの現状】 講師:比留間敦子,嶋崎淳子(日赤医療センター)	医療センター
		講義:【発達障害にみられる「コミュニケーションのずれ」　〜語用論の観点から〜】 講師:長岡恵理(言語聴覚士・臨床心理士・特別支援教育士SV)	

第19回	2011/12/ 9	活動報告:【東日本大震災　こころのケアセンター活動報告】 講師:槙島敏治（日本赤十字センター　国際医療救援部　医師） 報告者:齋藤和樹（秋田日赤），前田潤（室蘭工業大学），田中雄大・三浦暁子（石巻赤十字）		長野
		シンポジウムⅠ:【こころのケア活動報告】 報告者:島津由美（山口日赤），池田美樹（武蔵野日赤），大河原憲司（長野日赤） シンポジウムⅡ:【各施設での救護班支援活動の取り組み】 報告者:福栄みか（横浜みなと日赤），高芝朋子（徳島日赤），森光玲雄（諏訪日赤） 活動報告:【現状は把握のためのアンケート調査報告】,【東日本大震災でのこころのケア活動についての実態調査】 報告者:橘稚佳子・小林公（成田日赤）		
第20回	2013/3/17	講演1:【全国赤十字臨床心理技術者の会―設立の背景と私の臨床の歩み】 講演者:大野秀樹（初代会長・元大阪日赤） 講演2:【こころの専門家としての様々なかかわり】 講演者:橘稚佳子（成田日赤）		関西ブロック（姫路）
		記念講演:【Psychosocial Interventions in the World of the Red Cross】 講演者:Nana Wiedemann（国際赤十字・赤新月社連盟 IFRC　心理社会的支援センター所長） シンポジウム:【東日本大震災から】 司会:齋藤和樹（会長・日本赤十字秋田看護大学） シンポジスト: 　前田潤（室蘭工業大学・伊達赤十字病院） 　「東日本大震災に見る赤十字こころのケア活動―心理社会的支援の展開」 　田中雄大・佐々木暁子（石巻赤十字病院） 　「急性期における石巻赤十字病院の心理士の活動」 　島津昌代（高松赤十字病院） 　「救護員に対する後方的支援について」		

H24年度よりブロック単位の主催

おわりに

　心理臨床の「臨床：クリニック：clinic」という言葉は，古代ギリシアにおいてエピダウロスという土地のアスクレピオス神を祭る神殿の中の，アバドンと呼ばれる神聖なる部屋に置かれた病人が横たわるためのベッドの名称，「クリネー：klineh」に由来する。神官や巫女は病人の俗世の穢れを祓い，この部屋に誘うための儀礼を施し，クリネーに病人を横たわらせるが，人が関わるのはここまでである。そこで眠ることが治療であり，そこで見る夢は聖なるものとされ，治癒は神の恩寵であって人の手の彼方にあった。

　人々は治癒を求めて今も病院や治療院，専門機関に日参し，その身を専門家に委ね，専門家はその期待に応えるべく技能の習得に励み，検査や治療技術の開発と発展に寄与しながら精進を重ねる。病院を訪れる人々は治療のための検査や幾つもの試練が求められ，専門家は日々の業務に追われ苦闘している。しかし，どれほど科学技術が進展し，医療的発展があっても，人々が願うような治癒が得られるとは限らない。病そのものの苦悩，治療のために必要な手続きや生活の忍耐，治癒を得られぬことの懊悩があり，それが心理臨床の対象となる。

　心理臨床者は，養成課程において修練を積むが，医療現場に即応した準備がそこで完了するわけではない。医療現場に身を投じて人々と医療の実情に触れて，初めて心理臨床の専門家としての技量を高めていく。これはどの専門家も同じ事情がある。ただ，法的未整備が長く続き，心理臨床者の医療での立場は待遇とともに低く，弱く，医療者が医療経済的観点から離れたところに存在価値を見出すことを通じて，精神あるいは小児保健医療などの一隅に棲み，病院にいることが許されてきた存在である。我が国で人々が病院で心理臨床者に出合うことは稀である。しかし，本書が示した心理臨床の領域は，精神や小児保健医療に留まらず，病院のあらゆる診療科，さらには病院を出て病院関連施設や地域，災害現場にまで広がっている。本書はそういう意味であらゆる心理臨床の現在的領域を網羅し，病院での心理臨床の可能性を示していると言って過言ではない。ただし，これらの仕事は，執筆者であるそれぞれの心理臨床者が，個々の病院で出合った社会的要請に従って，己の興味や関心，能力を超えてそれに応えようと新たに開いてきた所産である。

　病院にあって心理臨床者は，補完的役割を担う。そしてその役割の本質は，願ってやまない治癒と与えられた現実との乖離を受容する過程にある人々と医療者の煩悶に触れながら，決して交わらず，しかも共同して先の見えない道程を支えることである。これは社会的身分に関わらず，心理臨床という仕事の拭うことのできない孤独である。

　全国赤十字臨床心理技術者の会の20周年という歳月は，既に職を全うし，これまでの総括として寄せられた原稿から，着手したばかりの課題とその取り組みの紹介としての原稿までを含む厚みを示す。そういう点で，本書は，確かに日本赤十字社の臨床心理技術者の実学としての体験報告であり，その20周年にふさわしく，また，心理臨床が赤十字を舞台として多くの天の恵みと大地の滋養

おわりに

そして人々の助けを得ながら根を張り，幹を伸ばし，ここまで枝を広げてきたことを示す臨床心理学の記念碑でもある。

　ここに名を連ねることのなかった多くの先人，そして何よりも心理臨床の可能性を認めてくれた多くの医療関係者，赤十字関係者の皆様に敬意と感謝を捧げたい。

伊達赤十字病院　／　室蘭工業大学

前田　潤

参考文献

第Ⅰ部

第1章

青墳信之・松浦康弘・脇田久・池田由佳・藤崎良一・橘稚佳子（2009）．造血幹細胞移植におけるチーム医療　日本医療マネジメント学会雑，**10**, 153.
チーム医療推進協議会　http://www.team-med.jp/
厚生労働省　平成24年度診療報酬改定について　http://www.mhlw.go.jp/seisakunitsuite/bunya/kenkou_iryou/iryouhoken/iryouhoken15/index.html
村松公美子・上島国利（2009）．プライマリ・ケア診療とうつ病スクリーニング評価ツール：Patient Health Questionnaire-9日本語版「こころとからだの質問票」について　診断と治療，**97**, 1465-1473.
World Health Organization, WHO (2001). *International Classification of Functioning, Disability and Health* (ICF). （WHO. 日本語訳（2002）．ICF：国際生活機能分類　中央法規）
財団法人がん研究振興財団（2012）．がんの統計'11

第2章

American Psychiatric Association (2000). *Diagnostic and statistical manual of mental disorders,* 4th ed. Text revision (DSM-Ⅳ-TR). （高橋三郎・大野裕・染矢俊幸（訳）（2002）．精神疾患の診断・統計マニュアル新訂版　医学書院）
Anderson, B.J., and Rubin, R.R. (1996). *Practical Psychology for Diabetes Clinicians*. American Diabetes Association.
Friedman, N. (Ed.) (1997). *Caring for the Diabetes Soul*. American Diabetes Association.
藤澤大介（2007）．上島国利・上別府圭子・平島奈津子（編）知っておきたい精神医学の基礎知識──サイコロジストとコ・メディカルのために　誠信書房，pp. 185-189.
医療研修推進財団（監）小川朝生・内富庸介（編）（2009）．精神腫瘍学クイックリファレンス　創造出版
石井均（監），辻井悟・岡崎研太郎・久保克彦・久保永子・夏井耕之・宮脇尚志（訳）（1999）．糖尿病こころのケア──糖尿病を愛することなんて，もちろんできないけれど　医歯薬出版
国立精神・神経医療研究センター・国立循環器病研究センター・日本循環器心身医学会（2011）．循環器疾患患者の精神的支援に関する研修──日本循環器心身医学会の手引きをベースに　資料集　pp. 1-3.
村松公美子・宮岡等・上島国利・松村芳幸・古田雅人・大坪天平・下条文武（2007）．Patient Health Questionnaire日本語版のMini-International Neuropsychiatric Interview-Plus に基づく妥当性研究　*Psychological Reports*, **101**, 952-960.
中尾一和・石井均（監），久保克彦他（訳）（1997）．糖尿病診療のための臨床心理ガイド　メジカルビュー社
村瀬嘉代子（1999）．心理療法と支持　こころの科学，**83**, 10-15.
尾鷲登志美・上島国利（2007）．うつと循環器疾患「血圧」編集委員会（編）血圧──高血圧とうつ・不安・不眠　pp. 25-29.
Rubin, R.R. 久保克彦・久保永子（訳）（1999）．糖尿病治療における心理的アプローチ　看護学雑誌，**63**, 329-334.
瀧口裕子・大岡智美・青山芳・大西千秋・瀬尾澄子・松崎和代・藤河周作・高芝朋子・一森敏弘・坂田章聖（2008）．CAPD患者の心理状態を調査して　第39回徳島透析療法研究会発表
富野康日己（1999）．透析患者のための臨床心理的アプローチ──こころのケアの実際　文光堂
冨岡幸生（2000）．糖尿病　知りたいこと　伝えたいこと　四国新聞社
横山和仁（2005）．POMS短縮版手引きと事例解説　金子書房
Zimmerman, B.J. (1995). Self-efficacy and educational development. In A. Bandura (Ed.), *Self-Efficacy in Changing Societies*. Cambridge University Press. pp. 202-231.（ジンマーマン，B.J.　本明寛・野口京子（監）（1997）．激動社会の中の自己効力　金子書房）

第3章

明智龍男（2003）．がんとこころのケア　日本放送出版協会
明智龍男・内富庸介（2008）．がん患者のうつと自殺　学術の動向，**13**, 44-48.
春木繁一（1997）．透析か移植か──生体腎移植の精神医学的問題　日本メディカルセンター
木村宏之・尾崎紀夫（2006）．生体移植ドナーにおける心理・社会的側面　現代医学，**54**, 233-236.
太田和夫・打田和治（2003）．腎移植サポートブック　MC メディカ出版
大槻貴子・井上靖恵・小出将則・外ノ池隆史・室谷民雄（2002）．当院における臨床心理士のリエゾン活動の現状　その1　腎センターとの関わり　心身医学，**42**, 685.
尾崎紀夫・成田善弘（1986）．腎移植における精神医学的諸問題　精神医学，**28**, 671-677.
佐藤喜一郎（1996）．腎移植　黒澤尚・市橋秀夫・皆川邦直（編）コンサルテーション・リエゾン精神医学　星和書店
先端医療振興財団（2011）．PDQ 日本語版　支持療法と緩和ケア3　うつ病　先端医療振興財団
田邊一成（2012）．病気がみえる vol. 8　腎移植　メディックメディア
打田和治・渡井至彦・後藤憲彦（2011）．これを見ればすべてがわかる腎移植 2011 Q&A　東京医学社

第4章

原寛美（監），相澤病院総合リハビリテーションセンター（2005）．高次脳機能障害ポケットマニュアル　医歯薬出版株式会社
池田美樹・仲谷誠（2012）．外傷性脳損傷後の遂行機能障害と社会行動障害に対する認知行動論的アプローチ──1症例報告　臨床精神医学，**41**, 1327-1336.
中島八十一（2006）．高次脳機能障害の現状と診断基準　中島八十一・寺島彰（編）高次脳機能障害ハンドブック──診断・評価から自立支援まで　医学書院　pp. 1-16.
岡庭豊（2011）．病気がみえる vol. 7　脳・神経　メディックメディア
忠井俊明（編著）（2008）．医療心理学　星和書店
田川皓一（編）（2004）．神経心理学評価ハンドブック　西村書店
富田博樹・戸根修・秋元秀昭・原睦也・重田恵吾・山本崇裕・廣田晋・仲谷誠・成田享子・池田美樹・形岡美穂子・須崎紳一郎・勝見敦（2009）．頭部外傷後の遂行機能障害　神経外傷，**21**, 8-21.
宇野彰（編著）（2002）．高次脳機能障害の臨床—実践入門—小児から老人，診断からリハビリテーション，福祉まで　新興医学出版社
山野美樹・仲谷誠・嶋田洋徳（2010）．脳外傷後のパーソナリティ変化への認知行動論的アプローチ　早稲田大学臨床心理学研究，**9**, 35-48.
Wood, R.L. (2001). Understanding neurobehavioural disability. In R.L. Wood, and T.M. Mcmillan. (Eds.), *Neurobehavioural disability and social handicap following traumatic brain injury*. Psychology Press. pp. 29-45.

第5章

橋本洋子（2002）　臨床心理士の役割　堀内勁（編）NICU チームで取り組むファミリーケア──家族のはじまりを支える医療　メディカ出版　pp. 210-214
橋本洋子（2011）．NICU とこころのケア──家族のこころによりそって 第2版　メディカ出版
金子和子（1990）．セックス・カウンセリング　乾吉佑・飯長喜一郎・篠木満（編）開業心理臨床　星和書店 pp. 307-312.
金子和子（2005）．セックス・セラピーの進め方　日本性科学会（監）セックス・カウンセリング入門　金原出版 pp. 82-99.
厚生労働省（社会保障審議会児童部会児童虐待等要保護事例の検証に関する専門委員会）子ども虐待による死亡事例等の検証結果等について　第8次報告　http://www.mhlw.go.jp/bunya/kodomo/dv37/dl/8-2.pdf
McKay, M. (1994). The link between domestic violence and child abuse: Assessment and treatment considerations. *Child Welfare League of America*, **73**, 29-39.
宮地尚子・甲村弘子・紀平省悟・佐々木静子・土井真知（2008）．医療現場における DV 被害者への対応ハンドブック──医師および医療関係者のために　明石書店
森田展彰（2010）．ドメスティックバイオレンスと児童虐待──被害を受けた母子と加害男性に対する包括的な介入　臨床精神医学，**39**, 327-337.
永田雅子（2011）．周産期のこころのケア　親子の出会いとメンタルヘルス　遠見書房
内閣府男女共同参画局（2012）．配偶者暴力相談支援センターにおける配偶者からの暴力が関係する相談件数等の結

果について（平成23年度分）　http://www.gender.go.jp/policy/no_violence/violence_research/pdf/2011soudan.pdf

丹羽早智子・永田雅子（2012）．臨床心理士――周産期心理士ネットワーク　周産期医学，**42**, 773-776.

岡野禎治（2009）．産後うつ病と育児支援　日本精神神経学会誌，**111**, 432-439.

嶋崎淳子・笹川真紀子・小西聖子（2003）．DV相談員のメンタルヘルスに関する調査――医療機関に勤務する心理職との比較から　武蔵野大学心理臨床センター紀要，**3**, 1-14.

高芝朋子（2012）．1歳6ヶ月児の母親の子ども虐待傾向その2――健診時における質問紙調査を通して　第31回日本心理臨床学会発表

友田尋子（2012）．DV被害者に看護師ができること――二次被害から守る。看護学雑誌，**68**, 1038-1041.

山田不二子・田中真一郎・彦根倫子・工藤久美子・林節子・定永千寿子（2008）．乳幼児揺さぶられ症候群（Shaken Baby Syndrome）予防プログラムの一例　子どもの虐待とネグレクト，**10**, 118-123.

山下一夫・高芝朋子（2007）．1歳6ヶ月児の母親の子ども虐待傾向――健診時における質問紙調査を通して　鳴門教育大学研究紀要，**22**, 61-70.

第6章

Bronfenbrenner, U. (1979). *The ecology of human development: Experiments by nature and design*. Harvard University Press.

繁多進（編著）（1999）．乳幼児発達心理学――子どもがわかる好きになる　福村出版

本郷一夫（編）（2008）．子どもの理解と支援のための発達アセスメント　有斐閣

五十嵐透子（2001）．リラクセーション法の理論と実際――ヘルスケア・ワーカーのための行動療法入門　医歯薬出版株式会社

加藤誠・橘稚佳子（2010）．小児がんの子どもを持つ親への心理的サポートに関する研究――小児血液腫瘍科入院経験のある患児の保護者のインタビューより［厚生労働科学研究費補助金（がん臨床研究事業）「WEB版がんよろず相談システムの構築と活用に関する研究」研究代表者　山口建　平成21年度総括研究報告書］

菊池章夫・二宮克美・堀毛一也・斉藤耕二（編著）（2010）．社会化の心理学／ハンドブック　川島書店

国立がんセンターがん対策情報センター（2008）．小児がんシリーズ189　小児の白血病

文部科学省（2012）．児童生徒の問題行動等生徒指導上の諸問題に関する調査

内閣府（編）（2010）．平成22年版　障害者白書

及川欧（2008）．Heart rate variability（心拍変動）バイオフィードバックの臨床適応　バイオフィードバック研究，**35**, 59-64.

岡田由美子（2006）．しょうがいを持つ赤ちゃんとの家族の始まりを支援して　臨床心理学，**6**, 755-760.

岡田由美子（2006）．小児科における臨床心理士　臨床心理学，**6**, 31-35.

岡田由美子（2013）．赤ちゃんのこころ，子どものこころ，親ごころ――つながることと切れることを援助して　小児の精神と神経，**53**, 22-24.

沖潤一・衛藤隆・山縣然太朗（2001）．医療機関および学校を対象として行った心身症，神経症等の実態調査のまとめ　日本小児科学会雑誌，**105**, 1317-1323.

戈木クレイグヒル滋子（1999）．闘いの軌跡――小児がんによる子どもの喪失と母親の成長　川島書店

桜井茂男・濱口佳和・向井隆代（2003）．子どものこころ――児童心理学入門　有斐閣

谷川弘治・稲田浩子・駒松仁子・壬生博幸・斎藤淑子（2000）．小児がんの子どものトータルケアと学校教育　ナカニシヤ出版

特別支援学校病弱教育校長会・国立特別支援教育総合研究所　病気の子どもの理解のために　www.nise.go.jp/portal/elearn/shiryou/byoujyaku/supportbooklet.html

梅沢章男・寺井堅祐（2006）．ストレス軽減技法――臨床呼吸法　ストレス科学研究，**21**, 10-17.

谷田貝公昭・原裕視（2011）．子ども心理辞典　一藝社

財団法人がん研究振興財団（2012）．がんの統計'11

第7章

早川洋（2006）．心療内科と家族療法　東豊（編）家族療法のヒント　金剛出版　pp. 125-133.

中川哲也（2002）．心身医学の歴史と現状　久保千春（編）心身医学標準テキスト　医学書院　pp. 2-12.

中井吉英（2004）．はじめての心療内科　オフィスエム

参考文献

第8章

American Psychiatric Association (2000). *Diagnostic and statistical manual of mental disorders,* 4th ed. Text revision (DSM-Ⅳ-TR). (高橋三郎・大野裕・染矢俊幸訳 (2002). 精神疾患の診断・統計マニュアル新訂版 医学書院)

American Psychiatric Association. (2000). *Quick reference to the diagnostic criteria from DSM-Ⅳ-TR.* American Psychiatric Association. (高橋三郎・大野裕・染矢俊幸 (訳) (2002). DSM-Ⅳ-TR 精神疾患の分類と診断の手引き 医学書院)

Bellack, A. S., Mueser, K. T., Gingerich, S., and Agresta, J. (2004). *Social Skills Training for Schizophrenia: A Step-by-Step Guide.* Second Edition. The Guilford Press. (ベラック, A.S.・ミューザー, K.T.・ギンガリッチ, S.・アグレスタ, J. 熊谷直樹・天笠崇・岩田和彦 (訳) (2005). わかりやすいSSTステップガイド 統合失調症をもつ人の支援に生かす 上巻 基礎・技法編 星和書店)

藤澤大介 (2007). 上島国利・上別府圭子・平島奈津子 (編) 知っておきたい精神医学の基礎知識——サイコロジストとコ・メディカルのために 誠信書房 pp. 185-189.

深津千賀子 (1998). 精神医学的診断過程における検査情報の統合——心理検査の役割 小此木啓吾・大野裕・深津千賀子 (編) 心の臨床家のための精神医学ハンドブック 創元社 pp. 417-431.

深津千賀子・北山修 (1998). 神科診療場面における医療スタッフ間の連携 小此木啓吾・大野裕・深津千賀子 (編) 心の臨床家のための精神医学ハンドブック 創元社 pp. 69-81.

池淵恵美 (2002). 精神分裂病の認知行動療法 *Schizophrenia Frontier,* **3**, 30-35.

神原憲治 (2011). バイオフィードバック 竹林直紀 (編) バイオフィードバックとリラクゼーション法 金芳堂 pp. 22-65.

片口安史 (1987). 改定 新・心理診断法 金子書房

河野裕明・森田和子・岡崎直人・長雄眞一郎 (1992). アルコール症のグループ 山口隆・中川賢幸 (編) 集団精神療法の進め方 星和書店 pp. 262-279.

小山充道 (2011). 認知症のアセスメント 日本心理臨床学会 (編) 心理臨床学辞典 丸善出版株式会社

前田潤・狩野陽 (2004). 長期入退院統合失調症 (精神分裂病) 患者の心理療法——総合病院における心理臨床：リエゾン事態としての事例研究(3), 室蘭工業大学紀要, **54**, 55-65.

松浪克文 (2008). いわゆる「現代型」うつ病にどのように対応するか 精神科治療学, **23**, 995-1004.

宮川朋大 (2010). アルコール依存症の心理社会的治療 精神科治療学, 25 (増刊号), pp. 62-65.

日本心理臨床学会 (編) (2011). 心理臨床学辞典 丸善出版株式会社

小川朝生・内富庸介 (編) (2009). 精神腫瘍学クイックリファレンス 創造出版 pp. 110-116

大原健士郎・広瀬徹也 (監) (1997). 今日の精神科治療指針 星和書店

小此木啓吾・馬場禮子 (1989). 精神力動論 金子書房

Sadock, B.J., and Sadock, V.L. (2003). *Kaplan & Sadock's Synopsis of Psychiatry: Behavioral Science/Clinical Psychiatry.* Ninth Edition. Lippincott Williams & Wilkins. (B. J. サドック・V. A. サドック 井上令一・四宮滋子 (訳) (2004). カプラン臨床精神医学テキスト——DSM-Ⅳ-TR診断基準の臨床への展開 第2版 メディカル・サイエンス・インターナショナル)

坂元薫 (1999). 治療的観点から見た気分障害の経過 神庭重信・坂本薫・樋口輝彦 気分障害の臨床——エビデンスと経験 星和書店 p. 181.

津田均 (2008). 気分変調症と気分循環症——その症候と疾患論的位置づけ 精神科治療学, **23**, 855-864.

氏原寛 (2000). 心理アセスメントの効用と限界 氏原寛・成田善弘 (編) 診断と見立て——心理アセスメント 培風館 p. 111.

Vinogradov, S., and Yalom, I.D. (1989). *Concise Guide to Group Psychotherapy.* American Psychiatric Publishing. (ヤーロム・ヴィノグラードフ, 川室優 (訳) (1991). グループサイコセラピー 金剛出版)

Yucha, C., and Montgomery, D. (2008). *Evidence-Based Practice in Biofeedback and Neurofeedback.* Wheat Ridge, CO: Association for Applied Psychophysiology and Biofeedback.

第9章

Bonne, O., Brandes, D., and Gilboa, A. (2001). Longitudinal MRI Study of Hippocampal Volumein Trauma Survivors With PTSD. *American Journal of Psychiatry,* **158**, 1248-1251.

Brewin, C.R., Andrews, B., and Rose, S. (2003). Diagnostic overlap between acute stress disorder and PTSD in victims of violent crime. *American Journal of Psychiatry,* **160**, 783-785.

Hamanaka, S., Asukai, N., Kamijo, Y., Hata, K., Kishimoto, J., and Miyaoka, H. (2006). Acute stress disorder and posttraumatic stress disorder symptoms among patients severelyinjured in motor vehicle accidents in Japan. *General Hospital Psychiatry,* **28**, 234-241.

自殺総合対策大綱　http://www8.cao.go.jp/jisatsutaisaku/taikou/pdf/20081031taikou.pdf (accessed 2012-10-20)

河西千秋（2009）．自殺予防学　新潮社

加藤寛（2004）．PTSDの発症と遷延化に寄与するもの　金吉晴・飛鳥井望・加藤寛・広幡小百合・小西聖子・綱島浩一・加藤進昌・白川美也子・元村直靖・大山みち子・加茂登志子・笠原麻里・前田正治・佐藤志穂子・野田哲朗・岩井圭司　PTSD（心的外傷後ストレス障害）星和書店，p. 52.

岸泰宏・黒澤尚（2000）．救命救急センターに収容された自殺者の実態のまとめ　医学のあゆみ，**194**, 588-590

松岡豊・西大輔（2006）．交通事故とPTSD　こころの科学，**129**, 66-70.

Mental and Behavioural DisordersDepartment of Mental Health. World Health Organization (2000). *Preventing suicide : a resource for counsellors*（河西千秋・平安良雄（監）（2007）．自殺予防カウンセラーのための手引き　http://www-user.yokohama-cu.ac.jp/~psychiat/WEB_YSPRC/pdf/kaunnsera.pdf (accessed 2012-10-20)）

眠れてますか？　睡眠キャンペーン　http://www8.cao.go.jp/jisatsutaisaku/suimin/index.html (accessed 2012-10-20)

日本臨床救急医学会（監）日本臨床救急医学会「自殺企図者のケアに関する検討委員会」（編）（2012）．救急医療における精神症状評価と初期診療PEECガイドブック――チーム医療の視点からの対応のために　へるす出版

日本臨床救急医学会「自殺企図者のケアに関する検討委員会」（2009）．自殺未遂者への対応――救急外来（ER）・救急科・救命救急センターのスタッフのための手引き　日本臨床救急医学会

Wright, B. (1996). *Sudden Death.* Churchill Livingstone.（ライト，B　若林正（訳）（2002）．突然の死　医歯薬出版株式会社）

山勢博彰（2008）．ICUにおける精神・社会・倫理面に配慮した患者・家族へのかかわり方と危機理論　重症集中ケア，**6**, 6-10.

第10章

古川壽亮・大野裕・宇田英典・中根允文（2003）．一般人口中の精神疾患の簡便なスクリーニングに関する研究，平成14年度厚生労働科学研究費補助金（厚生労働科学特別研究事業）心の健康問題と対策基盤の実態に関する研究　研究協力報告書　http://mental.m.u-tokyo.ac.jp/h14tokubetsu/%E5%88%86%E6%8B%85%E7%A0%94%E7%A9%B6%E5%A0%B1%E5%91%8A%E6%9B%B82-2.pdf

橋本英樹（2005）．国民生活基礎調査における健康のとらえ方に関する研究,「厚生の指標」，第52巻，第11号，pp.14-22.

川村憲人（2003）．心の健康問題と対策基盤の実態に関する研究，平成14年度厚生労働科学研究助成金（厚生労働科学特別研究事業）心の健康問題と対策基盤の実態に関する研究　総括研究報告，ページ不明　http://mental.m.u-tokyo.ac.jp/h14tokubetsu/%E7%B7%8F%E6%8B%AC%E7%A0%94%E7%A9%B6%E5%A0%B1%E5%91%8A%E6%9B%B8.pdf

川村憲人・近藤恭子・柳田公佑・古川壽亮（2005）．成人期における自殺予防対策のあり方に関する精神保険的研究，平成16年度厚生労働科学研究費補助金（こころの健康科学研究事業）「自殺の実態に基づく予防対策の推進に関する研究」分担研究報告書，ページ不明　http://ikiru.ncnp.go.jp/ikiru-hp/report/ueda16/ueda16-8.pdf

川村憲人・高崎洋介・鈴木越治・土屋政雄（2006）．成人期における自殺予防対策のあり方に関する精神保健的研究，平成17年度厚生労働科学研究費補助金（こころの健康科学研究事業）「自殺の実態に基づく予防対策の推進に関する研究」分担研究報告書，ページ不明　http://ikiru.ncnp.go.jp/ikiru-hp/report/ueda17/ueda17-9.pdf

川村憲人・土屋政雄・村上彰臣・今村幸太郎（2009）．うつ病スクリーニング調査票カットオフ点の再検討　産業医等を対象とする新しい構造化面接法の開発，平成20年度厚生労働科学研究費補助金（こころの健康科学研究事業）リワークプログラムを中心とするうつ病の早期発見から職場復帰に至る包括的治療に関する研究　分担研究報告書，pp.1-11.

上田茂（2005）．平成16年度厚生労働科学研究費補助金（こころの健康科学研究事業）「自殺の実態に基づく予防対策の推進に関する研究」　総括報告書　http://ikiru.ncnp.go.jp/ikiru-hp/report/ueda16/ueda16-1.pdf

第11章

赤沢雪路・上野優美・福榮みか（2010）．3Dサポートチームが行く　看護学雑誌1月号　30-43.

明智龍男（2003）．がんとこころのケア　日本放送出版協会

Akizuki, N., Yamawaki, S., Akechi, T., Nakano, T., and Uchitomi, Y. (2005). Development of an impact thermometer for use in combination with the distress thermometer as brief screening tool for adjustment disorders and/or major depression in cancer patients. *Journal of Pain and Symptom Management,* **29**, 91-99.

参考文献

赤穂理絵・奥村茉莉子（編）（2008）．こころに寄り添う緩和ケア——病いと向きあう「いのち」の時間　新曜社
平岡真寛・小川修（監），横出正之・岸本寛史（編）（2010）．緩和医療レクチャー——がん患者の症状緩和のために（京都大学がんプロフェッショナル養成プラン緩和医療医コース）　遠見書房
保坂隆（監），町田いづみ・保坂隆・中嶋義文（2001）．リエゾン心理士——臨床心理士の新しい役割　星和書店
医療研修推進財団（監）小川朝生・内富庸介（編）（2009）．精神腫瘍学クイックリファレンス　創造出版
伊藤良子・乾吉佑・岸本寛史・北山修・鶴光代・下山晴彦・田嶌誠一・村瀬嘉代子・森岡正芳（編）（2008）．臨床心理学，**8**(6)　金剛出版
岩満優美・平井啓・大庭章・塩崎麻里子・浅井真理子・尾形明子・笹原朋代・岡崎賀美・木澤義之（2009）．緩和ケアチームが求める心理士の役割に関する研究——フォーカスグループインタビューを用いて　*Palliative Care Research*, **4**, 228-234.
緩和ケア編集委員会（編）（2012）．緩和ケア 22 増刊　がんを生きる人への心理社会的ケア——困難な状況の理解と対応　青海社
Miyashita, M., Sanjo, M., Morita, T., Hirai, K., and Uchitomi, Y. (2007). Good death in cancer care : a nationwide quantitative study. *Annals of Oncology*, **18**, 1090-1097.
成田善弘（2003）．セラピストのための面接技法——精神療法の基本と応用　金剛出版
武井麻子（2001）．感情と看護——人とのかかわりを職業とすることの意味　医学書院
垂水明子（2009）．緩和ケアにおける臨床心理士——心理士に出来ること，求められること　佐野直哉（編）現在のエスプリ 498　臨床心理士の仕事　至文堂　pp. 81-88.
津村麻紀・古川はるこ・森田満子・真鍋貴子・伊藤達彦・忽滑谷和孝（2011）．臨床心理士のコンサルテーション・リエゾン活動に対する医療従事者の意識の質的検討——がん医療に焦点を当てて　総合病院精神医学，**23**, 172-179.
上野優美（2011）．病棟認知症患者の行動とケア　エキスパートナース1月号　68-73.
山脇成人（1998）．コンサルテーション・リエゾン精神医学の歴史と概念　黒澤尚・山脇成人（編）臨床精神医学講座17　リエゾン精神医学・精神科救急医療　中山書店　pp. 3-8.

第12章

中央労働災害防止協会（2005）．職場におけるメンタルヘルス対策の在り方検討委員会報告書
大坊郁夫（1993）．日本版 GHQ　上里一郎（監）心理アセスメントハンドブック　西村書店　pp. 319-327
福嶋好重（2009）．看護師のメンタルヘルス　産業精神保健，**17**, 9-13.
厚生労働省（2004）．こころの健康問題により休業した従業員の職場復帰支援の手引き
厚生労働省（2004）．労働者の疲労蓄積度自己診断チェックリスト
厚生労働省（2008）．職場における心の健康づくり——労働者の心の健康の保持増進のための指針
三木明子（2002）．産業・経済変革期の職場のストレス対策の進め方各論4　事業所や職種に応じたストレス対策のポイント——病院のストレス対策　産業衛生学雑誌，**44**, 219-223.
織田進（2009）．医師のメンタルヘルス　産業精神保健，**17**, 4-8.
橘稚佳子（2009）．医療機関におけるメンタルヘルス・ケアの実践　産業精神保健，**17**, 22-25.
丹野義彦・坂本真士・石垣琢磨・杉浦義典・毛利伊吹（1998）．抑うつと推論の誤り——推論の誤り尺度（TES）の作成　この花心理臨床ジャーナル，**4**, 55-60.
財団法人労災保険情報センター（2008）．医療機関における過重労働・メンタルヘルス対策の取り組み　財団法人労災保険情報センター

第Ⅱ部

第1章
公益財団法人臨床心理士資格認定協会　http://www.fjcbcp.or.jp/gyomu.html

第2章
生澤雅夫・松下裕・中瀬惇（編著）（2002）．新版 K 式発達検査2001実施手引書　京都国際社会福祉センター
厚生労働省雇用均等・児童家庭局（2009）．児童養護施設入所児童等調査結果の要点（平成20年2月1日現在）http://www.crc-japan.net/contents/notice/pdf/h20_0722.pdf （2012年10月15日取得）
前田研史（2009）．乳児院における心理士の役割　前田研史（編）児童福祉と心理臨床——児童養護施設・児童相談所などにおける心理援助の実際　福村出版

参考文献

社会福祉法人全国社会福祉協議会全国乳児福祉協議会（2012）．平成22年度全国乳児院入所状況実態調査・全国乳児院充足状況調査　報告書

富雅男（1982）．乳児の正常運動発達　寺沢孝一（編）脳性麻痺・日本脳性麻痺研究会記録第2集　協同医書出版　pp. 25-45.

山本良平（2012）．肢体不自由児への検査の適用　松下裕・郷間英世（編著）新版K式発達検査法2001年版　発達のアセスメントと支援　ナカニシヤ出版　pp. 145-186.

全国乳児福祉協議会広報・研修委員会（編）（2009）．新版乳児院養育指針　社会福祉法人全国社会福祉協議会　全国乳児福祉協議会

第3章

Anderson, B. J., and Rubin, R. R. (1996). *Practical Psychology for Diabetes Clinicians : how to deal with the key behavioral issues faced by patients and health-care teams.* American Diabetes Association.（中尾一和・石井均（監訳）（1997）．糖尿病診療のための臨床心理ガイド　メジカルビュー社）

独立行政法人日本学生支援機構（2007）．大学における学生相談体制の充実方策について──「総合的な学生支援」と「専門的な学生相談」の「連携・協働」

藤林武史（2009）．子ども相談機関からみた学校現場と教師のストレス心身医学，**49**, 1129-1130.

保坂亨（2009）．"学校を休む"児童生徒の欠席と教員の休職　学事出版

飯長喜一郎（2011）．ロジャーズの生涯と思想　佐治守夫・飯長喜一郎（編）ロジャーズ　クライエント中心療法──カウンセリングの核心を学ぶ　有斐閣　p. 11

石井均（2003）．糖尿病患者の心理・行動とその支援　プラクティス，**20**, 282-287.

近藤邦夫・保坂亨・岡村達也（編）（2010）．子どもの成長教師の成長──学校臨床の展開　東京大学出版会

丸田俊彦（2002）．間主観的感性──現代精神分析の最先端　岩崎学術出版社　p. 90.

宮本真巳（1995）．看護場面の再構成　日本看護協会出版会

宮本真巳（2003）．援助技法としてのプロセスレコード──自己一致からエンパワメントへ　精神看護出版

文部科学省（2012）．平成23年度「児童生徒の問題行動等生徒指導上の諸問題に関する調査」結果について　http://www.mext.go.jp/b_menu/houdou/24/09/1325751.htm

文部科学省（2012）．教職員のメンタルヘルス対策検討会議（第1回）配布資料　http://www.mext.go.jp/b_menu/shingi/chousa/shotou/088/shiryo/1316629.htm

日本学生相談学会50周年記念編集委員会（編）（2010）．学生相談ハンドブック　学苑社

Peplau, H.E. (1952). *Interpersonal Relations in Nursing: A Conceptual Frame for Psychodynamic Nursing.* New York: Putnam.（ペプロウ，H.E.　稲田八重子・小林富美栄・武山満智子・都留伸子・外間邦江（訳）（1973）．人間関係の看護論　医学書院）

Rogers, C.R. (1951). Client-Centered Therapy.（ロジャーズ，C.R.　保坂亨・諸富祥彦・末武康弘（訳）（2005）．クライアント中心療法　ロジャーズ主要著作集第2巻　岩崎学術出版社）

Rogers, C.R. (1956). Client-centered Therapy: a current view. In F.Fromm-Reichmann and J.L.Moreno (Eds.), *Progress in Psychotherapy.* New York: Grune and Stratton. pp. 199-209.（ロジャーズ，C.R. 伊東博（編訳）（1969）．クライエント中心療法の現在の観点クライエント中心療法の最近の発展　ロジャーズ全集　第15巻　岩崎学術出版社　pp. 41-57）

白鳥さつき（2009）．看護大学生が看護職を自己の職業と決定するまでのプロセスの構造　日本看護研究学会雑誌，**32**, 113-123.

Stallard, P. (2002). *A Cognitive Behaviour Therapy Workbook for Children and Young People.* John Wiley & Sons Ltd.（スタラード，P. 下山晴彦（監訳）（2006）．子どもと若者のための認知行動療法ワークブック──上手に考え，気分はスッキリ　金剛出版）

Stallard, P. (2005). *A Clinician's Guide to Think Good-Feel Good.* John Wiley & Sons Ltd.（スタラード，P. 下山晴彦（監訳）（2008）．子どもと若者のための認知行動療法ガイドブック──上手に考え，気分はスッキリ　金剛出版）

田畑治（2011）．クライエント中心療法　日本心理臨床学会（編）心理臨床学辞典　丸善出版株式会社　p. 40.

田中秀高（2011）．年代別メンタルヘルス──こころの問題への理解と対応学童期　臨床と研究，**88**, 287-292.

鶴田和美・桐山雅子・鈴木健一（2010）．大学生を理解する視点　日本学生相談学会50周年記念編集委員会（編）学生相談ハンドブック　学苑社　pp. 30-47.

Wiedenbach, E. (1964). *Clinical Nursing: A Helping Art.* New York: Springer.（ウィーデンバック，E. 外口玉子・池田明子（訳）（1984）．臨床看護の本質──患者援助の技術　現代社）

第Ⅲ部

第1章

Inter-Agency Standing Committee (2007). IASC Guidelines on Mental health and Psychosocial Support in Emergency Settings. IASC Geneva.（鈴木友理子・堤敦朗・金吉晴・井筒節・園環樹（訳）．災害・紛争等緊急時における精神保健・心理社会的支援に関するIASCガイドライン）

前田潤（編著）(2001)．有珠山噴火に伴う赤十字「こころのケアセンター」活動報告書

村上典子・小笹裕美子・村松知子（2006）．災害における心身医学——阪神淡路大震災，新潟中越地震の現場の経験から 心身医学, **46**, 655-660.

第2章

Inter-Agency Standing Committee (2007). IASC Guidelines on Mental health and Psychosocial Support in Emergency Settings. IASC Geneva.（鈴木友理子・堤敦朗・金吉晴・井筒節・園環樹（訳）．災害・紛争等緊急時における精神保健・心理社会的支援に関するIASCガイドライン）

石巻赤十字病院・由井りょう子（2011）．石巻赤十字病院の100日間——東日本大震災 医師・看護師・病院職員たちの苦闘の記録 小学館

岩手県復興局（2011）．東日本大震災津波被害と岩手県の取組 http://www.pref.iwate.jp/download.rbz?cmd＝50&cd＝35280&tg＝10

加藤敏・八木剛平（2009）．レジリアンス——現代精神医学の新しいパラダイム 金剛出版

亀岡智美（2010）．子どものトラウマケアの重要性 HATコラム ひょうご震災記念21世紀研究機構 http://www.hemri21.jp/columns/columns024.html

日本赤十字社（2008）．災害時のこころのケア

村上典子・小笹裕美子・村松知子・中山伸一・福永幹彦・中井吉英（2007）．心身医学的観点から見た阪神・淡路大震災被災住民の健康問題 日本集団災害医学会誌, **11**, 189-195.

村上典子・沼田健之（1997）．災害復興期におけるストレスの諸問題——震災ストレスの慢性疾患に及ぼす影響響 ストレス科学, **11**, 298-301.

齋藤和樹・前田潤・小澤康司・槙島敏治（2012）．「日本赤十字社の『こころのケア』と臨床心理士のコラボレーション」，心理臨床の広場, **4**, 16-17.

『精神医療』編集委員会（編）(2011)．精神医療64号 批評社

牛山素行（2010）．2009年8月9日兵庫県佐用町を中心とした豪雨災害の特徴 自然災害科学研究西部地区部会報, **34**, pp. 37-40.

第3章

日本赤十字社（1986）．救護体験記——85・8・12日航機墜落事故現場から

第4章

International Federation of Red Cross and Red Crescent societies Reference Centre for Psychosocial Support (2012). Psychosocial support component delegate manual. http://psp.drk.dk/sw47022.asp

Inter-Agency Standing Committee (2007). IASC Guidelines on Mental Health and Psychosocial Support in Emergency Settings. http://www.who.int/hac/network/interagency/news/iasc_guidelines_mental_health_psychososial.pdf

前田潤・齋藤和樹・槙島敏治（2009）．緊急事態での心理社会的体制(2)——イタリア中部地震例 室蘭工業大学紀要, **59**, 11-20.

森光玲雄（2011）．国際救援における赤十字のこころのケア——国際赤十字・赤新月社連盟研修に参加して 諏訪赤十字医学雑誌, **6**, 59-62.

齋藤和樹・前田潤（2009）．イタリア中部地震における心理社会的支援 日本赤十字秋田短期大学紀要, **14**, 29-34.

第Ⅳ部

第1章

今泉岳雄・金田和子・薗部友良・大野秀樹・山本良平・島津昌代（1995）．阪神大震災におけるストレス反応 日赤

医学，**47**, 187.
日本赤十字社大阪府支部（2007）．相談室でこころの健康　日本赤十字社 地域の子育て支援事業事例集　pp. 58-59.
大野秀樹（1993）．全国赤十字心理技術者の会が発足　赤十字の動き，**226**, 12.
大野秀樹（1994）．再び臨床心理技術者のネットづくりについて 赤十字の動き，**229**, 10.
大野秀樹（1996）．震災「心の相談」電話支援活動の記録　日本赤十字社　阪神・淡路大震災—救護活動の記録，pp. 98-99.
大野秀樹（2007）．災害時におけるストレスケア——日本赤十字社の新たな試み　大阪樟蔭女子大学大学院附属カウンセリングセンター研究紀要，創刊号，3-8.
大野秀樹・川越知勝（1995）．震災「心の相談」電話活動の現況　日赤医学，**47**, 188.
大野秀樹・島津昌代（2005）．中越地震災害での「こころのケア」活動　日赤医学，**57**, 84.

索 引

アルファベット

ADAS　38, 39
ADHD　57
ADL　38
APA　90, 98, 100
CDR　38
CP（臨床心理士）　232
CT　34
dERU　194
DSM-5　95
DSM-IV-TR　93, 98, 100
EMDR　52
EPDS　42
FAB　38, 39
GHQ　115, 135, 136, 220
GVHD（移植片対宿主病）　10
IASC ガイドライン　174, 212, 213
ICD-10　34, 42, 93
ICF　6, 7
IES-R　220
IQ　35
K6　116
K-ABC　59
MMSE　38, 39, 103
MRI　34, 103
NICU　44-47, 66
PHQ9　13-15
POMS　23
PTSD（心的外傷後ストレス障害）　202, 204
QOL　23, 32, 84
WHO　6, 7
WISC-IV　59
WPPSI　59

ア 行

アウトリーチ　177
アセスメント　127, 128
遊び　61, 62
アブルッツォ州　218
育児相談　117, 118

意識障害　103
移植コーディネーター　28-30
イタリア赤十字社　218-220
イタリア中部地震　218
一般社団法人日本心理臨床学会　194
一般社団法人日本臨床心理士会　194
医療救護　144
医療救護班帯同型　194
医療スタッフとの協働　46
医療ソーシャルワーカー（MSW）　12, 17, 30, 49, 79
陰性症状　90
院内学級　72-74, 78-80
インフォームドコンセント　103
うつ病　103
運動障害　156
エンパワーメント　19
親子移植　29
親子面接　63

カ 行

回想法　128
カウンセラーの態度　162
カウンセリング　127-129, 144, 162
学生の心理相談　162
家族支援　148, 149
学校問題解決支援チーム　160, 161
環境調整　57
看護教育　162
患者―治療者関係　162
患者理解　19, 162, 163
間主観的観点　163
がん相談員　122
緩和ケア　127, 129
危機介入　108
気分障害　93-95, 98
虐待　48, 148
救護活動　232
救護所　200
救護班　201
救護服　196
救護要員　202

索 引

急性期　200, 202
急性期対応　102
急性ストレス反応（ASD）　191, 202
教育支援センター　160, 161
教育入院　17, 18
拒食症チーム　68
拠点病院　102
クライエント中心療法　162, 163
グループ・スーパービジョン　163
グループセラピー　148
グループ・プレイセラピー　74
グループミーティング　18, 19
黒エリア　188, 192
黒タグ　192
ケアニーズ　122, 123
芸術療法　62
健康診断　116, 117
健康相談　117
言語聴覚士　36
献腎移植　28
幻聴　91
健忘　103
公益財団法人臨床心理士資格認定協会　144
後期合併症　74, 76
高次脳機能障害　34, 36
考想伝播　92
行動変容　18
後方支援　233
呼吸ペーサー　105
呼吸法　69, 105
こころのケア　144, 199-202, 219, 233
こころのケア活動　189
こころのケアセンター　177, 182-184, 187, 188, 194
こころのケア班　189, 202
こころのケア要員　176, 187, 188, 194, 199, 201, 202
コーディネーター　194
コミュニティ　144
コンサルテーション　122, 124, 127, 128, 144
コンサルテーション・リエゾン　50, 82, 90, 91, 108

サ 行

災害医療　191, 192
災害救助法　177
災害時のこころのケア　193, 232, 234
災害時の支援　233
災害対策本部　199
災害電話相談　232
サイコロジカルファーストエイド　213
作業療法士　6, 8, 36, 71, 102
させられ体験　91
サバイバーズギルト　196

産後うつ　50
惨事ストレス　145, 205, 206
支援者のこころのケア　193
自我同一性の確立　61
自己管理（セルフケア）　17, 19
自己理解　162, 163
自殺企図　102
自殺予防　108
自尊感情　17
肢体不自由児　154-158
肢体不自由児（者）施設　144
実存的苦痛　128
児童相談所　48, 148, 150
児童福祉　148
シビルプロテクション　218-220
地元支援者　189, 201
社会福祉施設　144
周産期医療体制整備指針　45
重症心身障害児施設　155, 156
集中治療室（ICU）　110
受容　128, 129
巡回診療　194, 200
小児血液腫瘍　73, 74, 76
小児精神衛生　117
職業的アイデンティティ　165, 166
職能団体　232-234
職場のメンタルヘルスケア　132
職場復帰支援　137
腎移植　28-30
人格検査　103
人格障害（パーソナリティ障害）　100
神経変性疾患　36, 38, 39
心身医学的アプローチ　69, 71
心身相関　71
身体合併症　102
身体症状　64
腎代替療法　28
心拍変動BF　104
新板K式発達検査2001　156
心理アセスメント　102, 103
心理教育　145
心理検査　102, 103, 144, 153-155, 162
心理検査バッテリー　103, 104
心理社会的支援　196, 219
心理療法　102, 103, 144, 162
スクールカウンセラー　160, 161
すくすくオプション　59
スタッフケア　128
ストレス因　98
ストレス・ドック　114
ストレス反応　190
ストレス・プロファイル（PSP）　105

スーパーヴァイズ　149, 191, 200
スペシャル・ケア　176, 182, 183
性格検査　62
生活習慣病　17
性機能障害　51
精神科看護学　162
精神科病棟実習　162, 163
精神保健福祉士　102
精神療法家　162
生体腎移植　28, 30
赤十字こころのケア　192, 193
赤十字の精神　162
赤十字マーク　196
セックス・カウンセリング　50, 51
セックス・セラピー　51
摂食障害　102
セルフコントロール　71
先行的腎移植　29
全国赤十字臨床心理技術者の会　232
全国赤十字CPネットワーク通信　232
漸進的筋弛緩法　69
全人的ケア　32, 201
せん妄　102
早期介入　202
造血幹細胞移植治療　10
総合周産期母子医療センター　45
創作活動　196-198
喪失感　200
喪失体験　190
疎外感　201

タ　行

第二次性徴　61
多職種連携　117, 233
地域援助　144
地域災害医療センター　191
地域の療育　59
知能検査　62, 103
チーム医療　18, 108
チームカンファレンス　103
超急性期　200
津波てんでんこ　196
つらさと支障の寒暖計　123
適応障害　98
デフュージング　191, 205
統合失調感情障害　91
統合失調症　90
透析療法　28
東大式エゴグラム（TEG）　85, 103, 115
糖尿病　17, 18
糖尿病教室　17

ドクトル・クラウン　219, 221
独立チーム派遣　194
ドメスティック・バイオレンス　48
トラウマ反応　174

ナ　行

日赤岩手県支部　194
日赤幹部看護師研修センター　195
二分脊椎症　156, 157
日本赤十字社（日赤）　144, 162, 194, 218, 232
乳児院　144, 148, 150
ニュージーランド地震　194
乳幼児健康診断　117
乳幼児揺さぶられ症候群　149
人間関係理論　162
認知行動療法　128
認知症　36, 38, 39, 102, 103
認知の傾向　135, 136
ネットワーク　232, 233
脳性麻痺　156-158

ハ　行

バイオフィードバック（BF）　69, 104, 105
配偶者暴力相談支援センター　48
博愛社病院　162
箱庭療法　61, 62
場全体への視点　47
パーソナリティ理論　102
白血病　10
発達　56
発達外来　56
発達課題　56
発達検査　59, 62, 148, 149, 156-158
発達障害児　157
発達相談　56
パニック発作　95
母親学級　117, 118
阪神淡路大震災　232
東日本大震災　194, 233
東日本大震災心理支援センター　194
被災者へのケア　200
ビジュアライザ　105
被注察感　91
避難所　189, 190, 200, 201
否認　127, 129
病院附属　149
病院臨床　144
不安障害　95, 96
夫婦間移植　29
復興期　189, 191

不登校　76
プライベート・ケア　176, 182, 183
ブリーフィング　187, 190
プレイセラピー　148
プレおばあちゃん教室　118
プロセスレコード　162, 163
ベック抑うつ質問票　31
ヘモエンセファログラフィ（HEG）　106
ボイタ法　156-158
保健指導　116

マ 行

マス・ケア　176, 182, 183
マタニティブルー　50
無価値感　201
無力感　127-129
メンタルヘルス　134-136
メンタルヘルス研修　133
妄想　90, 91
燃えつき　128

ヤ 行

遊戯療法　61, 62
養育困難　148
陽性症状　90
予期不安　95, 190

ラ 行

ラクイラ市　218
リエゾン　63
理学療法士（PT）　6, 12, 15, 36, 102
療育センター　153
両親学級　118
リラクセーション　69, 70
臨床心理技術者　28-30, 162, 232-234
臨床心理業務　232
臨床心理査定　144
臨床心理的地域援助　144
臨床心理面接　144
レジリアンス　196, 198, 212, 213
老人福祉施設　144
労働者の疲労蓄積度チェックリスト　132

執筆者一覧

第Ⅰ部
第1章　武蔵野赤十字病院　池田美樹
第2章
 1　成田赤十字病院　橘稚佳子・小林公・熊谷そら知
 2　岡山赤十字病院　東郷和美・斎藤博則
 3　徳島赤十字病院　藤河周作
 4　高松赤十字病院　島津昌代
 5　秋田赤十字病院　久保山武成
 6　徳島赤十字病院　藤河周作
第3章
 1　名古屋第二赤十字病院　大槻貴子
 2　大阪赤十字病院　髙瀬みき
第4章
 1　武蔵野赤十字病院　池田美樹
 2　大阪赤十字病院　伊藤有里
第5章
 1　徳島赤十字病院　高芝朋子
 2　名古屋第一赤十字病院　丹羽早智子
 3　日本赤十字社医療センター　関真由美
 4　元日本赤十字社医療センター　金子和子
第6章
 1　石巻赤十字病院　佐々木暁子
 2　日本赤十字社医療センター　比留間敦子
 3　旭川赤十字病院　高谷桃子
 4　日本赤十字社医療センター　比留間敦子
 5　姫路赤十字病院　古好佳代
 6　福井赤十字病院　寺井堅祐
 7　広島赤十字・原爆病院　向井啓子
 8　成田赤十字病院　橘稚佳子・小林公・熊谷そら知
 9　北見赤十字病院　澤田和美
 10　武蔵野赤十字病院　池田美樹
第7章
 1　神戸赤十字病院　植木佐緒里
 2　日本赤十字社和歌山医療センター　倉山正美
第8章
 1　元釧路赤十字病院　大川満生

2　深谷赤十字病院　　金子大輔
　　3　武蔵野赤十字病院　　菊池陽子
　　4　伊勢赤十字病院　　三堀紗代
　　5　長岡赤十字病院　　村澤和美
　　6　高山赤十字病院　　奥御堂麻紀
　　7　元長野赤十字病院　　藤井純子
　　8　静岡赤十字病院　　室津恵三
第9章
　　1　日本赤十字社医療センター　　秋山恵子
　　2　徳島赤十字病院　　高芝朋子
第10章
　　1　日本赤十字秋田看護大学／秋田赤十字病院　　齋藤和樹
　　2　医療法人髙人会川口病院／元武蔵野赤十字病院　　齋藤慶子
第11章
　　1　横浜市立みなと赤十字病院　　福榮みか
　　2　福井赤十字病院　　寺井堅祐
　　3　秋田赤十字病院　　丸山真理子
　　4　京都第一赤十字病院　　岡本恵
第12章
　　1　成田赤十字病院　　橘稚佳子・小林公・熊谷そら知
　　2　伊勢赤十字病院　　水谷恵里
　　3　諏訪赤十字病院　　御子柴敬子

第Ⅱ部
第1章　日本赤十字秋田看護大学　　齋藤和樹
第2章
　　1　日本赤十字社医療センター附属乳児院　　三宅愛・山川ひとみ
　　2　秋田赤十字乳児院　　丸山真理子
　　3　徳島赤十字ひのみね総合療育センター　　岡直希
　　4　元大阪赤十字病院附属大手前整肢学園　　山本良平
第3章
　　1　成田赤十字病院　　橘稚佳子・小林公・熊谷そら知
　　2　元長野赤十字病院　　藤井純子
　　3　大阪赤十字病院　　髙瀬みき
　　4　武蔵野赤十字病院　　武田美穂子

第Ⅲ部
第1章　室蘭工業大学／伊達赤十字病院　　前田潤
第2章
　　1　元神戸赤十字病院　　村松知子
　　2　室蘭工業大学／伊達赤十字病院　　前田潤
　　3　長野赤十字病院　　大川原憲司
　　4　室蘭工業大学／伊達赤十字病院　　前田潤・山口赤十字病院　　島津由美・石巻赤十字病院　　田中雄大・

日本赤十字秋田看護大学　齋藤和樹・諏訪赤十字病院　森光玲雄
　5　大阪赤十字病院　髙瀬みき・山口赤十字病院　島津由美
第3章
　1　元大阪赤十字病院　大野秀樹
　2　徳島赤十字病院　高芝朋子
第4章
　1　諏訪赤十字病院　森光玲雄
　2　室蘭工業大学／伊達赤十字病院　前田潤
　3　日本赤十字秋田看護大学　齋藤和樹

第Ⅳ部
第1章　元大阪赤十字病院　大野秀樹
第2章　元長野赤十字病院　藤井純子・高松赤十字病院　島津昌代
第3章　成田赤十字病院　橘稚佳子

編者代表
　齋藤　和樹（日本赤十字秋田看護大学准教授）
　前田　　潤（室蘭工業大学准教授）
　池田　美樹（武蔵野赤十字病院臨床心理係長）

総合病院の心理臨床
　赤十字の実践

2013年9月20日　第1版第1刷発行

　　編　者　全国赤十字臨床心理技術者の会
　　発行者　井村　寿人

　　発行所　株式会社　勁草書房
112-0005 東京都文京区水道 2-1-1　振替 00150-2-175253
　　（編集）電話 03-3815-5277／FAX 03-3814-6968
　　（営業）電話 03-3814-6861／FAX 03-3814-6854
　　　　　　　　　　　　　　　　　　平文社・中永製本所

© The Psychologists Association of the Japanese Red Cross Society 2013

ISBN978-4-326-25091-2　Printed in Japan

JCOPY　＜(社)出版者著作権管理機構　委託出版物＞
本書の無断複写は著作権法上での例外を除き禁じられています。
複写される場合は、そのつど事前に、(社)出版者著作権管理機構
（電話 03-3513-6969、FAX 03-3513-6979、e-mail: info@jcopy.or.jp）
の許諾を得てください。

＊落丁本・乱丁本はお取替いたします。
　　　　　http://www.keisoshobo.co.jp

木島恒一・野瀬出・山下雅子 編著
誤解から学ぶ心理学　　2835円

岩崎祥一
心を科学する　　3045円
心理学入門

道又爾
心理学入門一歩手前　　2310円
「心の科学」のパラドックス

河原純一郎・坂上貴之 編著
心理学の実験倫理　　2835円
「被験者」実験の現状と展望

大久保街亜・岡田謙介
伝えるための心理統計　　2940円
効果量・信頼区間・検定力

岡田斉
「夢」の認知心理学　　3045円

日下部裕子・和田有史 編著
味わいの認知科学　　3150円
舌の先から脳の向こうまで

M. トマセロ／橋彌和秀 訳
ヒトはなぜ協力するのか　　2835円

髙木慶子 編　上智大学グリーフケア研究所 制作協力
グリーフケア入門　　2520円
悲嘆のさなかにある人を支える

加藤忠史
岐路に立つ精神医学　　2730円
精神疾患解明へのロードマップ

大饗広之
なぜ自殺は減らないのか　　2730円
精神病理学からのアプローチ

中根允文・吉岡久美子・中根秀之
心のバリアフリーを目指して　　2310円
日本人にとってのうつ病，統合失調症

石川勇一
心理療法とスピリチュアリティ　　4200円

＊表示価格は2013年9月現在。消費税は含まれております。